子どものうつ病

その診断・治療・予防

長尾圭造
Nagao Keizo

明石書店

はしがき

本書は、子どもの気分障害（うつ病と双極性障害）と、それにまつわる臨床的問題について書いている。子どものうつ病の診断と治療については、ほぼどのような臨床例にも対峙できると思われるが、子どもの専門医だけでなく、学校教師や保護者や子ども自身が読んでも判るように、心がけた。

45年前の研修医時代、外来でうつ小学生女児を診察した。医局に帰り、その話をすると、当時、助教授であった阿部和彦先生（後の産業医科大学精神医学教室の初代教授）から「躁うつ病の男の子もいますよ、診てみますか」と言われ紹介された。以後、お会いするたびに「あの症例はまとめましたか」と言われ、返す言葉がなかったが、ようやく教えの一部にお応えできそうである。当時は、子どものうつ病への関心は乏しかったが、阿部先生から「興味があるなら、ロンドンの聖トーマス病院にFrommer先生がおられる。ずっと子どものうつ病を研究しておられ、行く機会があるなら紹介しましょう」と言っていただき、会いに行った。彼女には喜んでもらえ、よい勉強の機会を与えてもらった。それとて、何の成果も示せていなかった。だいぶ遅れたが「Well done」がいただけそうである。

このように子どものうつ病への関心が乏しい時代だったので、若造が学会で子どものうつ病の発表をしても、たぶん叩かれるだろうと思い、躁うつ病の子どもの臨床経過に焦点を絞った。長期経過を見ていると、病相期と寛解期以外に、漠然とした時期が長く続くことに気づいた。その状態像は変化するため後遺症ではなく、軽症慢性遷延化状態（明確な躁状態やうつ状態はなく、日常生活を漫然と過ごす意欲や行動力が低下した状態が持続すること）としか言いようのない状態だった。

この経験から、1人が呈するあらゆる症状は同じ病気による、症状の重い軽いの変化と考え、うつ症状の重症度段階表をまとめた（II 1 (3)「うつ症状の重症度段階」)。子どものうつ状態の理解は保護者にとっても困難なのだが、これを用いると理解が早くなった。役に立ててもらえそうである。

臨床経験から、うつ状態と登校不能状態は重なることが多い。そこで登校不能状態の子を診たら、うつ症状だけではなく、不安症状やPTSD症状も多いことが判った。単一疾患概念があまり有効でないと知ったきっかけとなった。

軽症状態と登校不能状態に焦点を当てていると、実は学校でもかなりの児童生徒がこの3症状（うつ、不安、PTSD）を経験していることが、学校メンタルヘルスへの取り組みをしていて判った。そうすると、学校でも日常的にこの問題に配慮しないと、いじめや登校不能問題や学力低下問題などに影響する。このため、予防としての学校での取り組みも紹介した。

さて、軽症慢性遷延化状態と呼んだこの時期は単に症状が軽いだけでなく、その症状は安定性も悪く不安定で一定しない。日内変動、日替わり症状となる。こうしてみると、気分障害は躁症状やうつ症状に注目するだけではなく、この不安定さを第一義に置かなければならないこともある。気分障害の病理の中心をこの点に置く考えも最近出されている。

このように見てくると、横断的状態像と、縦断的に見た特徴の両方を見ることが大事である。横断的にはうつ状態と不安状態とトラウマ状態の3つを同時に見る診断能力がないと、登校不能状態に陥っている子どものニーズに応えられない。この三すくみ状態への治療・対応に磨きをかければ、不登校12万人と言われるわが国の子どもの役に立つであろう。

最後に大事なのは予防である。この10年余の取り組みの一部を紹介した。今後は、この対応策が成功すると信じている。

子どものうつ病　その診断・治療・予防

目次

Ⅲ　治療

Ⅳ　予防的取り組み

Ⅴ　まとめ

I　今、なぜ、子どものうつ病なのか

近年、子どものうつ病やうつ状態に対する関心が増大している。それには以下の事情があげられる。

最近の事情

（1）子どもに対して抗うつ薬の処方が増えている

実は、大人に対する抗うつ剤の処方が増えている。売り上げベースだが図 1-1 および図 1-2 に示すように、わが国での抗うつ薬の使用は常時右肩上がりである。背景にはこれまでの抗うつ薬だけでなく、第二世代の新しい抗うつ薬（SSRI、SNRI、NaSSA）が開発されたことである。図 1-1 の富士経済によると、売り上げは 2013 年にはジェネリック医薬品の登場や薬価引き下げで 1,176 億円に下がったが、2022 年には 1,510 億円に達すると予測している。このため、子どもに対しても投与機会が増えている。

世界的にも成人に対する抗うつ薬の処方は増え続け、アメリカでは下水道への抗うつ薬などの排泄がそこに住む生物の環境汚染をきたしているとの指摘もあるくらいである（Guler et al. 2010; Fent et al. 2005）。

図 1-1　抗精神病薬の推移：各種向精神薬市場規模調査から

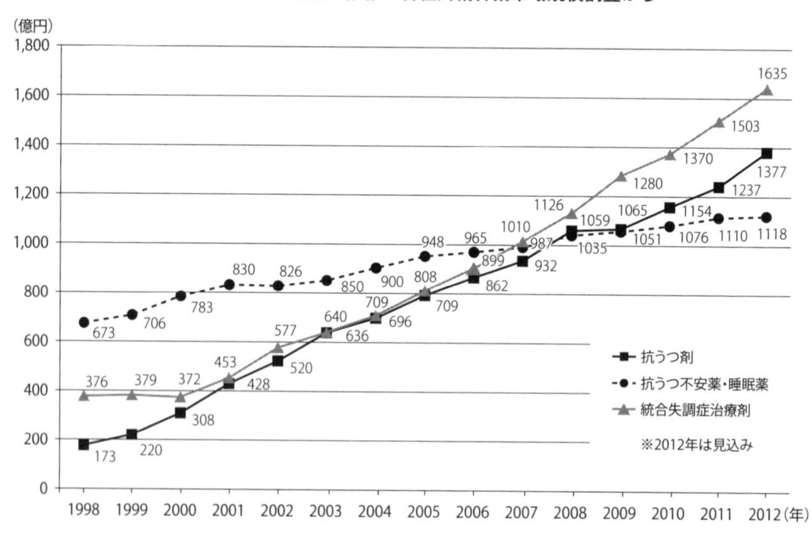

参考：富士経済「医療用医薬品データブック」

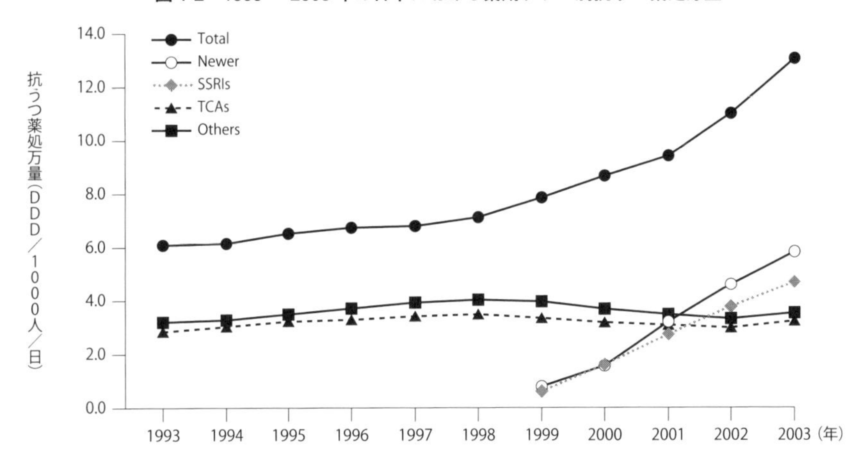

図 1-2　1993 ～ 2003 年の日本における薬剤クラス別抗うつ薬処方量

略号：DDD＝1日与量.Newer＝新世代抗うつ薬（パロキセチン、フルボキサミン、ミルナシプラン）、
SSRI＝選択的セロトニン再取り込み阻害薬（パロキセチン、フルボキサミン）、TCA＝三環系抗うつ薬
Others＝その他の抗うつ薬（アモキサピン、マプロチリン、ミアンセリン、トラゾドン、セチプチリン、ロフェプラミン、サフラジン）

Atsuo Nakagawa, Michael F. Grunebaum, Steven P. Ellis, Maria A. Oquendo, Haruo Kashima, Robert D. Gibbons, J. John Mann.: Association of Suicide and Antidepressant Prescription Rates in Japan, 1999–2003. *J Clin Psychiatry* (Jun 2007); 68(6): 908–916 より

そのメカニズムだが、SSRI はセロトニンの再利用を促す。このためにハマグリに投与すると、その繁殖を 10 倍増やせるという報告でイグ・ノーベル賞の対象となった人（ピーター・フォング 1998）もいる。それどころか、実際に排泄されている濃度で、河口付近のエビの生態に影響を及ぼす。それは活動性が高まるために川底より浮上して捕食される率が増えるためである。エビにとっては不幸な結果となる環境汚染物質となっている（Guler et al. 2010; Fent et al. 2005）。

さて、抗うつ剤は子どもへの使用も増えているので、それに伴い子どもに対する副作用の注意、警告も増えている。薬物にもよるが、第二世代の抗うつ薬により過量服薬による事故・自殺に対する安全性は高くはなったとはいえ、使用そのこと自体に対して、子どもの自殺リスクやアクチベーションシンドローム（不眠、不安、焦燥感、じっとできなさ、衝動的攻撃的行動となることもある）の警告もたびたび出された。警告は出されているが、実際に自殺が増えたかどうかは、議論が多く、定かではない。後述するが、抗うつ薬の投与の仕方のほうが大事であり、実際の使用に当たってはその点を配慮して投薬を行っている（Ⅲ 1「治り方、治し方の基本戦略」を参照）。

(2) 成人のうつ病はその発症が児童青年期にある

成人期にうつ病を発症した大人に、年代をさかのぼって過去を思い出させると子どもの時期にもうつ状態であったことがあるという。これまではうつ病に対するに認識が乏しかったために、気がつかずにやり過ごしていた。

別の視点であるが、将来の成人期うつ病へのリスク要因に関してのエビデンスもある。子ども時代に逆境体験をすること（Dekker et al. 2007）や親子関係が悪いことは将来のうつ病のリスク要因となる。子ども時代の気分変調症（うつ病には至らないが本調子ではない気分の状態）は成人期にうつ病になりやすい（Pine et al. 1999）ことも知られている。

(3) 20 歳未満の自殺増加がある

この 30 年ほど子どもの自殺率も増えている。警察庁の報告によると、わが国では未成年の自殺者は年間 600 人程度で、この 30 年間ほぼ一定している。しかし、人口が 10 年で約 10%ずつ減少していることを考えると自殺率は増えている（図 1-3）。

このグラフで、1986 年と 1998 年にピークが見られるが、1986 年は岡田有希子、1998 年は X JAPAN の hide の自殺によるウェルテル効果の影響で増えたと言われている。ウェルテル効果とはマスメディアの報道により自殺が増える現象のことで、ゲーテの小説『若きウェルテルの悩み』のウェルテルが最終的に自殺したことに由来する。

図 1-3　32 年間（1980 ～ 2012 年）のわが国の 20 歳未満の自殺率

（人口 10 万当たりの人数）

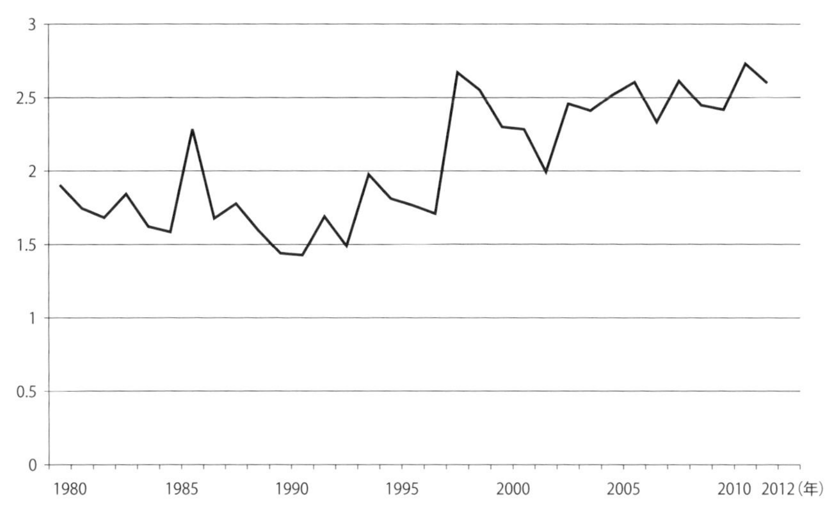

警視庁生活安全局の自殺統計、および内閣府・総務省の人口統計（総人口）による数値から筆者が計算したもの

（4）学校での感情問題の多発

学校などの現場では傷害事件や暴力行為が増え（文部科学省の平成 25 年度報告ではわが国の学校では、年間いじめ件数 18.5 万件、暴力事件 5.9 万件、自殺生徒は小学生 4 人、中学生 63 人、高校生 173 人の計 240 人）であり、感情的な問題による出来事や事件が増えている。このため学校現場はこういった対応に追われているところも多い。感情問題には、うつ病や躁病の感情コントロールのできなさが含まれている。さらに、不登校生徒は約 12 万人で、依然として、高止まりにある。Ⅱ 3（3）1)「登校不能状態と気分障害の関係」で後述するが、主訴が登校不能状態で受診に至る子どもはうつ病である可能性が 146 例中 114 例（78%）と高い。

（5）子どものうつ病の頻度は、思われていたよりも多い

子どものうつ病の疫学的研究結果によると 11 歳から 16 歳の子ども 247 人

の2年間の調査では大うつ病と気分変調症の年間有病率は3.3%と3.4%であった（Garrison et al. 1997）。別の16歳から17歳の子ども2,300人の調査ではうつ病の年間有病率は5.8%、生涯有病率は11.4%で女子が男子の4倍多く、気分変調症は2%で女子が男子の2倍であった（Olsson & von Knorrig 1999）、また、14歳から17歳における1,228人の調査では生涯有病率は20%（大うつ病12.2%、気分変調症3～5%、診断閾値以下の大うつ病6.3%）で女子は男子の2倍であった。同じ対象の20か月後では調査時点での気分変調症の予後が最も悪く、回復した割合が33%であった。大うつ病では43%、閾値以下の大うつ病では54%の回復率であった。このうち治療を受けていたものは8～23%にすぎなかった（Oldehinkel et al. 1999）。さらに26研究のおよそ60,000人のメタ解析の結果では13歳以下では2.8%であるが、13歳から18歳では5.6%（男子4.6%、女子5.9%）であるとしている（Costello et al. 2006）。一般医を受診した子どもの調査では発症頻度は5%であったが、そのうち身体症状を主として受診した子どもが50%で、うつが発見されることなく見逃される率は70%であろうと推測している（Lewinsohn et al. 1998）。

また古い精神医学の教科書にも、15歳以下の子どもにも少ないが数%うつ病があるとされていた。子どものうつ病は見逃されることが多いと思われるが、系統的に調べれば13歳以下では約3%、13歳から18歳では約6%がうつに陥る。筆者も中学校の子ども達の状況を調べているが、わが国でのうつ病を疑いうる頻度は8%である（Ⅰ3「子どものうつ病の発症頻度」参照）。

表1-1　うつ病の年間有病率調査の結果

＊生涯有病率（%）

年齢	対象数	うつ病（%）	気分変調症（%）	研究者	文献	備考
11～16歳	247	3.3	3.4	Garrison et al.	1997	
16～17歳	2,300	5.8		Olsson et al.	1999	11.4*
14～17歳	1,228	12.2*	3～5*	Oldehinkel et al.	1999	診断閾値以下6.3*
13歳以下 13～18歳		2.8 5.6		Costello et al.	2006	26研究の メタ解析
小学生 中学生	3,331	7.7 22.8		傳田ら	2004	
中学生	687	25		長尾・平井	2014	年間有症状率
中学生	687	8		長尾・平井	2014	年間有病率

(6) 青年期気分変調症と成人期メンタルヘルス（うつ病や不安障害）との関係

ニュージーランドの青年 1,265 人の調査では 17 歳から 18 歳時でうつ病である人（182 人）は、その後成人期（25 歳）に至ってうつ病と診断され治療を受けているか、不安障害と診断され治療を受けていること、希死念慮があること、自殺をしようとする行為との関係が強い。またうつ病の診断閾値に達しない程度の 73 人でもうつに至る予後は同様に強い（Fergusson et al. 2005）。つまり診断されないほどの軽度の場合でも、成人期にはうつ病になることや希死念慮を抱くリスクは同じように高いことを示している。同様の報告は他にもいくつかある。

これらのことからうつ病の診断基準を満たしている場合は当然ながら、満たしていなくとも、うつ気分やうつ症状のある場合には、臨床的には対応すべきことが重要と思われる。

(7) なぜ、わが国ではうつ病の認知度が低いのか

WHO（世界保健機関）の 2004 年の統計によると、わが国は DALY（disability-adjusted life year）という障害調整生命年、つまり健康損失による生活への影響では、うつ病は 192 か国中最下位に位置し、この疾患による国民への生産性への影響は最も少ないとされていた。トップのアメリカとの差は 3 倍近かった（World Healtth Organaization 2004）。

最近では、強い提言がなされ、わが国の疾患では、うつ病はガンに次いで社会的損失の原因の 2 位と認められているとされ（日本生物学的精神医学会他 2010）、その社会的損失額は年間 2 兆円に達すると計算された（佐渡 2014）。

これまでの認識は、悲しくなるほど関心が乏しかった。精神障害を疾患と認めない国民性があるのかもしれない。学校で精神疾患について教えないからかもしれない。これでは子どものうつ病は、認知のされようがない。

最近の子どものうつ病に対する考え方

(1) 遺伝と環境

子どものうつ病には遺伝も環境も関係するとされている。

遺伝的な見方としては女児の双生児研究から、成人のうつ病同様の程度の遺伝率（約40%）を示す（Glowinski et al. 2003）が、環境家庭要因も同じ程度の影響がある。その環境家庭要因とは、家庭不和、子どもに向けられた感情表出（家族から受ける強い感情的なストレス）、身体的虐待、性的虐待などである。

遺伝では、うつ病になりやすい傾向は、不安障害になりやすい傾向と同じ遺伝子であるため、両疾患は共に伝達されると考えられている。では、そのうつ病と不安障害との関係はどうなるのであろうか。

3世代にわたる家族研究によると1代目と2代目がうつ病である3代目の孫161人における精神障害に関するリスクは不安障害とその他の精神障害を有する率がそれぞれ5.17倍、5.52倍高い。1代目にうつ病がなく2代目がうつ病である場合には、3代目の孫は親が重症のうつ病でない限りは影響せず、親が重症であれば気分障害になる率は2.44倍高いとしている。このことから3代目の孫の不安障害出現は、その他の精神病理出現の早期症状であるとみなしている（Weissman et al. 2005）。

子どもの側から見た研究としては9歳から16歳までの子ども1,420人を16歳まで見た調査では、3か月間の間に何らかの精神障害を有する率は13.3%であり全調査期間では36.7%であった。年齢を追ってみればうつ病や不安障害は年齢とともに発症頻度が上がる。一方、分離不安障害やADHDは低下していくものの、最初の診断名が変化をすることは少ない。ところが、不安障害からうつ病へ、うつ病から不安障害へなど、いくつかは診断名が特に女児で変更した。このことからある時点だけではなく長期の視点で見れば子どもが精神障害を示す率は高い（Costello et al. 2003）。つまり、うつと不安の関係はそのときにより出現する症状が違うだけとも言える。その他の長期経過研究でも、例えば104人のうち41%に当初不安障害が診断されたが、その後うつ病や気分変調症やうつ関連障害を示すことが多く、うつ病が治っても不安障害は残ったとする報告がある（Kovacs et al. 1989）。

このように不安とうつにはどちらにも見られる感情構造があり、不安に見られる高い生理的過覚醒状態とうつ病に見られる低い肯定的感情からなる否定的感情（negative affect）というべき特徴であるとしている。この特徴は対人関係における過敏さ（neuroticism）を示し、うつ病と不安障害は、お互いの見かけ上の状態像が違うだけ（epiphenomenon）であるとする見方である。

今1つの考えは、うつと不安の関係は3つの別のもの、すなわちうつ病エピソード、不安障害、混合性不安抑うつ障害の3群に分けておくほうがよいとする考えである。このことからDSM-Ⅳの診断分類でも議論が記されているが、臨床的に見れば、これらの3群は別個に扱う必要がある（Clarke et al. 1991; Tully et al. 2009）。この見方は横断的な資料からの見解である。先の縦断的な研究結果を考えると、子どもの成長に伴う内面的な体験を考慮してみる見方が要る。

ということから、不安とうつに関しては次のような見方ができる。

①不安になりやすい遺伝子は、うつ状態を引き起こすようなライフイベント（生活上の出来事）に出会う可能性を増大させる。
②不安になりやすい遺伝子は、同時にそのライフイベントに対する敏感さが増大する（Eaves et al. 2003）。そうなるとうつ病に陥る可能性が高くなる。

このような所見はいくつかの縦断的研究によって一貫した結果が得られており、親子関係の困難さ、子どもの認知特性、ストレスフルなライフイベントと、実際のうつ病の関係を示している（Brent et al. 2008）。つまり、子どものとき不安の高い子どもは、青年期やその後にうつ病になるリスクが高い。

(2) うつ病に関する臨床的課題

うつ病に関連してどのような問題を引き起こすかについては、以下のように考えられる。感情的に抑うつ状態にあるときには、外界の様々な出来事を捉える認知の仕方や受け止め方が、否定的になり、小さな出来事も大きな出来事と過大視する。このため、様々な出来事に対してそれに働きかける反応の仕方が回避的や否定的な態度になる。つまり、こういった内在化の結果、自尊感情の低下、希死念慮、劣等感、自信のなさ、自己決定のできなさ、対人関係での過敏さなどの症状を生み出す。

外在化問題としては対人関係での引きこもり、登校不能、非行や素行上の問題、依存関係の形成、性的行動化、家族内での暴力など多くの問題を引き起こす。こういった傾向は、うつ病児の一般的な傾向であり、文化や国の違いによらないとされている（Ruchkin et al. 2006）。

このため、うつ病に関連する出来事は臨床上大きな解決すべき課題となる。本書ではこういった具体的な問題を気分障害との関連としてⅡ 3 (3)「うつ病に見られる合併併存障害」で取り上げる。

(3) うつ病の診断方法

子どもにうつ病があるとしても、それは成人型と同じ症状であるのか。診断には成人と同じ基準を用いることができるのかという疑問が生じる。これもこの20 ～ 30年の研究から、成人と同じ基準を用いてよいとされるようになってきた。残る問題は、成人の精神病理（悲哀・抑うつ感情など）と同じ形でそのまま使えるかどうかという点である。

子どもに精神症状を質問した際にも、①子どもなりの聞き方をすれば、子どもは正しく答えることができるということが示されてからは、子どもに対する質問が積極的になされるようになった。②診断面接においては、親の話だけでなく、子どもからの話による情報が重要とされるようになった。この2つの診断技法の変化があげられる。このため診断もかつてよりは容易になっている。ただ、子どもには大人には見られない依存・退行症状が出現することがあると、症状がかなり違った様相を呈するために配慮は要る。これに関しては、診断のところや症例で、具体的に述べる。

3 子どものうつ病の発症頻度

先に述べたが、最近のうつ病診断は、他の精神障害同様、面接診断だけでなく質問紙法による操作的手段も補助的に用いることが可能になった。このために、頻度調査もしやすくなっている。

筆者は三重県医師会の学校メンタルヘルス対応の一環として、中学校を訪問し子ども達のメンタルヘルス状態を調査している。その結果を1年間の有症状率で示すと、うつ関連症状の頻度は表1-1に示すように、おそらく多くの人が予想されるより高い。またこの結果をICD-10の診断基準で判断すると、うつ病の年間有病率は8%となる（長尾ら2013）。なお、毎年実施しているが、ほぼ同じ結果を得ている。次にその根拠を示す。

方法

生徒達の学校生活の様子を知るために3種の検査を実施している。QU検査（学校でのクラスの居心地20項目と、学校生活への意欲を聞く20項目）と、自尊感情検査（Coopersmith〈クーパースミス〉の自尊感情検査51項目）と、健康症状チェック（55項目からなる不安・抑うつ症状とそれに対する対処の仕方を聞くもの：表1-2）である。このうち、健康症状チェックは1年間の有症状率を聞くようにしている。2014（平成26）年度に対象702人（うち欠席15人、2.1%）のうち687人に実施した健康症状チェックの結果を示す。

結果

表1-2に各症状の年間有症状率を記載した。子ども達の精神的な健康度が判る。これらの症状はICD-10のF32うつ病エピソードの症状に対応させている。すなわち、うつ病エピソードの基本症状としては、以下が対応している。

○抑うつ気分は、「気分が沈む、自然に涙が出てくる」
○興味と喜びの喪失は、「楽しい気がしない・うっとうしい気分になる、むなしい・しらけた気分になる、好きなこともやる気がしない・していても面白くない、すべてのことにやる気が起きない、いつもする楽しみごともしたくない、気まぐれ気分になる・やけくそ気分になる」

○活力の減退による易疲労感の増大や活動性の減退は、「口数が減った、声が小さくなった、1人で部屋にいる、外出しない・外出が減った、好きなことだけならしていられる、好きなこと・勉強に集中しようと思うができない、しようとするがチョット頑張るだけで疲れやすい」

うつ病エピソードの一般症状としては、以下が対応している。

(a) 注意力と集中力の減退は、「なかなか考えられない・ボーっとすることがある・決めるのに時間がかかる、気になって仕方がないことがある、何をしても何かしっくりこない、どうも自分が自分でないような気がする、あれやこれやと気になり集中できない」

(b) 自己評価と自信の低下は、「自信がない、他の人の勢いに負けてしまう、私はダメな人間と思う・能力がない、劣等感が強くなった」

(c) 罪業感と無価値観は、「何か人に悪いことや迷惑をかけてしまったと思う・悪いのは自分だと思う」

(d) 将来に対する希望のない悲観的な見方は、「悪いほうに考えてしまう・希望がない・もう助からない・将来のことは夢がない・将来は考えられない・これからよいことはないと思う、過去を後悔している、できれば生まれ変わりたい」

(e) 自傷あるいは自殺の観念や行為は、「死んだほうが楽と思う、死にたくなる、実際死のうとした、自傷行為をした」

(f) 睡眠障害は、「寝つきが悪い、早く目が覚める、ぐっすり眠った気がしない」

(g) 食欲不振は、「身体症状の食欲低下」

うつ病エピソードに見られるその他の症状としては、以下が対応している。

○不安は、「いつも不安に感じる、甘えん坊になった、何でも聞く・質問したがる、添い寝をしてもらいたい」
○精神運動性の激越に関しては、「怒りっぽい」

この症状チェックを、ICD-10の診断基準である基本症状（2つ、重症は3つある）と一般的な症状（軽症2つ、中等度3つ、重症4つある）とに分けて対応させてみると、対象687人中、軽症うつに該当3人（0.4%）、中等症うつに該当113人（16.4%）、重症うつに該当60人（8.7%）となり、合計で25.5%に該当した。

しかし、このような形でアンケートをとると内面的に体験した出来事のすべてを表すので、うつ病の症状とは言えない精神状態をチェックしている可能性がある。その理由としては、

①基底気分の抑うつ（Untergrund Verstimmung）（人には6か月から1年というゆっくりとした周期で気分の抑揚があり、沈むときがあるが、これをうつ病には含めない。Schneider K.）という現象が知られている。これが青年期に入り自分で自覚可能となる。それが内省的態度として表出された。
②正常抑うつ：日常的な出来事に対して感じる感情の1つとして気づき、考えることを、反応性の症状として体験するが、それをチェックした。
③内面状態のコトバでの表現は難しく、適切に言語化できないために、例えば、独自の苦しさなどがある場合、その症状が、誤って別のコトバで表出されることもある。などのバイアスを含む可能性がある。

そこで、今の精神状態に対して、本人が困っているか否かを聞いた。すなわち、今の状態に対して、「どうしてよいか判らない、何とか元に戻りたい、カウンセリングを受けたい」と回答したもののみを集計したところ、うつ病と判断しうる人数は687人中56人（8.0%）に該当し、その内訳は軽症うつに該当は、該当者なし、中等症うつに該当は28人（4.0%）、重症うつに該当は28人（4.0%）であった。上述のかぎ括弧内の回答は、自ら感じる生活上の機能障害の表現であるので、臨床例に近い状態とみなせるので、結論として中学生のうつ病の発症頻度（年間有病率）は8.0%である。

表 1-2　健康症状チェック表　中学校　　年生用

この 1 年間で、あてはまる強い症状には◎、時々ある症状には○をつけてください。
（　）内の数字は、先の数字が◎、後の数字が○の数（%）を示す。回答者全員 687 人

睡眠	（7%、23%）寝つきが悪い　（5%、16%）早く目が覚める （12%、33%）ぐっすり眠った気がしない
考え事	（12%、37%）なかなか考えられない、ボーっとすることがある、決めるのに時間がかかる （10%、32%）気になって仕方がないことがある （11%、31%）悪いほうに考えてしまう　（3%、6%）希望がない （2%、3%）もう助からない　（5%、9%）将来のことは夢がない （3%、8%）将来は考えられない　（2%、5%）これからいいことはないと思う （4%、6%）死んだほうが楽と思う　（3%、6%）死にたくなる （1%、2%）実際、死のうとした　（14%、27%）過去を後悔している （8%、15%）できれば生まれ変わりたい　（3%、15%）何をしても何かしっくりこない （3%、10%）どうも自分が自分でないような気がする
気持ち・意欲	（5%、20%）いつも不安に感じる （4%、21%）あれやこれやと気になり集中できない （8%、20%）怒りっぽい （3%、14%）楽しい気がしない、うっとうしい気分になる （4%、17%）気分が沈む　（2%、10%）むなしい、しらけた気分になる （2%、8%）自然に涙が出てくる （2%、5%）好きなこともやる気がしない、していても面白くない （3%、13%）すべてのことにやる気が起きない （0.4%、3%）いつもする楽しみごともしたくない （3%、16%）気まぐれ気分になる、やけくそ気分になる （9%、23%）何か人に悪いことや迷惑をかけてしまったと思う、悪いのは自分だと思う （5%、14%）誰かそばにいて欲しい・人恋しい （0.2%、8%）淋しい　（3%、12%）1 人でいたい・かまわれたくない （8%、22%）自信がない　（5%、16%）他の人の勢いに負けてしまう （7%、16%）私はダメな人間と思う・能力がない （3%、7%）劣等感が強くなった
行動	（3%、10%）口数が減った　（3%、6%）声が小さくなった （6%、14%）1 人で部屋にいる　（5%、14%）外出しない、外出が減った （8%、16%）好きなことだけならしていられる （7%、19%）好きなこと・勉強に集中しようと思うが、集中できない （6%、18%）しようとするが、ちょっと頑張るだけで疲れやすい （0.5%、2%）自傷行為をした〔何：　　　　　　〕 （0.7%、4%）甘えん坊になった　（4%、9%）何でも聞く・質問したがる （0.7%、0.5%）添い寝をしてもらいたい
身体症状	（5%、28%）あり（便秘・発熱・食欲低下・頭痛・腹痛・頻尿・夜尿・遺尿・その他〔　　　〕） （15%、52%）全くなし、ほとんどなし〔ここのみ、集計では逆算して求めている〕
これからのこと	（5%、12%）どうしてよいか判らない　（15%、29%）今のままでよい （2%、5%）何とか元に戻りたい　（0.3%、2%）カウンセリングを受けたい （4%、6%）自分より〈親・家族・学校・友達・そのほか〉を何とかして欲しい

考 察

わが国の子どもの発症頻度については、これまで2～3の調査がある。傳田らの研究によると、バールソン自己記入式評価尺度（18項目からなり3段階法で0、1、2点法で付け16点を基準値とした）を用いて小・中学生3,331人に調査した結果では、小学生では7.7%、中学生では22.8%にうつ傾向が見られる結果を得ている。その内容は因子分析を行った結果、2因子が抽出され、第一因子は「楽しみの減退」、第二因子は「抑うつ・悲哀感」と解釈した。この2因子はDSM-Ⅳの大うつ病エピソードの主症状として取り上げられているものの一部と一致するため、児童・青年期の抑うつ症状と成人の大うつ病エピソードの症状との近似性を示唆している（傳田ら2004）。同様に児童用抑うつ評価尺度を用いて小学生4年生から6年生の児童3,324人に実施した調査でも11.6%が基準値を上回り、かつ、各種の不安障害（パニック障害、全般性不安障害、社会恐怖、特定の恐怖、強迫性障害）と関連しているとしている（佐藤ら2006）。この結果からは子どものメンタルヘルス状態をうつ症状だけではなく、幅広く捉えることの必要性が示唆される。この意味するところは、先に述べた内在化と外在化の問題でもあり、すこぶる重要なので、後の臨床課題の箇所で広く説明する。

【文献】

Brent, D. & Weesing V.R. (2008) Depressive disorders in childhood and adolescence. In Rutter et al (eds.) *Rutter's child and adolescent psychiatry.* 5th ed, pp. 587–612. Blackwell Publishing Ltd. Oxford.

Clark, L.A. &Watson, D. (1991) Tripartite model of anxiety and depression: Psychometric evidence and taxonomic implications. *J Abnorm Psychol.* 100, 316–336.

Costello, J, et al. (2006) Is there an epidemic of child or adolescent depression? *J Child Psychol Psychiatry.* 47, 1263–1271.

Dekker, MC[1]. et al. (2007) Developmental trajectories of depressive symptoms from early childhood to late adolescence: gender differences and adult outcome. *J Child Psychol Psychiatry.* 48, 657–666.

傳田健三，ら（2004）小・中学生の抑うつ状態に関する調査――Birleson自己記入式抑うつ評価尺度（DSRS-C）を用いて．児童青年精神医学とその近接領域．45, 424–436.

Eaves, L, et al. (2003) Resolving multiple epigenetic pathways to adolescent depression. *J Child Psychol Psychiatry.* 44, 1006–1014.

Fent, K. et al. (2006) Ecotoxicology of human pharmaceuticals. *Aquat Toxicol.* 76, 122–59.

Ferguson, D.M. et al. (2005) Subthreshold depression in adolescence and mental health outcome in adulthood. *Arch Gen Psychiatry.* 62, 66–72.

Gotlib, I.H. et al. (1995) Symptoms versus a diagnosis of depression: differences in psychosocial functioning. *J Consult Clin Psychol.* 63, 90–100.

Guler, Y. & Ford A.T. (2010) Anti-depressants make amphipods see the light. *Aquat Toxicol.* 99, 397–404.

Kovacs, M. et al. (1989) Depressive disorders in childhood. IV. A longitudinal study of comorbidity with and risk for anxiety disorders. *Arch Gen Psychiatry.* 46, 76–82. 1989.

Mathet, F. et al. (2003) [Prevalence of depressive disorders in children and adolescents attending primary care. A survey with the Aquitaine Sentinelle Network]. *Encephale.* 29, 391–400. Article in French]

長尾圭造，平井香（2014）学校訪問の精神保健活動を通じて、気分障害の早期発見を得る．モズレー病院／ロンドン大学児童青年精神医学専門研修九州大学病院セミナー集 2013, 185–227．九州大学病院子どものこころ診療部・編．

Oldehinkel, A.J. et al. (1999) Prevalence, 20-month incidence and outcome of unipolar depressive disorders in a community sample of adolescents. *Psychol Med.* 29, 655–668.

Olsson, G.I. & von Knorring, A.L. (1999) Adolescent depression: prevalence in Swedish high-school students. *Acta Psychiatr Scand.* 99, 324–341.

Pine, D.S[1]. et al. (1999) Adolescent depressive symptoms as predictors of adult depression: moodiness or mood disorder? *Am J Psychiatry.* 156, 133–135.

Ruchkin, V. et al. (2006) Depressive symptoms and associated psychopathology in urban adolescents: a cross-cultural study of three countries. *Nerv Ment Dis.* 194, 106–113.

佐渡充洋（2014）うつ病による社会的損失はどの程度になるのか？――うつ病の疾病費用研究．精神神経学雑誌．116, 107–115.

佐藤寛，ら（2006）一般児童における抑うつ症状の実態調査．児童青年精神医学とその近接領域．47, 57–68.

Schneider, K. (1962) *Klinische Psychopathologie*. Georg Thieme Verlag. Stuttgart.〔平井静也，鹿子木敏範（訳）：臨床精神病理学．文光堂．1996〕

Tully, P.J, et al. (2009) The structure of anxiety and depression in a normative sample of younger and older Australian adolescents. *J Abnorm Child Psychol.* 37, 717–726.

Weissman, M.M. et al. (2005) Families at high and low risk for depression: a 3-generation study. *Arch Gen Psychiatry.* 62, 29–36.

World Health Organization (WHO). (2004) Age-standardized DALYs per 100,000 by cause, and Member State, 2004.

Ⅱ　子どもの臨床から見た気分障害

子どもの気分障害の臨床を紹介する。気分障害の1つであるうつ病とうつ症状の診断には少しばかりの工夫が要る。主な理由は、①子どもが内面に関しての関心と内面状態を表現する語彙が少ないことから、こちらから聞き出すという努力をしなければならないこと、②子どもは大人が望むような返事をしてしまうことがあるのでその影響を避けること、の2つである。

診断に至るまで

診断の仕方にはある程度の手順が必要となる。つまり、うつ病診断の定式化である。初診時には、①通常の予診をとる。②その後、主に2つの自記式チェック表（うつ症状チェック表、Coopersmithの自尊感情検査）を用いて症状の有無と、自己満足度の確認を行う。③次いで、それらの情報を得たうえで診断面接を行う。

(1) うつ症状のチェック

うつ症状は多岐に及ぶ。それをできるだけ短い時間にもれなく聞き出すには工夫が要る。

工夫1　一覧表にした質問紙型のチェック表を使う構造化質問紙法（表2-1）。これにはうつ症状の主な症状である睡眠、考え事、気持ち（希死念慮を含む）、行動、日常行動、食欲、身体症状、日内変動、甘えや退行症状と、現在の状態での治療に対する希望や周りの本児への理解などを聞くようにしている。あるなしの2分法だが、この程度聞いておくと、あとの診断面接や治療へのガイダンスが進めやすくなる。

工夫2　聞き漏らすことのない工夫が要る。質問項目にはいくつかの似かよった項目がある。例えば、「なかなか考えられない、ボーっとしている、考えがまとまらない、頭がもやもやする」は、いずれも同じような思考の渋滞を聞くためであるが、子どもは自分にぴったりの語彙で聞かないと、体験としては「ない」と思うからである。幾通りかの聞き方をする必要がある。

工夫3　面接では聞きにくい項目を含める。初回面接では聞きにくい症状や聞かれると曖昧に答えてしまう症状も記してある。希死念慮や自殺企図、依存退行症状や自傷行為などである。面接のような対人関係場面では、人は真実を述べるより、関係性に配慮し、ほどほどの話の内容にしておこうとする気持ちが働く。子どもも同様なので、実際の様子を知るには質問紙にするほうが何倍か多くの情報が得られるということは、よく知られた臨床的事実である。

工夫4　症状以外にも、病状形成に影響していると思われる周りとの関係性も聞いている。「判ってくれていない人は誰」という項目などである。同様に答えやすくするためである。

●「うつ症状　チェック表」の利用の仕方●

初診の予診時に、少しでもうつ症状の存在が疑われた場合は、1枚目の考え事と気持ちの欄を見せ、「この中に、今の自分の状態に当てはまるものがありますか」と聞く。数秒見て、子どもが、「まあ」「いくつか」など答えれば、「では、他にもあるかもしれないから見てくれるか」と言い、「今あるものには◎、今はないが以前（この時期については、子どもの予診情報から、個々に時期を明示してやる）にあった症状には○を付けてみて」と促し、筆記用具を渡し、「ゆっくり見て、自分で付けてね」と言う。今も、以前からもある場合は、◎○の両方を付けてと伝える。

各項目の、本人回答後の面接について

睡　眠

『寝つきが悪い』は、いつから寝ようとして、入眠までどれくらいかかるかを聞く。テレビを見るので眠れないという場合もあるが、眠れないのでテレビを見ているときもある。家族が遅くまで起きていることもある。そのような場合は生活の様子を改めて聞く。

『早く目が覚める』に関しては、目が覚める時間を聞く。夢に関しては、およその夢の内容を聞く。『怖い夢が多い』場合、その内容を聞く。そして、目が覚めてしまうと言えば、怖い夢を見ない方法があると言い、それをやってみるかどうかを聞く。「やる」と答えたら、あとで正しい夢の味方（lucid dream 法）を実施する。

＊トラウマの際に悪夢を見ることがあるが、そのときと同じ要領でする（p. 226に後述）。

表 2-1　うつ症状 チェック表

今ある症状には◎、今はないが前にあった症状には○、をつけてください。

名前（　　　　　　　　　）年齢（　　歳）性別　男・女　　年　　組

睡 眠	（　）寝つきが悪い	（　）早く目が覚める
	（　）ぐっすり眠った気がしない	（　）夢をよく見る
	（　）怖い夢が多い	（　）夜中にトイレ以外で目を覚ます
考え事	（　）なかなか考えられない	（　）今は考えたくない
	（　）ボーっとしている	（　）頭がもやもやする
	（　）考えがまとまらない	（　）考える時間が増える
	（　）決めるのに時間がかかる	（　）気になって仕方がないことがある
	（　）悪いほうに考えてしまう	（　）希望がない
	（　）もう助からない	（　）将来のことは夢がない
	（　）将来のことは考えられない	（　）これからよいことはないと思う
	（　）死んだほうが楽と思う	（　）死にたくなる
	（　）実際死のうとした	（　）過去を後悔している
	（　）できれば生まれ変わりたい	（　）何をしても何かしっくりこない
	（　）よそよそしい感じがする	（　）考えていることの実感が乏しい
	（　）自分が自分でないような気がする	
気持ち	（　）怒りっぽい	（　）イライラしやすい
	（　）楽しい気がしない	（　）自信がない
	（　）うっとうしい気分になる	（　）気分が沈む・わびしくなる
	（　）むなしい	（　）自然に涙が出てくる
	（　）しらけた気分になる	（　）好きなこともやる気がしない・していても面白くない
	（　）すべてのことにやる気が起きない	（　）いつもする楽しみごともしたくない
	（　）していても面白くない	（　）気まぐれ気分になる
	（　）やけくそ気分になる	（　）何か人に悪いことや迷惑をかけてしまったと思う
	（　）悪いのは自分だと思う	（　）誰かそばにいて欲しい・人恋しい
	（　）淋しい	（　）何か言われるのが嫌
	（　）1人でいたい・かまわれたくない	（　）他の人の勢いに負けてしまう
	（　）私はダメな人間と思う・能力がない	（　）劣等感が強くなった
行 動	（　）口数が減った	（　）声が小さくなった
	（　）1人で部屋にいる	（　）外出しない、減った
	（　）好きなことだけならしていられる	
	（　）好きなこと・勉強に集中しようと思うが集中できない	
	（　）用事を頼んでも嫌がる・頼まれるのがつらい	
	（　）仕事、勉強はいつもよりしない	
	（　）しようとするが、ちょっと頑張るだけで疲れやすい	
	（　）運動はする	（　）運動量も減っている
	（　）動作が遅い・鈍くなった	（　）自傷行為をした（何：　　　　　　　）

日常行動	歯磨き　(　) しない、(　) ぐずぐずする、(　) 嫌々する 洗顔　(　) しない、(　) ぐずぐずする、(　) 嫌々する 入浴　(　) しない、(　) ぐずぐずする、(　) 嫌々する 勉強　(　) しない、(　) ぐずぐずする、(　) 嫌々する ゲーム、インターネット　(　) しない、(　) ぐずぐずする、(　) 嫌々する
食 欲	(　) よく食べる　(　) 減ってきている (　) やせ気味　(　) 食欲がない (　) 便秘がちになった　(　) 味がしない (　) 砂をかんでいるよう　(　) 味が変に感じる
日内変動	(　) 気持ちが不安定である (　) 様子がよく変わる　日によって (　)　1日のうちで (　)　時間によって (　)　週単位で
話 題	よく話題にすることは＿＿＿＿＿＿＿＿＿＿＿＿である 話されると嫌なことは＿＿＿＿＿＿＿＿＿＿＿＿＿である
身体症状	(　) あり（発熱・頭痛・腹痛・頻尿・夜尿・昼のおもらし・その他　　） (　) なし
その他（依存・退行）	(　) 甘えん坊になった　(　) 何でも聞きたがる、質問する (　) 子どもっぽい仕草をする　(　) 添い寝をして欲しがる (　) 幼児言葉を使う　(　) ベタベタと寄ってくる (　) 膝枕・腕枕・抱っこ・その他をして欲しがる (　) 後追いのように付いてくる (　) 今までできていたことができない、またはしなくなる
これからのこと	(　) どうしてよいか判らない (　) 今のままでよい (　) 何とか元に戻りたい (　) 早く助けて欲しい
治療について（いくつでも）	(　) お薬があれば欲しい (　) 薬以外で治して欲しい (　) カウンセリングを受けたい (　) デイケアがよい (　) 自分より〈親・家族・学校・友達・そのほか〉を治して欲しい (　) すべてを希望する (　) その他の希望（　　）
今回の症状の持続期間	日間、　週間、　月、　年　間、続いている
この気持ちは	よく判ってくれている（誰：　　） 判ってもらえてないのは、 （学校、先生、両親、友達、医者、その他〈　　〉）

年　　月　　日（　）記入

Lucid dream 法：怖い夢は途中で覚醒する。最後まで夢を見ていないとし、その続きを自分でハッピーエンドに終わるように作話する。それを就寝前に2回しっかりと読み、もし今日この嫌な夢を見ても、最後まで見るぞと念じてから寝る。この作話文は、内容がハッピーエンドになっているかどうか、しっかり見てやる。

考え事

『なかなか考えられない、今は考えたくない、ボーっとしている、頭がもやもやする、考えがまとまらない』は、同じことを聞いている。たくさん付けても1つでも症状としての意味は同じである。

しかし、子どもの場合は、自分が思っている言葉にぴったり当てはまらない場合、「ない」と回答する。このため、できるだけ表現の種類を増やしておいてやる必要があるので、表2-1のようにしている。

死に関する項目は、『死んだほうが楽と思う、死にたくなる、実際死のうとした』のいずれかに1つでも丸をしたら、「これっていつの話、実際どうしたの、何回くらいある」と詳しく聞く。最近にもあれば、また、その方法や、回数により、自殺・自傷の危険性が高いと言えるので、特に注意が要る。

臨床的には危険性が高いが、両親は、外見の様子から「かなり元気そうに見えるので、学校に行かないのはけしからん。無理にでも行かせる」という場合は、両親に「無理して学校には行かせないようにしましょう」と、全体の病状を伝えて、休養の仕方を話す。それでもなお、両親が、医師の話を受け入れてくれない場合は、再考を促すため、診察室を何度か出たり入ったりして考えてもらうことになる。それでも両親が受け入れられない場合に限り、最後の手段として、この検査結果について、両親に説明して、見せている。説明の仕方は、「この検査の結果は、本人と私しか知らないことになっています。でも、お見せいたしますので、本人には見たことを、決して言わないでくださいね」と念を押し、「これに丸をしているのですが」と告げ、この用紙を見せる。そうすると親の態度は、一変する。当然であろう。泣き出す親もいるし、知らなかったと後悔する親もいる。そうなると、親のフォローも必要になるが、それはしなければならない。このようにして、休養の仕方を受け入れてもらうことも稀ではあるが、必要である。

自己否定や後悔の考えも、臨床的には大事な意味を持つ。社会復帰をする際に、これらが強いと、回復力を削ぐ原因になる。レジリエンスに悪い影響を与える。これらの原因が過去のトラウマに起因している場合は、それが遷延化しているので、その治療もいずれする。性格に起因している場合は精神療法が大事になる。

疎遠感、離人感などの自我意識の障害もここに含めた。丸印のある場合、さらに丁寧に聞く。

気持ち

『怒りっぽい』『イライラしやすい』を最初にした。この項目に印を付ける頻度は高い。気分がよくないので、不機嫌状態で、イライラして怒りっぽくなっている。具体的に判りやすい言葉で聞くことが大事である。『気分が沈む』『わびしくなる』を一緒にした。この頃の子どもは、『わびしくなる』という言葉を知らない。これまではこの２つを別にしていた。あるとき、わびしくなるの項目を、これってどういう意味と聞く子がいた。知らないのか、それなら学校で習うローレライの歌は知ってるか。『なじーかは知らねーど心わびてー』で始まる曲を。「知らん」。教科書にあるだろう。「ない」。では歌ってみるよと歌い出す。「うーん、それでは意味が判らん」。こう言われることが何度か繰り返し諦めた。最近の子は『しらけた、空しい』のほうが判りやすいようである。侘びしい限りである。

『自然に涙が出てくる』に丸をすると、どのようなときに、何回くらいあるかを聞く。これに付いていると、他はほとんど付けていなくとも、注意が要る重要な項目である。『やる気が起きない、していても面白くない、やけくそ気分になる、気まぐれ気分になる』は、楽しみの喪失で、いずれも変わりはないが、先にあげた、自分にぴったりの言葉を見つけやすくするため、たくさんあげてある。

『何か人に悪いことや迷惑をかけてしまったと思う』にも、丸が多い。「これってどういうときに思うの」と聞くと、「学校へ行ってないから親に迷惑をかけている、学校へ行かないことは悪いことと思う」と言う。親が聞くと、涙が出そうな返事だが。臨床の場では、程度の軽い罪業感と捉えている。しかし、それだけに、「学校へ行け」は追い詰める言葉となる。それ以下の項目は、文字通りの解釈でよい。

行　動

この項目は、他者から見て客観的にも判りやすいので、両親が付けても正しいことが多い。本人には内容が判りやすくて、丸を付けやすい。行動量の減少は、エネルギーの低下した状態でもあるので、治療経過を追いつつ、継続してチェックしたものを見ると、改善の指標にもなる。

日常行動

歯磨き、洗顔、入浴、宿題など、子どもにとってルーチン化している行動ができないことは、判りやすい指標となる。また、努力していることも少ないので、これに影響が出るときには、行動力がかなり低下していることが判る。したがって丸を付けたら、必ず、生活内容を丁寧にチェックする必要がある。

食　欲

食欲は、軽度のうつの場合はかえって食欲が増しているときもある。しかし進行すると、次第にここに書かれた食欲低下項目の症状が目立ってくる。

日内変動

これは極めて重要である。症状の不安定さの内容がどのようなものであるのかは、丁寧に聴取する必要がある。気持ちが不安定であることと、不安な気持であることは異なるので、この２つは分けて聞く。不安定なときには、どのような状態と、どのような状態になるのかを聞く。気分の変動には、その持続期間がいろいろと異なる。それにより、生活の仕方も変わることがある。また、この日内変動の項目には不安な気持ちを伴うときに、丸印を付けることがある。

日内変動が強い場合、さらに日々の変化の状態を知るために、「気持ちのお天気表」（表 2-5；52 〜 53 頁）を付けてもらうこともある。

この付け方の説明：気持ちは、よく変わるし、表現しにくいので、お天気になぞらえて、スカッとしていたら「晴れ」マーク、どんよりしていたら「曇り」マーク、泣きたい気持ちのときは「雨」マーク、イライラして物を投げたり、蹴飛ばしたりしているときは「雷」マーク、その間もあるから７段階で記入する。

また、1日で、よく変わることもあるので、その変化も付けるように、午前中、午後3時まで、午後6時まで、夜の4回に分けて付ける。「まとめて付けようとすると忘れてしまうので、その日のうちに付けること」と説明する。そして、次回の診察時に持参してもらい、様子を知る。

話　題

話されると嫌なことは、本人が悩んでいることでもある。家族の本人への対応の際には、この内容が参考になる。本人が嫌な内容は家庭での話題としては避けるようにする。

身体症状

その有無を知る。うつ症状の程度が軽い場合は身体症状だけを答えるときもある。したがって、症状を丁寧に聞くことが必要になる。薬物使用に際しても、夜尿のある場合は三環系薬物が有効と思われる。食欲のない場合は sulpiride が使いやすい。

その他

依存・退行症状を書いている。子どもの場合、これは、かなりの頻度で見られる。両親にとっては、よいことか悪いことが判らない。多くは一過性（せいぜい3週間くらい）で治まるので、受け入れる（両親には甘やかしてくださいと言うとよく判る）ことが、親子関係には望ましい。

ただ、ときに中学生以上の男児がお母さんに抱きついたり、おっぱいを触らせてなどと言うと母親のほうが嫌がる。また女児がお父さんの膝に乗ったり、抱きついてきたりすると父親のほうが嫌がる。そのような場合は、入眠時に添い寝をすると、子どもも納得しやすく、親も受け入れやすいので甘え方の形を変えることがよい。

これからのこと

ほとんどの子どもは、『なんとか元に戻りたいという』項目にチェックする。ここの4つの項目は、今後の治療説明の際に、どこから始めるかの、判りやすい指標になる。どうしてよいか判らないとした場合、混乱しているか、無知であるか、判断がつかないときである。今のままでよいとする場合は、精神療法を先に進めるほうがよい。早く助けて欲しいとした場合は、薬物療法の話をしやすい。

治療について

この項目も、今後の治療の説明をどの段階から始めればよいかが判り、治療の説明に進みやすい。

この気持ちは

誰が、本人のことをよく見守っているかが判りやすい。判ってもらえていないと思われる人への対応を、子どもと一緒に考えることができる。治療に取り掛かる際に役立つ。

(2) 自尊感情（セルフ・エスティーム）状態の検査
──自己満足感を知るための Coopersmith の自尊感情検査

うつ症状の存在とは別に、患児が今どの程度の自己満足度の状態にあるのかということを知ることは精神療法を進めるうえでも、臨床的な配慮をするうえでも必要である。それはうつ病に罹患しているときに、この病気をどう受け止めているか、どう乗り切ることができるかに関して、自尊感情のどの側面は健全に保たれているか、あるいは影響を受け低下しているかを知ることができるからである。このための判りやすい検査方法として Coopersmith の 51 項目の自尊感情検査を用いている。

自尊感情（セルフ・エスティーム）とは、一般に「人が自分の自己概念と関連づける個人的価値観および能力の感覚」と定義されている。何かを実行する際の積極性、実行力、達成感、完成感、適切さ感、自己決定感や、他者との関係、他者からの評価、他者への態度などによって築かれてきた他者との地位や位置関係、自己の存在意義、安定した気分、満足度、これまでの自分の生き方に対する内省といった個人の価値観などとされている。したがって、自尊感情状態を知ることは、うつ状態に耐えられる程度を知ることにもなる。

有名なMaslow, A. H.（1970, 1954）は人間欲求の基本的な5つの段階をあげている。自尊感情は4番目の段階に当たる。ちなみに、人間欲求の第一段階は、基本的な衣食住といった生理的欲求の段階。第二段階は、社会や地域組織などでの安全・安定性、依存でき保護されることや、恐怖からの自由、構造と秩序への要求などの段階、第三の段階は、自分はどの集団の誰であるかという存在で帰属性・所属性が満たされることと、自分に対する愛情・愛慕の要求で、孤立感・疎外追放感を持つことはなく、拒絶感されることもなく、社会的足場がしっかりとあることである。

この第四段階の自尊感情が十分に満たされることにより、次の第五段階である自己実現をしようと考えることができる。つまり、自尊感情は自己実現のための前提条件となっている。したがって、この第四段階である自尊感情が低下していると、自己実現ができない。つまりは、うつ病という障害に、自分なりに堪えて乗り切ることができない。それゆえに、自尊感情のチェックは重要なのである。

1）Coopersmithの自尊感情検査とその特性

この検査法の成立の経緯は、最初Coopersmithが58項目からなる児童用のSE-I（Self-esteem Inventory）を開発した。その後Benett（Benett, L. A. et al. 1971）は、この成人版50項目を作成した。これを基にわが国で翻訳されたもの（遠藤ら2001）を、子どもが理解できるように改変したものが、我々が使用している版である。小学校5年生以上を視野に置いた版（筆者の勉強仲間である小学校教諭の平野啓子先生作成版。資料2-1として45～46頁に添付）と、小学校低学年でも用いられる版とを用いている。低学年の子どもでも理解できるように、学校で用いる際に、その学校の教師に、子どもが正しく理解できるように日本語を手直ししてもらっている。

この検査は51項目（4検法）から成り立っている。51項目には、自尊感情に関するいくつかの領域が含まれている。これを三重県下の中学生に用いた結果を臨床にも用いている。項目の回答分布と因子分析の結果（柏井2011）から、集計用のファーマットを作成し、用いている。

フォーマットは、4検法の質問の回答を、肯定的回答◎印、4点、やや肯定的回答○印、3点、やや否定的回答△印、2点、否定的回答×印、1点の記号と点

表 2-2　Coopersmith の自尊感情集計例

A．自己の適切性	現実回避	1	◎	
		5	×	
		43 ×	△	
		49	◎	
	積極性・好奇心	4 ×	×	
		24 ×	◎	
		36	△	
	自己決定	9	◎	
		25	△	
		31	◎	
		33	×	
	遂行能力	18	△	
		20	○	
		40	◎	
		42	○	
		47 ×	×	
B．自己の不適切性	ネガティブ思考	1*	△	
		38	△	
		41	×	
	混乱	11	×	
		13	○	
		14	○	
		19	△	
		37	×	
		48	×	
C．家族・対人関係	家族関係	6	×	
		23	×	
		30	◎	
		35	△	
		46	○	
	積極性	10	◎	
		34	×	
	幸福	17	○	
		21	△	
D．自己拒否	自己拒否・後悔	3	○	
		7	△	
		8	△	
		15	○	
		26	△	
		27	△	
		32	×	
E．自信・他者との比較	自信（または自己肥大）	2 ×	△	
		12 ××	◎	
		16 ×	×	
		22 ××	◎	
		28 ×	○	
		29 ×	△	
		39 ×	○	
	他者への劣等感・挫折	44	○	
		45 ×	○	
		50	×	
合計			120	

数の両方で表示が出るようにしている。

2）我々の資料の検討結果──中学生を対象とした標準化について

2014（平成26）年に三重県下の中学校でこの検査を実施した検査結果を示す。全体の平均値は129点、1SDは17.5であった。因子分析の結果は5因子に分かれると判断した。

その結果は、個人の内面的な自己肯定感であるA. 自己の適切性には、現実回避的な気楽さ、積極性・好奇心、自己決定、遂行能力が含まれ、B. 自己の不適切性にはネガティブ思考や混乱のしやすさが、C. 家族・対人関係には家族関係のよさ、対人関係の積極性、幸福感が、D. 自己拒否には現在の自己否定、後悔が、E. 自信・他者との比較には、自信または自己肥大感、他者への劣等感のなさが含まれると思われた。

なお、これまでの成人に対して用いた因子分析の結果では、遠藤らは6因子に分けている。それらには、①自己の適切性（自分の信念・決断に自信を持ち、くよくよと心配しなさ8項目）、②自己の不適切性（他者によりかかる態度7項目）、③自己拒否（現在の自分を否定して、別の人格に変わりたさ5項目）、④消極的自己・仲間関係（自己の魅力・能力・信頼感の評価の低さ5項目）、⑤両親家庭関係（両親家庭と自己の関係5項目）、⑥積極的自己・仲間関係（他者との接触を好む傾向5項目）である。これ（35項目になる）で全体の分散の25.7%を説明できるとしている。我々の集計では、5因子で全分散の36.73%を説明していた。それに含まれる項目は46項目であった（柏井2012）。

表2-3　中学生の自尊感情の得点結果

Coopersmithの自尊感情51項目　N=856			平均値	標準偏差
合計点	51項目	満点204点	129.0	17.5
個人の内面的な自己肯定感で適切性合計点	16項目	満点 64点	39.0	6.7
自己の不適切性合計点	9項目	満点 36点	24.3	4.9
家族・対人関係合計点	9項目	満点 36点	26.4	4.6
自己拒否合計点	7項目	満点 28点	18.3	4.3
自信・他者との比較合計点	10項目	満点 40点	21.7	4.5

← ［表2-2］数字（項目番号）右の×印（9つ）は、肯定的回答者（◎印もしくは4点）が10%以下であること、××印（3つ）は肯定的回答者（◎印もしくは4点）が5%以下であることを示す。

3）診察場面での使用法

検査の実施の仕方

検査の実施に関しては、質問項目に対しては、『あまり深く考えないで、次々とする』とされ、直感的な第一印象で答えることとされている。原文は、『はい・いいえ』の2者選択の形になっている。私は、それを、4段階の選択肢（はい・ややそう・やや違う・いいえ）として、選択の幅を増やした。

検査項目に対して、自尊感情の点から見て4択の質問の回答を、肯定的回答◎印、4点、やや肯定的回答○印、3点、やや否定的回答△印、2点、否定的回答×印、1点で表示し、記号と点数（合計点）が出るようにしている。

質問項目1は、2つある。これは原文の意味が、2つの意味にとれると思われたので、別々の項目とした。

結果の意味

⑴ 合計得点

この検査の質問項目は精神状態の表面的な側面を問うものであるが、臨床的には、そのときの自己満足感がよく表出される。したがって、そのときの精神状態が判りやすいし、治療経過の変化を知るのにも都合がよい。治療により、2～3か月間で、変化が見られる場合が多い。

標準化から見ると、平均値は約130点で1SDは20点弱となるために、110点から150点を平均範囲とみなす。

90点以下の場合、低い自尊感情にあり、集団生活の中で、自己を主張することや、みんなの勢いと同じように行動することは、とてもつらい状態である。登校すること自体が苦しいと思われる。その個人が答えた項目をなぞってみると、その勢いがよく判り、つらさも判りやすいので、単に総得点を見るよりも、これらの項目をたどることが、臨床的には有用と思われる。例えば、項目44の『人生の失敗者である』に印を付ける小学生を見ると、どうしたのだろうか、大丈夫だろうかと思いをめぐらせることが大事である。

90～110点の場合は、自己に対する評価が低い。今の自分が、自分としては不適切な状態であり、自己の価値観に乏しく、劣等感、羞恥心や罪業感、不安が強く、他者に対しては積極的な態度がとれないと感じていることが多い。したがって、やや勢いに乏しい段階や状態である。周りの出来事に左右されやすいように思われる。例えば、友達の言動に過敏であり、友達の勢いに負けると感じると、会話ややり取りの内容によっては、いじめや嫌がらせや圧力と受け止めてしまいやすい面もある。しかし、教育環境がよいと、登校には影響しない程度と言える。若年青年期女子においては、他者との関係に過敏な時期には、全体にやや低下しており、このあたりの得点を示すことがある。

150点前後の場合は、自尊感情としては十分に高いと言える自己満足度の高い状態である。この場合、協調性や自己調節能力に優れていて健康度が高いことによる得点が高い場合がある。このタイプは、クラスの委員長などに適している指導的な役割りを果たせる。

一方、同じ得点であっても自己中心的な満足度だけが高く、そのために他者との関係性が崩れているにもかかわらずそれに気づくことがない場合や、現実検討力がなく単に深刻さにかけているオイフォリー（多幸感）状態の場合や、自己が傷つき自尊感情が揺さぶられているときに自己を過大評価する躁的防衛の態度をとっている場合などがある。このような場合には、例えば、クラスのクレイマーであったり、知的に低いがその現実感に乏しい場合であったり、いじめられ出しているか抑うつ状態に陥り出しているが、必死に自己肥大し自己を守ろうとする自己防衛の段階などの場合があるので、臨床的判断が重要となる。

170点前後は、明確に高い自尊感情を有している。子どもの場合、浮かれているような躁状態である場合や、絶えず他者とトラブルを起してクラスでの協調性に欠けると思われている場合などがある。特に『1. はい』や『4. いいえ』の項目に主として回答している場合は、勢いがありすぎて、白黒はっきりタイプで内省に乏しく、問題を起しやすいと思われる。

成人の経験では、管理職や自己決定が重要な仕事内容の職種では、他者への指示、適切な自己判断などを積極的に行うには、自尊感情が低い状態では仕事として成り立ちにくく、150点程度はないと、逆に指導的に仕事を行うことはつらいであろう。

⑵ 検査の下位項目について

これまで述べたように、51項目を、因子分析を用いて項目分析を試みた。それを基に、プロファイルを描き現在の自己満足感を判断すると、どの面で、自己満足感がよいか、悪いかの判断ができる。

以下に現在用いているプロファイル内容を示す。

○自己決定や遂行能力に関する項目に低い場合、言わなければならない場面でも、発言できないことが多く、消極的と思われていたり、行動力が低いと思われている。総得点も低いと、集団場面で過ごすことがつらくなり、登校不能状態となる。

○対人関係に関しては、家族対人関係や、積極性・好奇心が高いと、積極的に友達を求めるなど対人志向があるが、友達の少ない場合は、たいてい、これらの項目の得点が低い。また、他者との比較が低く、劣等感・挫折があると思っている場合も、友達との関係性はあっても、クラスでの居心地はよくないので、毎日の学校生活は、つらいものがある。

○自信（楽天的傾向）や自己肥大に関する項目では、全体の項目得点が低いにもかかわらず、これらの得点が高いと、現実を乗り切るための過剰な躁的防衛であることがある。また、これらの項目が総得点から見て低い場合には、自信のなさや神経過敏という状態に陥っている。自己の肯定的側面、積極的側面を見つける「自分のよいところ探し」のプログラムを実施する。

○家族関係に関する項目が5つある。家族関係が悪いと、この得点が低くなる。5つとも◎（肯定的な回答）があれば、親との強い依存関係にあると言える。家での居心地はよい。

○全体としては、自己の適切感、不適切感、自己肯定感、自己否定に関する項目については、今の自分に逡巡することなく、自分らしいと思っている場合には高い。自己親和性がある状態である。一方、低い場合には、現実的な判断に混乱が見られるか自信がなく、現実に満足できていないで、後悔や変身願望を有すると思われる。

結果の臨床的判断

医学的診断がどのような障害であっても総得点が90点以下の場合は、学校を休ませるほうがよい。それは同年代集団での生活についていく勢いや適応性がない状態であることと、何がしかのプレッシャーがかかれば、それを耐え忍び乗り切ることができないと思われるからである。つまり、今以上に追い詰めることは危険であると思われるからである。特にうつ感情と結びついている場合は危険である。

90点から110点の場合は、例えばうつ状態では登校不能と思われる。下位項目のプロファイルを参考に、その他の所見と併せて学校生活など社会的機能の判断を下さなければならない。

経過の見方

臨床的な判断では、変化が見られると思われる場合、再検査するとよい。この場合は、今までもしたことがあるけれど、今日は、「今の自分について、印を付けてください」と、検査の説明をする。

その後、前回との比較を、特に、総得点とプロファイルの両方を見ながら、臨床変化とすり合わせて考えると変化がよく判る。大きく得点が変わっている必要はない。少しずつ変化していると、むしろ臨床的変化がよく判る。また、他の検査結果（例えば、うつ症状チェック表、うつ症状の重症度段階表のチェック）も同時に見ると、薬物効果や精神療法など治療の移り変わりがよく見える。

患児や保護者への結果の伝え方

検査結果は、通常伝えていないが、結果を聞きたいと希望された場合はおおむねプロファイル通りの結果を伝えている。ただし「この検査は、表面的な状態しか判らない。その意味やそうなった背景は様々なので、そのあたりはこれからの治療でゆっくりと考えていきましょう」と付け加えておくとよい。

再検査した場合も同じで、「この辺りがよくなった。何か自分で変化が判りますか」と問い、さらに内省を深める精神療法を進めることができる。

自尊感情を高める方法

子どもに対しては、適切な自尊感情を持つまでに至らせることは精神療法の大きな部分を占めていると思われる。

日常臨床では自尊感情が低い場合「自分のよいところ探し」という方法を実施している（詳細は省略）。これによる直接効果は、エビデンスとしての判定はしがたいが、その後の治療、特に精神療法を進める際には、その準備状態がよくなっていると感じられる。

資料 2-1：Coopersmith の自尊感情のアンケート［小学校 5 年生以上版］

氏名　　　　　　　　　年齢：　　　性別：男・女

このアンケートは学校の成績には関係ありません。皆さんの学校での気持ちを先生が知って、皆さんがもっと楽しく学校生活を送れるように考えるための資料にします。ですから、あなたのアンケートの結果を、友達に知らせるようなことはしません。あなたがふだん、だいたい感じていることであれば「1」に〇印を、少しそう思うなら「2」に〇印を、あまり思わないなら「3」に〇印を、あなたがほとんど感じていないことであれば、「4」に〇印をつけてください。

1：だいたい思う　2：少し思う　3：あまり思わない　4：ほとんど思わない
あまり難しく考えないで、どんどんやってください。

		だいたい	少し	あまり	ほとんど
1.	私は取り留めのない楽しい空想に長い時間費やすことがある。	1.	2.	3.	4.
1*.	私は、何事も考え出すと悪いほうに考えてしまう。	1.	2.	3.	4.
2.	私は、かなり自信がある。	1.	2.	3.	4.
3.	私は、自分が誰か他の人だったらなーとよく思う。	1.	2.	3.	4.
4.	私は、何でもすぐ好きになる。	1.	2.	3.	4.
5.	私は、何でもあまり心配にならないほうだ。	1.	2.	3.	4.
6.	私は、家族や両親といると楽しいと思うことが多い。	1.	2.	3.	4.
7.	私は、小さい頃に戻りたいと思う。	1.	2.	3.	4.
8.	もしそのとき、変えることができたなら、変わっていたと思えるようなことが、私にはたくさんある。	1.	2.	3.	4.
9.	私は、何でもそんなに悩まずに決心する 。	1.	2.	3.	4.
10.	誰かといっしょにいるのが、とても楽しい。	1.	2.	3.	4.
11.	私は、周りの人に何か言われたりすると、驚いてどうしてよいか判らなくなる。	1.	2.	3.	4.
12.	私は、いつも正しいことをしている。	1.	2.	3.	4.
13.	何をしたらよいか、いつも誰かに言ってもらわないと、できないところがある。	1.	2.	3.	4.
14.	私は、何か新しいことに慣れるまで、時間のかかるほうだ。	1.	2.	3.	4.
15.	私は、自分のしたことをよく後悔する。	1.	2.	3.	4.
16.	私は、同学年の人に人気がある。	1.	2.	3.	4.
17.	私は、不幸ではありません。	1.	2.	3.	4.
18.	私は、ベストをつくしている。	1.	2.	3.	4.
19.	意見が違うとき、私はすぐに相手にゆずってしまう。	1.	2.	3.	4.
20.	いつも自分のことは、自分でしまつすることができる。	1.	2.	3.	4.

21. 私は、とても幸せです。	1.	2.	3.	4.
22. 私は、自分のしていることをよく自慢する。	1.	2.	3.	4.
23. 家族や両親は、私に期待しすぎる。	1.	2.	3.	4.
24. 私は、自分が知っている人は、全部好きである。	1.	2.	3.	4.
25. 私は、自分のことをよく知っている。	1.	2.	3.	4.
26. 私は、今のままの自分では、かなりつらいと思う。	1.	2.	3.	4.
27. 自分のことでは、すべてのことがごちゃごちゃして、すっきりしない。	1.	2.	3.	4.
28. ここの仲間（身近な仲間）は、いつも私の考えに従う。	1.	2.	3.	4.
29. 私は、今まで叱られたことがない。	1.	2.	3.	4.
30. 家族や両親は、私のことをかなりよく理解している。	1.	2.	3.	4.
31. 私は、自分で決心し、頑張ることができる。	1.	2.	3.	4.
32. 私は、男らしくすることが、好きではない。	1.	2.	3.	4.
33. 私は、あまり自分自身のことを、あれやこれやと思わない。	1.	2.	3.	4.
34. 私は、人といっしょにいることが好きではない。	1.	2.	3.	4.
35. 私は、家族から離れていたい、と思うことがたびたびある。	1.	2.	3.	4.
36. 私は、はずかしがりやではない。	1.	2.	3.	4.
37. 私は、学校や職場にいるとき、うろたえてどうしてよいか、判らなくなるときがある。	1.	2.	3.	4.
38. 私は、自分自身がはずかしくなることがよくある。	1.	2.	3.	4.
39. 私は、他の人ほど見た目や顔立ちが良くない。	1.	2.	3.	4.
40. 言わなければならないことは、いつも言えている。	1.	2.	3.	4.
41. 私は、友達から、私の能力は十分でないと思われている。	1.	2.	3.	4.
42. 私は、いつも本当のことを言う。	1.	2.	3.	4.
43. 私は、自分の身の上に起こることを心配はしない。	1.	2.	3.	4.
44. 私は、失敗者である。	1.	2.	3.	4.
45. 他の人はみんな、私より好かれているようだ。	1.	2.	3.	4.
46. 家族や両親が、いつも私を押し動かしているように思う。	1.	2.	3.	4.
47. 私は、人の前で何をしゃべったらよいか、いつも知っている。	1.	2.	3.	4.
48. 私は、何かのことで呼び出されたりするとすぐ混乱してしまう。	1.	2.	3.	4.
49. 私は、どんなことでも苦にならない。	1.	2.	3.	4.
50. 私は、人から信頼されそうにない。	1.	2.	3.	4.

ありがとうございました。

(3) うつ症状の重症度段階

うつ症状にも症状の重度と軽度がある。それを理解することや把握することは、本人の症状理解や治療の進展理解に必要なことである。それ以外にさらに大事なことは、両親や教師など周りの大人が、本人の状態を理解し、把握するためにも重要である。そこで、判りやすい段階表を作成して、説明の際に用いることとした（表2-4「うつの重症度　症状一覧表」折込み挿入）。

ところで、うつ病は何をもって重度とするか軽度とするかは、必ずしも決まっているわけでも、容易に決められるわけでもない。そこで今回は、次のような基準で重症度を作成することにした。

段階表の作成

段階表作成のため入院中、通院中の40人の中学高校生徒の同意と協力を得た。基準はうつ症状が最も悪いときを0点とみなし、うつ症状の全くない、気分や行動については何も困ることがなく、悩むこともなかった、ごく普通の時期を100点と想像してもらった。そして10点刻みでその状態を記入してもらった。それらの状態像を基に、共通した症状を中心に並べ変え、大まかな段階表を作り、さらに当初記入した生徒の基準となる指標と意見をすり合わせた。

実際の作成に当たっては、これまで症状の推移について、幾度か話し合ったことのある3人の患者に、10点刻みの原案を作ってもらった。それを基に組み直し、次に、1人ずつ、その組み直した原案に、自分なりの修正意見を加えていってもらった。このような作業を順次40人に繰り返し、ほぼ誰が付けても、修正がないところまで修正を加えて作成した。このようにしてできたのが「うつの重症度　症状一覧表」である。期間は、1人ずつ進めるために、ほぼ1年間を要した。

このようにして、最重症、重症、中等度（Ⅰ段階）、中等度（Ⅱ段階）、軽症までの5段階を設けた。また各症状は思考、気分、意欲、行動、対人関係での過敏さ（narticism）、依存・退行、身体症状に分けて、それぞれの段階に適切と思われるところに布置をした。最後の欄には精神医学で用いられているうつ病に関するスペクトラムである診断名を、当てはまると思われるところに記した。このようにして作成した段階表の使い方を以下に説明する。

うつの重症度　症状一覧表（段階表）の説明

縦軸の説明を段階表の左から行う。右の重症度は、最重症、重症、中等度Ⅰ段階、中等度Ⅱ段階、軽症と並べてある。すなわち上から下にいくほど、うつ症状が軽くなっていくことを示している。当初の苦悩が次第に改善してゆく変化の様子を示している。

次の欄の点数は、最も悪いと思われる状態を 0 点として、元に戻った状態を 100 点として、その改善の程度を点数で示している。入院としているのは、この段階では、身体医学的管理と精神医学的管理が必要となるため、特に点数を示していない。

点数の下の温度数は、うつ状態の苦しさやしんどさを、風邪をひいたときのしんどさ、苦しさに置き換えてみた体温で示している。つまり 0 点のときは、風邪ひきなら 40 度の熱が出ている状態と同じくらいつらい状態であるという意味。50 点で、風邪をひいたときの 38.5 度くらいの苦しさであると思われるということを示している。80 点で、37 度の感じになる。85 ～ 90 点の改善度で、ようやく平熱に戻った感じとなることを示している。この状態でさえ、「やっと解熱した病み上がり」の体調であることを示している。

この表は、本人よりも、本人の状態を、両親に説明する際に役立つ。風邪ひきの状態は誰しも経験があるので、その状態になぞらえることで感情移入がしやすい。これまで、うつ症状の苦しさは説明してもなかなかうまく理解してもらえなかったので、苦肉の策で考えたが、これを用いてから皆さんによく納得してもらえるようになっている。両親によっては、子どもに何か小言や注意をしたいときも、これを参考にするため冷蔵庫の横に張っているという家庭もある。これを見ると、「まだ、しんどいのだろうな」と思い、小言は言えないとよくおっしゃる。子どもにとっては強い味方のようだ。「これをあげるから、利用の仕方の通りに印を付けてみて」と言い、付け方を説明すると、喜んで持ち帰り、次回には「付けてみました」と言い、見せてくれる。

次からの 6 項目は、症状の説明になる。左より、うつ状態での思考、気分、意欲、行動、neuroticism（対人関係で気になること）、依存・退行、身体症状を示している。それぞれの欄の言葉は、左の重症度のときの主な症状を示している。例えば、思考の欄の0点40度の右は、『考えない、死にたい・死ぬほうが楽、世の中に楽しいことはない、何も考えられない』という症状が起こりやすいことを示している。その下の、10点39.5度の右は、『ほとんど同じであるが、少しましなときがある』という程度になったことを示す。このようにして、経過は重症時から段々と中等度、軽症と改善してくるのに応じた症状を布置してある。同様に、気分、意欲、行動、neuroticism、依存・退行、身体症状も、その布置を見ると、症状が一致するように配置してある。

最後のスペクトラムは、うつ病で、これまで慣用的に用いられてきたうつの状態像が、どの程度の重症度のときによく用いられてきたのかが、判りやすいように記した。

●この表の利用法（記入法）について●

欄外上段に要点を記してある。

①まず、当てはまる症状（項目）のところに○をする。それは、よいときも悪いときも含めて、あったものはすべて丸で囲んでもらう。

②次に、個人によりそれぞれの症状の出方や出たときの苦しさやしんどさは異なるので、重症度の程度は自分に一致する適切なところに動かしてよいと言う。そして、矢印をして自分に合う段階に移動してもらう。

③次いで、これには、すべての状態が記されているわけではないので「自分の独自症状を追加してよい」と言い追加してもらう。

④最後に、自分によく見られる中心症状や中心となる段階を、大きく◎で囲んでもらう。

このようにすることで、子ども達は、自分の症状がどの程度の状態にあるのかを知ることができる（患者さんには、スペクトラムのところは付けなくてよいと言う）。

この表の利用法（うつ症状の説明）について

付け終わると「大体こうなっているようだが自分の状態にうまく合っていたか」と問う。たいていの場合、子どもは「まあ、こんな状態です」と言う。次に、その結果のプロファイルを見て重症に丸が多いようなら「これまで、だいぶ苦しかったのではないか」と聞き、その苦しさに共感する。どの段階に付けても、苦しいことには変わりないので同じ言葉かけでよい。もしプロファイル上、各欄の重症度にかなりのズレや違いがあれば再度確認し、重症度の強いほうの症状を具体的に聞き直してリスクの程度を確認する。そして「人により、うつのタイプは違いますので、自分のことが判っていればよいですよ」と言う。

思考、気分、意欲、行動では、これまでよく知られている症状ばかりであり、特に、子どもに特徴的というほどのものはないようである。しかし、このように見てくると学習や登校に関しては意欲と行動の欄に記したように、80点の改善があってもかなりの問題が残っていることが判る。ということは、この程度に改善するまでは、とてもではないが登校することは不能だし、家で勉強だけでもと親が思ってもかなり難しいことがよく判る。

さらに、例えば、neuroticism（対人関係で気になること）欄では、60点の段階でも、人の言うことが自分のことのように思うという関係念慮が見られるし、80点の段階でも、友達同士の話に自分がじゃまではないかと思う、相手に気を遣ってしまうなど、遠慮がちで被害的となる、とてもしんどそうな様子がある。軽度のうつは対人不安を伴うことが、この表からよく理解される。

また、依存・退行の欄では、重症時には目立たず、比較的回復期になっていろいろな甘え行動が出現する。このような甘え行動は、子どもより両親のほうが「このような状態でよいのか」と心配されることが多い。長期に続くことは少ないので「一時的なことです、こうすることによって心の安定、つまり安心を得ているのです。ご安心ください」と答えている。

身体症状は重症時から軽症時まで見られるが、重症時と軽症時とで、症状が異なる。重症時は食欲不振や強い睡眠障害が見られる。軽症時に近く回復した段階や、発症の初期段階で多いように思われる症状は、腹痛、頭痛、吐き気、動悸、など多様な症状が出現する。ただし1人にそれほど多彩な症状が出るわけではない。

ただ、これだけで症状がすべてつまびらかになるわけではない。症状はそのときにより重症時の症状が見られたり、消えたりするし、比較的軽症時の症状が見られることもある。

症状の不安定性の問題は別に存在する。つまり、日内変動や、日替わりで症状が変化することがあり、さらに個人の特徴を把握しておく必要はある。この重症度段階表は、治療経過中の説明にも用いている。

症状の不安定性についての状態把握の方法

日常の診察では、前回の受診からこれまでの様子を聞くが、患児は症状が一定しないので、答えにくい場合が結構ある。このために、「気持ちのお天気表」(表2-5) というものを作っているが、「どうだったと聞かれても、いつも同じではないから、言いにくいよね。だから、気持ちをお天気になぞらえて表せばどうなるか、付けてみて」と言い、これに記載してもらっている。

晴れマークは気持ちがすっきりしている状態を、曇りマークはどんよりしたうつうつとした気持ちを、雨マークは泣きたいような悲しい気持ちを、雷マークは我慢ができずに物を投げる、蹴飛ばす、壊した、などの気持ちが爆発したときに付けてもらうように説明している。4つのマークとその間を考えれば7段階になる。

「1日を4回に分けてあるが、その1回のうちでも変化のあるときもある。そのようなときは、矢印で、例えば、晴れから雨になったと付けてくれればいいよ」と言うと、子どもは丁寧に付けてくる。特に女児は付け方がうまい。男児はやや面倒がり、「まあ、大体ですが」と言い見せてくれる。成人にも使える。

いずれかに当てはまるだろうから付けやすい。その用紙を次頁に示した。

表 2-5　気持ちのお天気表

月・日	朝（起床～12時）	昼（12～15時）	夕（15～18時）	夜（18時～寝る前）	できごととその点数（1点：悪い～5点：よい）
日					
日					
日					
日					
日					
日					
日					
日					
日					
日					
日					
日					
日					
日					

日	日	日	日	日	日	日	日	日	日	日	日	日	日	日	日	日

(4) グラフィング作業

これまでの段階で自分の状態がよく判った子どもには、これまでの経過をまとめるためにグラフィング作業を勧めている。グラフィングのメリットを説明し、「あわてることなく受診のたびに進めていく」と言い作業に取り掛かる。要領を説明し、最初は自分が書けるだけ書いた段階で持参してもらう。それを基に、これまでの資料と突き合わせながら、作図を修正していく。いったん出来上がると、あとは2～3か月に1回、受診時に追加経過を書き込めばよい。

この経過は、1～2年から数年、数十年の経過表である。後述のⅢ6 (7)「症例」(254～262頁) で示した3例を参照されたい。

●気分障害のグラフィングの作り方●

準備するものは、①グラフィング用紙、②通知表などこれまでの行動特性が判る客観的資料や日記などの資料、③これまでに付けた躁とうつのチェック表である。

作成方法

1. 自分のこれまでの気分の変化を付ける。
2. 1年に1本の線を引く (4月から始まり、3月までとすると付けやすい)。
3. 付け方は、躁気分・躁状態は基線より上に、うつ気分うつ状態は基線より下に付ける。
4. 主なエピソードを、書き込んでおく。
5. 記入例を参考に。

《記入例》

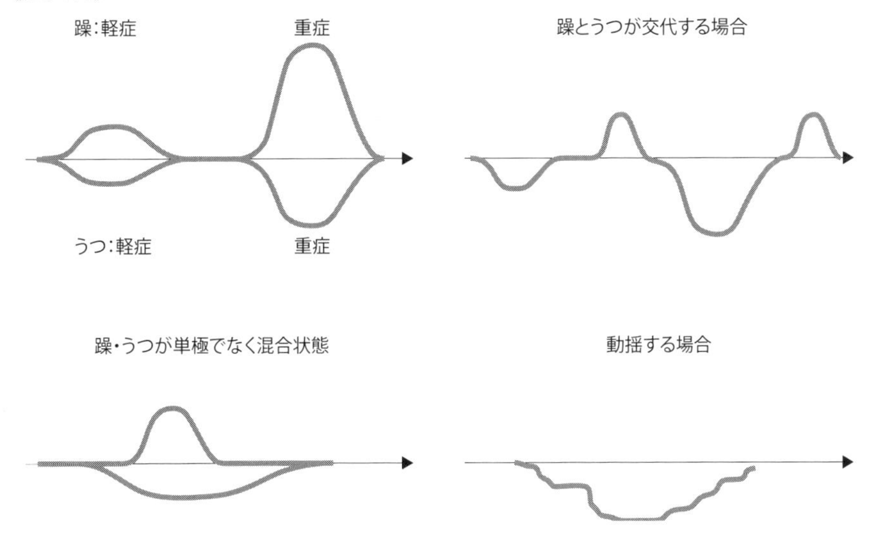

躁・うつ混合の場合：基線の上と下と両方を付ける

1．躁状態と、うつ状態が、はっきりしているが、短い時間で交互に出現する。
2．躁状態のときに、短時間うつ気分が生じる、うつ行動（何もしたくない）が混じる。
3．うつ状態のときに、短時間、スカッと気分が晴れる（うつが、うそのように感じられる）。
4．うつ状態だが、じっとしていられず、あれやこれやと動き回る（焦燥感はない）。
5．躁状態とうつ状態のどちらもが、はっきりと混在している。

その他の注意

1．短期間に変化する場合は、月単位の変化表や週単位の変化表を同時に作っておく。
2．日内変動の強いときは１日の変化を付けておく。
3．気分変調性障害とは：躁状態やうつ状態というほどではないが、ちょっといつもと違う、どこか本調子ではないと感じる程度の変化がかなり持続している。

グラフィングのメリット

1．これまでの症状の経過が判る。
2．これからの経過予想ができる。
3．次に病状が悪くなる可能性について、いつ始まるかが判る。
4．同じことだが、いつ終わるかが判る。
5．薬の服用や健康管理に、特に注意すべきときが判る。

参考　躁状態の診断法

最初の病歴聴取で本人のこれまでの病前性格や行動特性を保護者本人などから聞く。参考資料としてこれまでの学校からもらった通知表（ときには幼稚園の連絡帳や母親の日記や記録）を持参してもらう。これらと本人に付けてもらう躁状態チェック表（表2-6、2-7）を参考に判断をする。

躁状態のチェック表（表2-6）

これはこれまでの経験から作成した子どもが躁状態にあるときの症状をあげている。少しでも気分の動揺や変動性があると思われるときは、チェック表を見せて「これまでにこのようなことで思い当たることはなかったか」と聞き、当てはまるかもしれないと言えば、チェックをしてもらう。下線以下は明瞭な躁状態にあるときの症状である。このチェックが済めば、さらに詳細な面接を行う。少しでも記されていると、それに関連する出来事はいくつかあると思い聴取する。

躁状態のチェック表（表2-7）

これはHirschfeldの文献を翻訳したものである（Hircshfeld 2000）。表2-6と表2-7の2つでおよその症状の有無が判る。またそのときの社会的な出来事や問題行動も聞き出せる。同時に持続期間も聞き出し変動性に注意する。

これらの資料は診断時のみならずグラフィングの際にも役立てる。

表 2-6　躁状態のチェック表

名前　　　　　　　：年・月・日：

今あるものには◎印、今ない、かつてあったものには○印を、付けてください。

気分：（ ）楽しい　（ ）いけいけムード　（ ）気分は充実している
（ ）怒りっぽい　（ ）イライラする　（ ）自分は以前より偉くなった
（ ）幸せ者と思う　（ ）元気いっぱい　（ ）開放された感じ

考え：（ ）今まで思いつかなかったような考えがいろいろ浮かんでくる　（ ）発言が増えた
（ ）おしゃべりになった　（ ）人が話し終わる前でも話してしまう
（ ）あれこれと気が付くようになった　（ ）何でもできるような気がする
（ ）自分に失敗はない　（ ）冗談やダジャレが多い

行動：（ ）熱中するものができた／熱中している　（何を：　　　　　　）
（ ）人からほめられることがあった／増えた　（何を：　　　　　　）
（ ）電話をあちこちかける　（ ）友達によく話すようになった
（ ）小遣い以上にお金を使う　（ ）高い買い物をした／したい
（ ）話し声が大きくなった　（ ）口出し／おせっかいが増えてすぐケンカになる
（ ）怒りっぽくなった　（ ）いろいろな活動に参加する　（ ）よく外出をする
（ ）（予定より）帰宅時間が遅くなる

身体：（ ）睡眠時間は短くてよい　（ ）元気はつらつ　（ ）身体が軽い
（ ）空でも飛べそうに思う

評価：（ ）みんなにもこの頃ちょっと変わったと言われる
（ ）よいことが増えた（何：　　　　　　）
（ ）実際に困った出来事が起きた（何：　　　　　　）

子ども用（保護者が付ける）

（ ）親の化粧品を使って化粧をする　（ ）わがままが強くなった　（ ）イライラしている
（ ）物の使い方が荒っぽい　（ ）モノを壊す　（ ）性格が変わったように思う
（ ）ベタベタと甘えん坊になった（ひざ枕・耳掃除・抱っこをして欲しがる）
（ ）性的関心が強くなった（どう：　　　　　　）

成人用

・乱費：（ ）予算を考えず買いあさる　（ ）賭け事につぎ込む　（ ）必要がないけど投資する
・好戦的：（ ）投書をした・訴えた　（ ）上司に理不尽なことや苦情を訴えた
（ ）運転が荒っぽくなった
（ ）性的活動／欲求が高まった　（ ）外出・きまぐれ旅行・放浪癖が出てきた
（ ）瀬戸際体験をしたがる　（ ）薬に手を出す　（ ）その他（　　　　　　）

表 2-7　躁状態のチェック表（The mood disorder questionnaire）

（Hirschfeld RM. *Am. J. Psychiatry* 2000; 157(11): 1873–5 を翻訳したもの）

お願い：あなたに最も適切なものを選んでください。

A．あなたのいつもとは違う状態で、以下のようなことがありましたか。

1. 気分がとてもよかったり、あるいは行け行け気分で、他の人から見れば、気分がいつもと違うか、上がっていたため、トラブルになったことがある。
2. イライラしていたので、他の人に大きな声を出したり、喧嘩や口論が始まった。
3. いつもより自分に自信があると思ったことがある。
4. いつもよりあまり眠らなくても、寝不足だとは思わない時期があった。
5. いつもより、よく喋ったり、早く話したことがある。
6. 頭の回転が速い、あるいは気持ちをゆっくりさせることができないと思ったことがある。
7. 周りのことにとても気を取られ、それに夢中になったり、足止めを食らったことがある。
8. いつもより、もっと元気があると思ったことがある。
9. いつもよりより活動的になったり、いろいろなことをしたことがある。
10. いつもより社交的になったり、外交的になったことがある。例：夜中に友達に電話をした。
11. いつもより性に関心があり、性的になったことがある。
12. 自分にとって、いつもと違うことをする、あるいは他の人から見れば行き過ぎで、ばかげていて、危ないと思われるようなことをする。
13. 金をよく使い、自分や家族が困ったことになる。

B．Aの項目が 2 つ以上ある場合、そのうちのいくつかは、同時に起きましたか。

C．これらの項目は、以下のどのような問題となりましたか。

仕事のような場面で／家庭内でのお金や法的なトラブルで／口論や喧嘩になる

問題なし、　些細な問題、　かなりの問題、　重大な問題

D．親戚のうちで、うつ病・うつ状態となった人や、躁うつ病体験の人はいますか。

E．専門家から、あなたは躁うつ病だとか、それと同じエピソードを持っていると言われたことはありますか。

2 診断後の対応

(1) 初診時診断のときの子どもへの説明の仕方、伝え方

1) 診断がほぼ間違いないと思われるとき

子どもに対して、「これまでのお話を聞いた範囲と、質問紙に答えてもらったこれこれの結果からは、うつ状態であると判断します。この結果からは、だいぶしんどそうです。（登校不能状態であれば）学校へ行けていないのは、当然の状態ではないですか。（学校へ行けている場合は）よく頑張って、学校へ行けているね。だいぶ無理をしているのではないかな」「しかし、いつまでも無理をしてはいけない。しんどいときは、休養することも大事です」と説明する。そして、「今、結果を君に話したが、両親も来られている。説明が要るが、自分からするか、それとも私がしようか」と聞く。本人が自分ですると言えば、「そうしてみて」と言い、「うまく言えないから、先生から」と言えば、「では両親を呼んできて」と言う。子どもにもよるが、大体中学２～３年生までは、「先生に」と言い、それ以上は、「自分で言う」と言う。

これまでの状態に関して、「判ってくれない人」のところに両親と書いていた場合は「この状態は、親でもなかなか判らない。学校でこれまで病気について習ったことはないし、外から見ていて、判るものでもないので、ある程度は仕方がない。普通は、なかなか判ってもらえないので、両親には、私から説明しようか」と聞く。

さらに、「両親に伝えて欲しくないことはないか」と聞き、「両親に言っておいて欲しいことは何か」と聞き、子どもの希望や要求を満たすとともに、治療者は信頼のできる味方であることを判らせておく。

⑴ 治療に関するところで、薬があれば欲しいと答えた場合

「この状態の治療に対するお薬は、今は大変たくさんの種類が出ている。しかし、種類が多いということは、合う人と合わない人がいるということでもある。そこで最初は、副作用の少ない薬から、服用してもらおうと思う。この薬を飲

んで、様子を見てください。もし、効かない場合は、次には、変えることにします。副作用があるとすれば、これこれの理由で、そのような場合は、薬をやめると止まります。今説明した場合とは別の状態、想定外の状態になれば、電話してください。または早めに来てください」と伝える。

⑵ 薬よりカウンセリングやその他の方法を選んだ場合

「治療に関しては、いろいろあるが、最初は様子を見てもよい。その間、今の状態やこれまで話していないことや、言いたいことや聞いてもらいたいこともあるので、薬はなしで通院してください。経過を見て、要らない場合もあります。必要になれば、そのときに考えましょう。カウンセリングが必要かどうかは、少し経過を見て判断させてください。カウンセリングは、希望や目的や、適用を考えて受けていただきます」と言い、今の状態の乗り切り方について、対応を考える精神療法を行う。そして、認知行動療法（CBT）の説明を行い、「これをやってみますか」と聞いてやる。

⑶ 両親に対する説明

子どもが、「先生、もう判りました。自分から両親には説明しておきます」と言う場合は子どもに任す。しかし、それでも両親が聞きたいと望むときや、子どもが先生からして欲しいと言うときには、両親への説明がいるし、両親は聞く必要もある。このため、子どもがこの説明で納得すれば「両親にこのことを伝えようと思うがよいか」と聞く。次に、親に言って欲しくないことは何か、親に言っておいて欲しいことは何かと聞く。子どもとの面接で得られた情報には、きわどい内容のものもある。そのような場合は「この件は、言ってよいのか、言わないほうがよいのか」と聞く。そして、では大体こういうふうに伝えるがそれでよいかと、子どものおおよその内容を話し、子どもから確認を得ておく。

次に、説明のときに、一緒にいるか、両親だけがよいかと聞く。それも子どもに選択させる。任せると言えば「では外で待っていて」と言い、一緒がよいと言えば両親を呼んできてと呼びに行かせる。

次に両親が入室することになる。両親に対しては、「この状態は、子どものうつ病と言います。もしくは、思春期青年期のうつ病です。大人のうつ病と大体同じですが、子どもなりの様子もありまして、少し違うこともあります。いずれにせよ、今は、しんどそうなので無理をしないようにしましょう。いずれ治りますから。あわてないでください。学校は、休ませてください。今は休養が一番です」と伝える。

次に薬の話になる。投薬を開始する場合、「薬の話は本人にしましたので聞いてください。判らないときは改めて説明します」「お願いがあります。薬の管理は両親がしてください。いくら賢い子どもでも、今の状態でそこまでは無理です。また、どの子を見ていても20歳までは完全にはできないようです。安全管理の面からと服薬状況を確認するためには、両親管理のほうがよい方法かと思いますので、よろしくお願いします」と言う。

これで、両親の理解が得られれば、終わりになる。さらに、両親の気がかりなことはたくさんあるのでいろいろ聞かれることになるが、ここでは省略する（Ⅱ2（1）「診断後の対応」の両親の質問のところを参照）。

⑷ 両親が子どもの状態の説明に納得されない場合

「あんなに元気そうだし、家でも好きなことならしているし、食事もいつもと変わらないのにどこが病気なのですか」と聞かれることが一番多い。その場合はうつ病の説明を少しする。最初は、人の内面の状態は、外から見ているだけでは判らないものですよと言う。これで、そうですよねと納得されるとよいが、まだ、ご不満そうであれば、次に、「うつの重症度　症状一覧表」（表2-4）を用いた説明を行う。これが一番判りやすいようである。そして、本人の状態を風邪ひきの際の発熱時のしんどさにたとえて説明しご理解を得る。それでも納得されずに「何としても学校にやる」と言われる場合も稀にある。この段階になると親への説明にもかなりの時間を割いている。説明した内容を理解してもらうために読んでもらわなければならないものもあり、診察室を何回か出たり入ったりの状態である。そして、どうしても、納得されない場合は最後の手段として子どもがチェックした「うつ症状チェック」の一部を見せる。「お母さん、お父さん、これは、本人と私の秘密です。しかし、ご理解いただくために、お見せいたしますが、本人には、見たと言わないでくださいね」と念を押して、「これに○をしています」と見せる。これで子どもの内面はよく理解される。

特に死に関する3項目に○をしている場合がある。どれに○を付けていても、「この状態で学校に無理に登校させれば、さらに追い詰めます。それだけは避けたいです」と言うと、即座に、親の顔色が変わり、黙ってしまわれ、ときには目を潤ませ、「判りました、では先生の言うとおりにしてみます」と言われる。

2）これまで得られた情報からでは、診断が曖昧となりやすい場合

⑴ 不安との鑑別

不安があるために、今の経過をたどり、今の症状を呈しているのか、うつがあるために、不安な状態に陥り不安症状を呈しているのか判りにくいときがある。不安－抑うつ状態という診断も独立してあるので、当然のことと思われる。

本人に、あるいは、本人が幼いときは両親に、「不安症状とうつ症状が同じ程度あります」あるいは「不安とうつは、どちらが先に起きたのか判らない、ニワトリと卵のような関係です」と言う。このため、薬を希望されていたときは、「まず、不安をとる薬（抗不安剤）を出します」と言うことにしている。それは、「それで軽減すれば不安が主症状か、不安が先にあったと考えられます。しかし効かないと、うつと思われます。先にうつ病のお薬（抗うつ薬）を出すと、うつ状態にも不安状態にも効くので、両方ともいっぺんに消えてしまい鑑別ができないです。それでは今回はよいが、次回、同様の状態になったときや、後の精神療法を進める際に、判りにくくなる可能性があるためです」と伝えている。

このように説明すると、大体ご理解を得られ、経過を見ることができる。

⑵ 併存障害の存在が疑われる場合

それぞれの併存障害の種類により説明は異なる。

夜尿の場合

子どもの場合には、夜尿とうつ病の2つが併存することが多い。この場合、薬物選択は、三環系を第一選択にするとよい。どちらにも効くしどちらかには効くことが多いからである。両方に効くときにはそれでよい。

発達障害のうち、精神遅滞の場合

なかなか判断が難しい。さらにこれまでの成育歴や生活歴、学校での生活の様子など、資料をそろえる必要がある。学校の通知表（「あゆみ」）が貴重な資料となることもある。精神病理は、主として言語が正常である場合を想定して成り立っている学問である。精神遅滞の場合は、この言語に障害や困難があることがあり判断が難しくなる。このため、本人の客観的な行動や態度、生活状態、学習状態や学業成績に関する資料は、特に貴重である。保育園、幼稚園時代から、小学校、中学校を含め家に残っているすべての資料を持参してもらう必要がある。それらを経時的にその移り変わりを見る。そして両親にさらに質問をする。「この学年で休みがやや多いようですが、何かありましたか、なぜ休んだのですか」とか、「この学年では忘れ物が多いと書かれているが、その前後の学年ではついていない。もともとこの子には、どういう特徴がありましたか。この休みの多い学年では、本当に忘れ物が多かったのですか」などなど。当時の一級資料であるだけに、回想された記憶の信頼性は高いと思われる。

そのような話をしていると両親もエピソードを思い出され「あれがあった、こういうことでした」と言われることが多く、信頼性の高い情報が豊富に集まる。そうすれば大まかな本人の特性を把握することができる。

その他の発達障害の場合

考え方はみな同じである。本人の性格特性、行動特性を十分に聴取する。そのうえで今の状態がそれとはいかに異なっているか、その理由はどのようなことが推定されるかに関して、できるだけ情報を集め、これまでの生活と主訴となった状態との違いを探る。

してはいけないことは、横断的状態像だけで判断することであろうと思われる。横断的に見れば、どんな状態でも、誰にでも見られるものである。今の主訴となった出来事に目を奪われずに、全体を鳥瞰することが大事である。

⑶ 環境からの影響が強いと考えられる場合

うつ状態は、生活環境の影響を受けても、出現しやすい精神症状である。両親の離婚、施設入所、友達との関係によるトラウマ、両親からのプレッシャー、家庭問題、習い事、通学疲労、無理な受験勉強、先生との関係など、環境との絡みも判断する必要がある。これには予診の時点からあらゆる情報を丁寧にとる必要がある。さらに、照会先があれば、そこからの情報も詳しく得る必要も出てくる。子どもに関する社会資源間の連携が重要な理由である。

本人に、現在の家の居心地や、今置かれているその環境での居心地を、丁寧に聞き出すことが、後々の治療にも影響してくる。施設入所の場合は、職員から生活の様子を聞き出す必要がある。家庭生活では、両親のプレッシャーが強いときがある。お稽古事、学習塾など、それらは本人の意思で始めたことであっても、周りが煽っていた結果ではないか、子どもが周りから影響を受けすぎたために始めた結果、過剰負担になっているのではないかなど、子どもが陥りやすい点にも注意して、病歴を聞く必要がある。そして解明への糸口を探る。

⑷ トラウマに伴ううつ状態の場合

子どもは、いじめや嫌がらせや、友達関係との軋轢を、両親に話したがらないことも多い。自分で我慢しようとする傾向があるためである。言えばかえって状況が悪くなると思っていることが多い。たとえ先生に話したときでも、学校側は直接解決をしようとして、当事者達を呼び、「事実を言いなさい、悪いほうが謝りなさい」と言った解決を指向しがちである。それ自体は悪くはないが、実際そのように進めれば、うまくいくかどうかは極めて疑問である。典型的な失敗例は、①いじめ構造が変化していないときに、いじめた側を呼び、注意し、今後、二度としてはいけないというようなことを言う。そのときは、それで収まるが、その後、お前のためによけいに怒られた、チクったとなり、余計にいじめは陰湿化し、強化される。②当事者達を呼び話し合いをさせたが、いじめられていたほうが自己主張に乏しく、話し合いに負け、その結果、それまでのいじめが正当化されるということもある。

トラウマに伴ううつ状態の場合は、2つの状態を直さなければならない。まず、トラウマの話から取り上げるトラウマ治療から始める。そのうえで、「経過を見ながら、楽になるようにしていくよ」と言い、トラウマ治療とうつ状態治療の2つのレールを敷く。

(2) 子どものうつ状態うつ病に対する両親の理解への対応

子どもがうつ状態に陥ると両親から質問をたくさん受ける。そこで、うつ病の子どもを持つ両親のグループセッションを5回から10回に分けて行った。その場ではよくある心配や悩みが出された。ここでは医師への質問を中心に紹介する。

1) うつの理解に関して

Q1　うつの場合、子どものどこが病気ですか？　普通の気分の落ち込みとの違いは何ですか？

症状の持続期間が違う。数か月間持続することが一般的で長い。励ましや元気づけでは改善しない。気分だけでなく、他にも困ること（生活機能障害）が生じている。通常、症状は多彩でいろいろな面に出る（表2-4「うつの重症度　症状一覧表」参照）。個人の内面の問題であるから、外から見ているときには、なかなか判らない。

Q2　不登校は、うつですか？　学業問題はどうすればよいですか？

登校不能状態がすべてうつではない。うつの場合、比較的軽度でも学校へは行きにくい。自分では、最悪時と比べて、8割程度、治っていると感じているときでも、学校へ行けたり、行けなかったりである。友達が誘ってくれないと行けないこともある。些細な言いわけ、例えば、担任が変わったので行けない、体育ができないので行けない、通学路に犬がいるから行けない、と言う。6割程度の改善なら、布団をかぶり、寝ている。あるいはゴロっとしているか、ネット・ゲームばかりしていることが多い。外出もせいぜい本屋やコンビニへ行く程度である。

登校に関しては「学校へは行かないのか、行きたいけど行けないのか、行きたくないのか」と聞かれれば、「行くに行けない」状態である。

学校問題は、高校生の場合、留年・転校となる。1年余分に高校生活を過ごせると思うくらいのつもりで、焦らないことが大事。

高校・大学の進路選択は、今の実力、自分の元の能力、将来のしんどさと、折り合いをつけて決める。無理をするより、ゆとりを持って入学し、そこで力を発揮するほうが望ましい。

学業問題に関しては、ほぼ全員、学業成績は低下する。意欲と集中力が低下するためである。また、うつ思考があるため、自分の実力が頭打ちと思う。しかし、自分でもそれを認めがたいプライドがある。このため、自尊感情も傷がつく。うつであるため、希望のなさ、将来性のなさにもつながる。もうどうでもいいように思うこともある。

方法としては、うつが、ある程度よくなってから勉強の遅れを取り戻す努力も要る。具体的には家庭教師をつける、塾に行くなどの方法である。しかし、うつ状態のために集中力・持続力には限界がある。このようなときには、受身的に聞いているだけでも、成績低下はある程度避けられる。特に中学生では受験のハンディが大きいので、何がしかの工夫が要る。うつ状態が長期化ないし慢性化してきたときには、短い時間（5分程度）で、大事なところだけを説明してやると、聞いたという印象だけは残るので、うつ状態がよくなって、再度勉強をし出すときの助けになる。ただし、できる状態かどうかは、本人の状態をよく見ての判断が要る。

Q3　言葉が出せず（話せない）状態ですが、携帯・メールのやり取りだけでもよいでしょうか？

直接会話すること（生のやり取り）は緊張・ストレスが大きい。携帯なら、自分の気分のよいときに、自分の頭で考えられる範囲で返事ができるので負担が少なく、気分が楽に感じる。他人とのコミュニケーションがとれるだけよいと思うこと。

Q4　SC（スクールカウンセラー）の指導は、受けるべきでしょうか？

軽度で、通学ができていても、対人関係、学業、先生との関係で、聞いてもらいたいこと、話したいことがある。SCのカウンセリングは必要ではないか。通学できないときには、本人にとっては、会話すら苦痛なときもある。そのような見極めは要るが、本人にカウンセリングを受けたいか、希望を聞くのが一番判りやすい。

Q5　双極性のうつと、単極性うつとの違いは、どこですか？

双極性障害のうつの特徴としては、すぐに荒れる、怒りっぽい。ころころ機嫌が変わる、日内変動が強い。どこか楽しげな部分がある。病前性格が違う（明るい・活発・活動的）。活動しすぎる傾向がある。うつと躁が混じっている両面がある混合状態もある。

単極性のうつの特徴としては不安があるか、強い。大きな波や変動があまりなく、そういう意味でメリハリがない。また、冗談がないか、乏しいなどがある。

Q6　何かきっかけがあってうつになるのですか？　それとも元々うつがあり、たまたまきっかけとなるような出来事があるのですか？

きっかけとうつの関係を明らかにすることが難しいときも多い。きっかけと見えているだけで、実際はうつによることもある。不安とうつは、生活体験の中で、相互に強化するような関係という説もある。例えば、不安があると、過敏な状態であるため、うつを体験するような出来事に遭遇しやすい。だから認知行動療法（CBT）が有効でもある。

ではそれは、どうすれば判るか。これまでの、長い経過を見る（グラフィングをするとよい）。それを見て、その子らしい反応かどうかを考える（Q5も参照して、同時に考える）。

Q7　同じことをするにも、勉強などの『しなければならないこと』ネバナラナイことをするのと、好きなことをするのとでは、意味・動機・ストレス・気分・判断・したあとの考え方が違うのですか？

違う。①考えなければならないことは、思考が渋滞していてできない。②誰かを相手にするときには、対人関係の気遣いが要る。③集団・社会場面では、規則を守らなければならないし、気楽さがなく、自由度が少ない。だから同じことをしていても、その動機により、つらさやしんどさが異なる。

Q8 数人のグループ活動は、うつの場合、役に立つのですか？　それとも役に立たないのですか？

軽度のうつでは、相互刺激になるのでよい。また、登校刺激にもなる。スタッフがいれば、理解され、交流のための居心地のよい環境にもなる。対人関係の過敏なときは、ウォーミングアップが必要となるし、何といっても、孤立防止になる。しかし、中等度以上のうつ状態では、その場面に参加すること自体が本人にとっては苦しいので、時期早尚である。無理に参加をすると、疲れやすくなるとか、友達の些細な一言に悩むとか、気持ちが爆発してしまいトラブルとなるとかに陥りやすい。そうすると、余計にうつが強くなったように見える。

Q9 子どもは「元の状態に戻りたい」と言ってるほうがよいのでしょうか？それとも「元の状態に戻りたくない」と言ってるほうがよいのでしょうか？

元気な元に戻ることのほうがよい。戻りたくないと思っているときは、まだよくない状態にとどまっているからで、将来が見えない、考えられないときと考える。

Q10 気分転換はどの程度させるとよいですか？

疲れない程度がよい。かなりフットワークがよくなり、動けるようになっても、20分から1～2時間（映画1本程度）がよい。旅行は避ける。なぜなら、理由は旅行自体が身体的・精神的な疲れの原因になるからである。親のほうから連れ出してはいけない。本人が行きたいと言えば、連れて出る程度がよい。気分転換にも、それを実行するエネルギーが必要なので、せっかく貯めたエネルギーを使ってしまっては、元に戻るエネルギーが貯まらない。

Q11 怠けているのか病気なのか判らないことがありますが……。

精神医学には、「怠ける」という概念はない。怠けるとは、社会的な評価を表す言葉である。病状が悪いからできないだけ。それを周りが、怠けと評価しているので正しくない。当人は「怠けはこころの休憩」と思っている。

Q12 子どもに、自分は病気かと聞かれたら、どう答えたらよいのか判りません。どう答えるのがよいですか？

いつもと違う状態は、病気と思えばよい。だから、その通り病気であると答える。風邪をひくと熱が出るのと一緒である。うつ状態は、風邪ひき同様発病しても熱が出ないだけで、それ以外の症状としては、しんどさや、できなさや、つらさは同じ。だから「いずれ治る」と伝えることが大事。「だから今は、ゆっくり養生し、治療することが大事」であることを、当人にも納得してもらうこと。

Q13 好き放題にさせておくことはよいことなのですか？　ネット三昧ですが……。

「毎日が日曜日」の感覚がよい。Everyday's Sunday syndromeと思うこと。カウチポテトのような過ごし方が、一番上手な過ごし方と言える。好き放題しているというよりは、それ以外の過ごし方ができないだけ。

Q14 機嫌がころころと変わりますが、どう考えるとよいですか？　また、どう対処すればよいのですか？

気分の不安定性も、主症状の1つである。いずれの症状も一時的であり、一連の病状の部分症状である。うつ症状の範囲内の出来事で、想定の範囲内と受け止める。ジェットコースターと同じで、いつまでも下り続けないし、登り続けないと思うとよい。同じように、いつまでも同じ調子は続かない。いずれ終わりが来るので、それまで我慢して乗り切る。治療や対応とはそれを支えることである。

Q15 うつになると、幼いとき我慢していたことが出てくるのですか？

かつて同じ気分だった頃の回想はしやすくなる。今現在、我慢しているか、苦しいのであれば、幼いときの我慢状況や苦しいときを思い出しやすい。それがトラウマとなっているときは、フラッシュバックするので気をつけなければならない。程度により、専門的治療が必要となる。逆に、うつのときに、楽しいときのことを思い出せと言っても出てきにくい。昼間の太陽に、闇の暗さが判らないのと同じ。

Q16 やはり対人関係が敏感になっています。相手を嫌う・自分のことを言われていると言いますが、どうすればよいですか？

基本的には、不安も強いので、対人関係（言った、言われた）に敏感である。中・高校生の対人関係特徴（友達が大事で一番と思う）も重なり、この種のエピソードはよく語られる。外出時には、周りから自分は見られているのではないかという注察念慮も強い。それで余計に外に出られない。だから、無理に人との交流をしないで回避的に過ごすほうがよい。安定した生活環境の中で過ごし乗り切るとよい。

Q17 うつでパニック（混乱状態）になりますか？

パニックになることもある。精神的にゆとりのない状態であり、人の話を受け入れる余地がない。親の言ったことを拒否する（受け入れられない）のは、うつ状態時の防衛機制と考えられる。だから、強く言ったりするとよくない。余計に、うつを悪化させる。また理解してくれない親という印象が強くなり、親子関係も損なうことになる。

2）親の態度が絡むもの

Q1　甘えるのもうつですか？　甘えるのは愛情不足ですか？　甘えさせるべきでしょうか？

甘えることにより、退行し、安心を得る。日頃の愛情不足とは関係なく、その子の、親を媒介とした防衛機制と思われる。したがって、甘えさせるとよい。

Q2　甘える子と甘えさせる親という関係は、持続することにはならないですか？

一時的な退行で、持続しない（元に戻る）。ただし、ときに親が受け入れられないほどの内容もある（例：オッパイ触らせて、キスしたい、風呂に一緒に入りたいなど）。このようなときは、添い寝をするなどで、満足を与える。直接子どもの欲求にすべて答えなくてもよい。つまり、ちょっとごまかすところがあってもよい。

Q3　細かい注意・ガミガミ叱るなどは本当に要らないのですか？

感情表出（いちいちと何かと小言を言うこと）は、かえって状態を悪化させる。風邪をひいて、熱のあるときに、そんなにガミガミ言う親もいない。それと同様に、風邪ひきのときの発熱時のしんどさの程度を示した一覧表を参考に、子どものしんどさを類推してもらうとよい（表 2-4「うつの重症度　症状一覧表」参照）。つまり、病気扱いすることが、一番判りやすくて、正しい。うつ状態のときは、親の仕事は、躾ではなく、看病である。

Q4　子どもの状態に、親のほうが左右されてしまいます。うつになると親もうつになる場合は、どうすればよいのでしょうか？

親と子どもは、相互関係が強い。理由としては次の４つがある。①親が元々漠然とした不安を持っていることがあり、その不安を増強させる。②子どものうつ病を、親が受け入れられない。つまり親にとってのストレスとなる。子どもがうつ以外の併存症状があると、さらに受け入れがたいものとなる。③親が子どもにプレッシャーをかけているときがある。自分の夢や希望を子どもに実現させようとする。それが期待はずれになるので、親に焦りが強くなる。子どもにさらにプレッシャーをかけたいが、専門家からは、やめるように言われるので、さらにつらい。④親がうつ病や不安が強いと、子どももうつになりやすい。その子どものうつが親のうつを悪化させるという悪循環に陥る。

だから、親の治療が、先に必要となることがある（受診した子ども全体の少なくとも 1/4 ほどに、このいずれかの状態が見られる）。

Q5　物を欲しがったときには、どうするのがよいのですか？

感情的には甘えを受け入れるのはよいが、経済的には子どもの欲求が現実離れしていることがある。そのような場合は「買ってよいのかどうか、医者に相談しないと判らない」と言う（親は今まで自分で決めてきたという親のプライドがあって、ついつい、結論をその場で出して答えてしまう。これは、うまくいかないことが多い）。方法としては、①ものとは違う、別の形の満足を考える。一緒に過ごす、話を聞くなどがよい。②なぜそれを欲しがるのかを聞いていく方向で、本人理解につなげるとよい。

強い場合には、その他の病理が潜んでいることがあるので、精神科医に相談すること。

Q6　きょうだいをからかう、ちょっかいを出す、犬をいじめるなどの行動はどうすればよいのでしょうか？

イライラ感や怒りが強いことがあるが、これも症状の一部である。きょうだいを守り、犬も守る。つまり、当人に部屋を与えるなど、子どもが 1 人でもいやすいようにする。あまり強いと、現実生活と距離を置く回避行動、例えば、入院をすることも、方法の 1 つとなる。

Q7 子どもの話が、ころころと変わりますが、どう付き合えばよいのですか？　友達・進路・将来のことなど。いろいろ計画し、要求してきます。

親は、子どもの質問や言動に、直接コメントしようとする。しかし、子どもはそういったコメントを欲しいために話をしているのかどうかを考える。自分の考えたことや思ったことをただ言ってるだけ（独り言のようなもの）、または、親に話を聞いて欲しいだけのときもある。

うつ病のときは躾のときではないので、病人を看病するときの姿勢で対処するとよい。子どもがいろいろ言うのは、考えられるようになってきた証拠でもある。しかし、実行能力はなく、独り言を言っている状況であると思うこと。現実吟味力はない状態での発言と受け止め、起きて夢を見ているようなものと考える（その子の思考のプロセスを知ることができていると思い、黙って聞いておく）。

Q8 アルバイトはよいのですか？

よい。ただし、それ自体が目的ではない。別の体験を通して、自分の現在の症状を知るための程度にするのがよい。そのために「したい」と言い出したと考える。勉強をするより、アルバイトのほうが自分の今できることと思うから、「したい」と言ったと考える。

Q9 学校へ行けない自分が悪い、罪悪感があると言いますが、どう返事をすればよいですか？

風邪をひいたときに、学校へ行かないからといって、そんなに自責的な気持ちになるかを本人に問う。すると否定する。このように言うのは、うつ的な考えに陥っているからである。うつ病時の思考特性であるので、道徳観が上がっているためではない。

Q10 チョットした嫌なことで、学校から帰ってくるが、どうすればよいですか？　励ます・なだめる・甘やかす・叱る・頑張らす・理由を聞く・文句を言う、のどれがよいですか？

親から先に話すのではなく、子どもに先に、どのような気分の状態かを聞いてやり、それから対応を考える。先に対応法があるのではない。子どもの状態次第で対応は変わるもの。例えば、まだ状態がよくないが、かなり無理をして行ったときには「よく頑張って行けた。でも、無理は禁物だから、自分で状態を判断して途中で帰ってこれたのはよかった」と言えばよい。かなり改善しているときには、嫌な理由を聞いてやる。それが嫌いな給食が出たときに帰ってきたのであれば「無理に食べて、もどしても余計に嫌な思いをするので、よい判断だった。調子がよさそうなら、明日はまた頑張っていこうね」と言えばよい。

Q11 昼夜逆転は、早く直させるべきでしょうか？

いいえ。睡眠障害かもしれないので診察で詳しく言うとよい。しかし通常はいずれ元に戻る。問題なのは起きているとき何をしているかである。その内容のほうが、回復の度合いを正しく反映している。例えば、だらだらとしてテレビをつけっぱなしで見ているだけなのか、好きな趣味のことをしているのかでは、集中力に違いがある。

Q12 受診しないときは、どのようにして受診を勧めるとよいですか？

受診できないときもある。「代わりに行ってくるが、何か伝えて欲しいことはないか」と聞く。親は子どもをしつけるのではなく、子どものサポーターとなること。いつもの親意識は捨てる。

Q13 ゲームはどれくらいまでなら、やらせてよいのですか？

基本的には飽きるまでしていてもよい。しかし時間や精神状態を考え判断する。姿勢が悪く食事も自室に持って行き食べながらゲームをし続けるなら、休憩が必要となる。ゲームは飽きるものなので、それまで待つ。まだ飽きないというときには、精神的な発達がその時点から抜け出せないか止まっているので、待つことになる。ゲームに代わる気分転換ができることがあると、それを子どもと一緒にすることは望ましい。

Q14 一見、活発なのに、しなければならないことができないときはどうすればよいですか？

よい意味での活発さではない。その活発さは、から元気で行動だけが活発に見えているのかもしれない。つまり躁的防衛かもしれない。しなければならないことは、別次元の課題と考える。子どものしなければならないことは、大人の労働と同じである。気持ちのゆとりと行動力に余力がないとできない。

3）クスリ関係

Q1 眠りすぎるようです。薬をやめるほうがよいですか？

睡眠時間による。12 ～ 15 時間を超す、ないしは食事をすると眠くなる状態なら減量が必要だろう。それまでは、減量すると、悪化することもある。過眠は回復期に多く、治りつつある時期の場合である。過眠でうつ状態が悪くなることはない。あまり気にしないほうがよいが、主治医に相談すること。

Q2 治ってからも、薬は飲み続ける必要がありますか？

よい状態が 1 か月以上続いているなら少しずつの減量を考慮する。うつ症状や不安がまだ残っているなら、あわてて減らさない。また環境が変わる時期にも減量はしないほうがよい。双極性の場合は、予防効果のある薬物への変更投与を開始する時期でもある。

Q3　子どもが薬を飲み忘れます。任せているのにきっちり飲まないのですが……。

薬の管理は、子ども（中学生はもちろん、高校生でも）には難しく、親の仕事と思うこと。過量服薬のリスクもある、副作用の様子を見るためにも親がしっかり準備をしてやる。回数が多くて１日の中でいずれかの分を忘れるようであれば、医師に服薬回数を減らす相談をするとよい。

4）心理・社会・教育に関すること

Q1　自己の内面への気づきをいつから、どのように教えるべきですか？

現在の自分の症状把握が先である。つまり、“今”の気分や考え方の状態がどのような状態であるかを感じることができることが必要で、これが判るようになると自然と内面への気づきが進んでいく。症状の感じ方は、やはり繰り返し症状を聞いてやることが一番判りやすいように思われる。うつの重症度　症状一覧表（段階表）を用いて会話をするのも、判りやすくする１つの方法である。

Q2　自分で症状に気づいたら、それを他の人（医師・両親・学校の先生）に、伝えるという習慣・文化・価値観を、どのようにして作ればよいのですか？

いきなり大層な記録や内容を描くのは大変なので、少しずつ作るようにする。メモ、日記を付けるとよい。そして診察時にそれを持参する習慣を作る。２～３回に１回は、グラフィングした用紙を持ってきてもらうとさらによい。

Q3 日内変動とはどのような状態ですか？

様々な状態がある。一番多いのは、朝は調子が悪いが、昼からは気分が比較的楽というパターンである。躁とうつの症状が混合したり、交代で出てくることもある（例えば、朝、「死にたい」気持ちが出て、昼には倦怠感があり、不安、リストカットがしたくなる。夕方は落ち着いているが、寂しい。不安になりリストカットしたくなる。夜はそわそわする。ときに歌を歌いたくなるなど、1日のうちでも時間によって症状が変化すること）。

日内ではないが、気分が安定せず1日ごとに変動が見られることもある。それを天候の記録のように雨、曇り、晴れ、雷などのマークで付ける（表2-5「気持ちのお天気表」参照）と、一定せず本当の天気の記録のようになる。しかしそうすることによって自分の状態を客観的に見ることができ、内面の把握につながり落ち着きを助けることになる。

臨床の特徴

(1) 全症例に対する気分障害の占める割合

2002年4月より2010年3月末までの8年間に、勤務先の独立行政法人国立病院機構榊原病院で診た20歳以下の患者は419人であった。別にサテライトクリニックでも、全く同じ規模で外来を行っていたので、これは筆者がこの8年間で経験した新患のほぼ半数となる。

この419例の初診時から3か月以内の時点でのICD-10診断とその年齢分布を示す（表2-8）。このうち、主診断が気分障害であった例は113例（27%）であった。その年齢分布は、6～10歳が7例（6%）、11～15歳が40例（35%）、16～19歳が66例（58%）であった。

副診断を有する例は419例中215例であったが、そのうち主診断は気分障害ではないが副診断が気分障害であった例は36例（9%）であった。その年齢分布は、6～10歳が5例（14%）、11～15歳が23例（64%）、16～19歳が8例（22%）であった。つまり合計すると全症例のうち、気分障害を有した割合は、149例（36%）であった（表2-10）。

主診断が気分障害の113例においては副診断は42例（36%）にあり、この内訳は不安障害（F4）が20例（18%）、人格および行動の障害（F6＊）が6例（5%）、健康状態、保健サービス（Z）が6例（5%）などであった（表2-9）。

副診断が気分障害である36例の主診断は、不安障害（F4）が17例（50%）、統合失調圏（F2）が6例（17%）、小児期発症の行動および情緒の障害（F9）が6例（17%）の構成であった（表2-11）。

つまりは臨床例の36%がうつ病ないしうつ病を有する状態であった。またその年齢は主として10代の後半であった。うつ病の併存障害は不安障害が20例（18%）であった。一方、不安障害88例に併存障害が見られる場合はうつ病が17例（19%）であった。うつ病と不安は併存することが多い。

表 2-8　全症例 419 例の年齢と主診断

	全症例	0～5 歳	6～10 歳	11～15 歳	16～19 歳
F1	0	0	0	0	0
F2	25	0	1	9	15
F3	**113**	0	7	40	66
F4	88	5	19	49	15
F5	8	0	0	4	4
F6	10	0	1	4	5
F7	13	5	3	3	2
F8	76	35	16	14	11
F9	69	17	34	14	4
G	6	0	2	2	2
Z	11	1	1	8	1
	419	63	84	147	125

F1：精神作用物質による精神および行動の障害。F2：統合失調症、統合失調型障害および妄想性障害。F3：気分〈勘定〉障害。F4：神経症性障害、ストレス関連障害および身体表現性障害。F5：生理的障害および身体的要因に関連した行動症候群。F6：成人のパーソナリティ障害および行動の障害。F7：精神遅滞（知的障害）。F8：心理的発達の障害。F9：小児期および青年期に通常発症する行動および情緒の障害。G：神経系の疾患。Z：健康状態に影響を及ぼす要因および保健サービスの利用。

表 2-9　気分障害以外の副診断　113 例中

	全症例	6～10 歳	11～15 歳	16～19 歳
F1	0	0	0	0
F2	1	0	0	1
F3	0	0	0	0
F4	20	2	14	4
F5	1	0	0	1
F6	6	0	2	4
F7	3	0	2	1
F8	0	0	0	0
F9	2	2	0	0
Z	6	0	4	2
その他	3	0	3	0
	42	4	25	13

41 例、重複 1 例あり　気分障害

主診断 113 ＋副診断 36 ＝ 149（35.60％）

表 2-10　副診断が見られた例

	全症例	0～5歳	6～10歳	11～15歳	16～19歳
F1	0	0	0	0	0
F2	2	0	0	1	1
F3	**36**	0	5	23	8
F4	39	2	8	20	9
F5	3	1	0	0	2
F6	13	1	0	5	7
F7	30	9	7	10	4
F8	24	11	8	4	1
F9	34	10	11	9	4
G	1	0	0	1	0
Z	29	4	3	16	6
その他	4	0	2	2	0
	215	38	44	91	42

表 2-11　副診断が気分障害である36例の主診断

	全症例	0～5歳	6～10歳	11～15歳	16～19歳
F1	0	0	0	0	0
F2	6	0	0	2	4
F3	0	0	0	0	0
F4	17	0	0	13	4
F5	1	0	0	1	0
F6	1	0	1	0	0
F7	1	0	0	1	0
F8	2	0	0	1	1
F9	6	0	3	3	0
G	0	0	0	0	0
Z	2	1	0	1	0
その他	0	0	0	0	0
	36	1	4	22	9

これまでの報告ではうつ病のおよそ 25 〜 50%に不安障害が併存し、不安障害のおよそ 10 〜 15%にうつ病が併存する（Axelson 2001）。閾値以下の症例の扱いにより比率は変わると思われるので、これまでの海外の報告とそう大きな違いはなさそうである。

気分障害 113 例の単極性と双極性の内訳は、うつ病相のみが 64 例（57%）、双極性障害が 49 人（43%）であった。これも、最近の報告は双極性障害が約半数近いことを考えると、そう大きな違いや偏りはなさそうである。

(2) 気分障害の閾値下診断とその意味

精神障害における閾値下診断の意味は、閾値下診断例であっても臨床的には学校生活（登校不能、学業成績の低下、友達や先生との関係、クラブ活動など）、家庭生活（家庭内暴力、親子関係、きょうだい関係など）、友達関係などの対人関係（遊びや友達づき合いなど）、社会生活（習い事、近所での問題行動、アルコール・薬物使用、家出など）において機能障害をきたしていること、閾値下診断例は将来の診断基準を満たすその障害や他の精神障害となることのために、臨床上は等閑視できないところにある。このためこの 20 年ほど大きな関心が払われている。医学的なこの状態の基準や状態をまず示す。

次いで、これを学校現場で生徒の 1 年間の様子を基に、メンタルヘルスの状態を調べたところ、150 人中 44 人の生徒（29%）に、実際の様子やメンタルヘルス指標での変化が見られた。生徒理解には、気分障害だけではないが、診断閾値以下の軽度の状態に配慮することが大事と思われたので、少し触れる。

1) 精神医学的な診断基準から

実際の診断過程においては診断基準に従うと気分障害の症状はあるが、うつ病の診断基準を満たさない場合がある。うつ病の場合、以下の理由が考えられる。

1. それは気分変調症の精神症状かもしれない。つまり、軽症または中等症の反復性うつ病性障害を満たさない程度の慢性的抑うつ気分があることは、よく見られる。しかし、気分変調症の診断を下すには、持続期間の点で、子どもの場合数か月続くことの確認が困難で、診断がつきかねる（ちなみに、成人の場合はさらに数年間、ときには終生続くとされている。DSM-Ⅳでは成人では2年間、小児では1年間持続することが気分変調症の診断基準とされているため）。

参考　ICD-10による軽症うつ病、中等症うつ病の診断基準

軽症うつ病エピソードの診断基準

最も典型的な症状が少なくとも2つ、他の一般的な症状が少なくとも2つ存在すること。かついかなる症状も著しくてはいけない。期間は最短でも約2週間続いていること、である。

中等症うつ病エピソードの診断基準

最も典型的な症状が少なくとも2つ、他の一般的な症状が少なくとも3つ（4つが望ましい）存在すること。かついくつかの症状は、著しい程度にまでなる、もしくは全体的で広汎な症状があること。期間は最短でも約2週間続いていることである。

中等症うつ病エピソードの患者は、通常、社会的、職業的、家庭的な活動を続けていくのがかなり困難になる。つまり、子どもであれば、学校に行けなくなる、友達と遊びたくなくなる、といったことが生じてくる。

最も典型的な症状

(1) 抑うつ気分
(2) 興味と喜びの喪失
(3) 易疲労性

他の一般的な症状

(a) 集中力と注意力の減退
(b) 自己評価と自信の低下
(c) 罪責感と無価値観
(d) 将来に対する希望のない悲観的な見方
(e) 自傷あるいは自殺の観念や行為
(f) 睡眠障害
(g) 食欲不振

2．うつ症状は軽いが見られる、しかも不安もあるが強くはない。混合性不安抑うつ障害と思われるが、自律神経症状（振顫、動悸、口渇、胃の激しい動きなど）の症状が明確には、あるとは言いがたい場合、診断がつきかねる。

3．学校生活において、友達関係でトラブルというほどでもないが、「嫌なことを言われた、消しゴムを盗られた、カバンを持たされた」といった嫌がらせのようなエピソードがあるが、精神症状としては明らかに特定の症状が認められるとは言えない。トラウマの条件である、ほとんど誰にでも大きな苦悩を引き起こすようなストレスと言えるほどの出来事とは言えない場合がある。診断基準からは心的外傷後ストレス障害とは言えないが、嫌なことを繰り返し思い出す、その友達に近づきたがらないといった症状はある。不安も認められるが、状況による限定的な症状と言える。うつ症状は、ある場合もあるが、ないとしか言えない場合もある状態がある。

このような例が臨床例として受診する。診断を基準通りにぴったりと付けることができない場合で、しかも臨床的には登校不能となり学校生活への適応という面から見れば機能障害を生じている場合が多い。

4．躁病の場合も同様なことが言える。

①気分の高揚や出来事に対しての反応性が高まって興奮することはあるが、持続期間が１～２日以内と短い場合は、程度としては軽躁エピソードないしは躁病エピソードの診断が可能であるが、持続期間において基準を満たさないときがある。

②気分の高揚としては軽度であるが持続期間が長く、本人の行動性格特性との判断がつきかねるほどの状態であるとき。ICD-10による気分循環症（F34.0）の診断には循環しているほどの変動がないことから診断しかねるときがある。

③以上の①②の状態のためにCD-10による他の気分（感情）障害F34.8が残されているものと思われるが、これまでの「神経症性」と呼ば

れていたある型のものが含まれるとの規定が曖昧なので使いにくい。

5．こういった事情のために最後に、持続性気分（感情）障害、特定不能のもの F34.9 が残されていると思われるが、残遺分類に含めることに抵抗があるし、それが正しいのかどうか判らないときがある。

このような理由で閾値下診断が診断されることになる。

2）これまでの閾値下診断研究

これまでの閾値下診断研究では次のようなことが指摘されている。

1．小児科臨床においては、7 ～ 11 歳の子どもの健康維持クリニック受診者連続 789 例では 22％が 2 つ以下の DSM - Ⅳ基準による精神障害を有しており、42％が DSM - Ⅳの診断基準は満たさないが、プライマリケア診断基準（DSM-PC）を満たしていた。これは精神科受診例 134 例では各々 65％、34％であった。小児科受診例のうち、ほとんどの DSM-PC 診断例と DSM - Ⅳ診断例は崩壊性の行動障害と有意に関連していた。小児科受診例と言えども 5 人に 1 人は診断基準を満たす精神障害であるし、診断基準を満たさなくとも行動上の問題がある場合には早期の介入が要る（Costello et al. 1992）。

2．うつ病リスクに関しては、これまでにうつ病の既往のある 185 人の青年の母親と、ない 55 人の母親に、子どものこれまでの診断閾値以下の不安症状、外在化行動、物質使用といった一過性のうつ関連併存障害の影響を 12 歳の調査時とその後 6 年間毎年の診断調査を行った。その結果、外在化症状があれば、その後診断基準を満たすうつ病になる割合は 2 倍高い。母親がうつ病の既往がある場合はない場合と比べ 12 倍診断閾値以上と以下のうつ病になる割合が高く、11 倍診断閾値以上と以下の外在化症状になる割合が高く、4 倍診断閾値以上と以下の不安障害になる割合が高かった。性差を見ると、女児が診断閾値以上と以下の不安障害になる割合は男児の 2 倍で、男児が診断閾値以上と以下の外在化症状を示す割合は女児の 2 倍であった。性差と併存障害との関係では、女児においてはこれまでの不安の有無にかかわらず、うつ病になる割合は高かった。男児においては閾値以下の不安症状は、ない場合と比べ閾値以下のうつ病になる割合が 1.5 倍高かった。女児においては物質使用の既往は、ない場合と比べて閾値以下のうつ病になる割合が 3 倍高かった。このことから青年期の臨床上の症状は診断基準に達しなくとも男女別々に将来のリスクを配慮した介入が必要となるとしている（Gallerani et al. 2010）。

3．青年期の診断閾値以下のうつ病の予後を調べた研究ではⅠ 1「最近の事情」（(6) 17 頁）で示したように、診断閾値以下のうつ病は診断閾値以上のうつ病と同じく予後が悪い（Fergusson et al. 2005）。そのリスク要因はうつ症状の重症度、身体症状や身体的状態、自殺念慮、不安障害、うつの遺伝負因の 5 つで、このうちの 3 つ以上があると 90％うつ病に至るとされている（Klein et al. 2009）。

4．382 人の 15 年間にわたる青年期うつ病の長期予後研究では、調査開始時の状態をうつ病なし群（155 例）、うつ病長期持続群（91 例）、うつ病エピソードのみ群（63 例）、気分変調症（40 例）、診断閾値以下の症状群（40 例）に分けた。予後はうつ病長期持続群と気分変調症が悪く、うつ病エピソードのみ群は中間で、うつ病なし群と診断閾値以下の症状群が最もよかった。うつ病長期持続群は成人期においては、うつ病エピソードのみ群と比べ、より不安障害、その他の精神障害、自殺企図、治療中、成人期の反復性うつ病で治療中が多かった。青年期のうつ病長期持続型は成人期での予後予測が悪いので、早期介入が重要としている（Jonson et al. 2010）。

5．低経済階層にある 7 ～ 17 歳の 273 人の家族クリニックに通院する両親に診断と治療歴を聞いたところ、うつ病が 9％、診断閾値以下のうつ病が 23％であった。最近の治療を受けている割合はそれぞれ 50％、31％

であった。これらの両親は何らかのサポートを受けたいと思い、治療が必要な障害があることを認め、子どもの問題を訴えていた。両親が診断基準を満たすうつ病でなくとも、両親と子どもに対するサポートが必要であるとしている（Vidair et al. 2011）。

6．躁病においてもリスクは研究されている。就学前児においては、双極性障害の両親83人の子ども121人と、双極性障害のない両親63人の子ども102人を比べた場合、4歳以上の児ではADHD症状を示す割合が、双極性障害を示す両親の子のほうが、8倍高かった。2つ以上の精神障害を示す割合も高かった。3人の子どもは気分障害を示したが、この場合、両親がさらにADHDと反抗挑戦性障害を併存していた（Birmaher et al. 2010）。またADHDの子どもはうつ病を併存する割合が高いが、さらに双極性障害に転じるかどうかを調べた研究では、調査開始時うつ病がありADHDである105人とうつ病があるがADHDのない50人の7年間の予後を調べたところ、ADHDがあれば29人が、ないと3人が診断閾値以上と以下の双極性障害に至っていた。このように至る要因としては素行障害が併存していること、学校での問題行動のあること、両親が気分障害を有していることの3つがあげられている（Biederman et al. 2009）。

つまり、診断基準を満たそうが満たすまいが、臨床的対応は診断基準を満たした場合と同様、必要となる。そうしないと日常生活の中でさらに機能障害が悪化することが考えられるためである。したがって診断基準に満たないからといって治療の対象にならないわけではなく、また軽んずべからずで、診断閾値以下の状態に対しても配慮を行うことが必要と考えている。

3）我々の学校での取り組みから

三重県下のある中学校で生徒の1年間の様子を基に、メンタルヘルスの状態を調べたところ、150人中50人の生徒（33％）に、実際の様子やメンタルヘルス指標での変化が見られた。

まず学年当初のメンタルヘルスアンケートと担任の情報・観察から、生徒の気になる問題として学校での行動、学業、家庭、個人病理、性格特性の面で50人があげられた（表2-12：1回目）。このうち、個人病理では24人（16%）にうつ病をはじめ、表のような閾値下診断が疑われた（表2-13）。

またそのときの学校生活指標であるQU検査と、自尊感情検査の指標は、他の生徒に比べて、低かった。ところが、6か月後に行った同様の調査では、50人中の22人が、それらの健康度を回復していた（表2-14）。一方、健康と思われた100人のうち、新たに22人が問題あり、やや問題ありとなった（表2-12：2回目）。

これらの結果を1回目、2回目とも先生が気にならないとされ、健康度の指標に問題のなかった生徒を「問題なし群」、先生が気になる生徒として取り上げたが、2回目の会議では気にならないとされた「改善群」、1回目の指標がよく先生も気になる生徒として取り上げなかったが、2回目では気になる生徒として取り上げられた「悪化群」、1回目2回目ともに先生の気になる生徒として取り上げられた生徒を「問題持続群」の4群に分けて、2種のQUテスト（承認得点と被侵害得点）、および自尊感情テスト（SEテスト）の推移を見た。

その結果、「問題なし群」は、QUテスト、SEテストの結果が高い。つまり健康度指標がよかった。「改善群」は1回目ではQUテストの2つ、SEテスト共に低いが、2回目で改善が見られる。2回目での「悪化群」は2つのQUテストの低下、SEテストの低下が著しい。「問題持続群」は、2つのQUテスト、SEテスト共に、1回目、2回目とも最も低い。したがってこの2つの指標は、先生が気になる生徒の内面の「悪さ」を示している。

結論として、生徒の精神状態は、かなり動揺する。この不安定さが様々な生徒間トラブルや家族との軋轢や学業に影響する。生徒理解には、あらゆる精神障害の診断閾値以下の軽度の状態に配慮することが大事と思われた（長尾2012）。

表2-12　「気になる生徒」が抱える問題

1回目

	学校での行動	学 業	家 庭	個人病理	性格特性
問題あり	11	14	10	24	11
やや問題あり	16	1	7	2	10
問題なし	23	35	33	24	29

2回目

	学校での行動	学 業	家 庭	個人病理	性格特性
問題あり	14	9	10	19	6
やや問題あり	22	2	13	4	13
問題なし	14	30	16	14	27

表 2-13　個人病理の疑われる精神疾患（診断閾値下のものも含む）

ICD-10 で疑われる疾患	人 数	(%)
うつ・診断閾値下の抑うつ	7	4.7
注意欠如多動性障害（ADHD）	3	2.0
広汎性発達障害（PDD）	2	1.7
PTSD	2	1.3
素行障害	2	1.3
不安障害	2	1.3
解離障害	1	0.7
運動機能の特異的発達障害	1	0.7
不明	4	2.7
合 計	24	

1学年 150 人中 24 人（16%）、%：1学年全体に占める割合

表 2-14　QU テスト（承認、被侵害）、SE テストの各群間比較と 1、2 回目比較（t テスト結果）

		QU テスト 承認				QU テスト 被侵害				SE テスト			
	N=	1回目	G	2回目	T	1回目	G	2回目	T	1回目	G	2回目	T
問題なし群	71	35.9		34.4	*	17.1		18.7	**	30		25.5	**
改善群	22	31.4	*	31.4		23	*	24.9		21.9	*	24	
悪化群	22	34.2		28.7	*	18.6		25.4	*	23.9	**	20.3	
問題持続群	28	27.1	*	29.3		27	*	28.2		18	*	19.2	

* P<.05　** .05 ＜ P ＜ .1　G列：問題なし群との差　T列：1回目と2回目の差

(3) うつ病に見られる合併併存障害

1) 登校不能状態（不登校）と気分障害の関係

不登校問題はわが国の学校メンタルヘルスの大きな課題であり、文部科学省の定める長期欠席者（年間30日以上）は、小学校、中学校を合わせると年間約12万人（病気・経済的・その他の理由を除く）である。これらの原因は様々な要因の重なり合わさったものと言われている。

ここでは、この8年間に登校不能状態を主訴として受診した子どもの臨床を検討する。

対　象

8年間の20歳以下の受診例419例のうち、登校不能を主訴ないしは主訴の1つとして受診した例は146例であった。

方　法

これらの例の診断には通常の診断面接に加え、うつ症状に関しては先のうつ症状チェック表（表2-1）を、躁症状に関しては躁状態のチェック表（躁状態の診断法に既述：表2-6、2-7)、不安症状に関してはSTAIを、PTSDに関してはIES-Rと自分で作成して使っているトラウマチェック表（表2-18、2-19）を、統合失調症状にはシュナイダーの一級症状を含む陽性症状（表2-20）を、全体像の評価にはCoopersmithの50項目チェック表を、それぞれ用いている。ここでは主にうつエピソード症状、不安障害、PTSDを中心に検討した。

面接診断の結果、症状の特徴としてはうつ症状、不安症状、トラウマ症状の3症状については、多くの子どもで存在する可能性が高かった。しかし、それがICD-10による気分障害（うつ病エピソード)、不安障害、PTSDの診断基準には達しないことも多かった。そこで、この3症状については、診断基準を満たす場合A、診断基準を満たさないが症状としては存在する場合B、症状は認められない場合Cの3段階に分けてチェックした。

結 果

うつ症状に関してはAのうつ診断あり81例、Bのうつ症状あり33例、Cのなし32例、不安症状に関してはAの不安障害診断あり41例、Bの不安症状あり50例、Cのなし55例、PTSD症状に関してはAの診断あり33例、Bの症状あり39例、Cのなし74例であった（表2-15）。

3症状に対して3段階の症状を設けたので、もし臨床的にいずれの組み合わせパターンも見られるとすると、27通りの組み合わせがまんべんなく見られることになる。その組み合わせを見たところ表2-16に示すように、ばらつきが見られた。このため臨床的には特徴的な臨床症状の組み合わせが考えられた。そこで、A：診断可能とB：症状ありを合わせて症状ありとしてまとめ3症状群の重なり具合を見ると、3症状群ともあり（1群）、2症状群の組み合わせあり（3群）、1症状群のみ（3群）、いずれもなし（1群）の8通りとなる（表2-17）。この8群を多い順に見ると3症状群ともあり、うつ症状群と不安症状群の2症状ありの2群で半数以上を占めた。次いで多いのがうつ症状のみの1症状群と、うつ症状群とPTSD症状群の2症状の組み合わせありであった。これらから登校不能状態ではうつ症状を中心として、不安症状やPTSD症状が併存している状態が多い（78％）ことが判った。一方3症状いずれもない群の11例では、F3とした6例は躁病による登校不能、F6とした3例は衝動性など行動上の問題、F2とした2例は統合失調症による登校不能であった（併存障害を含む）。

これらの結果から、登校不能状態で精神科受診をする場合は精神医学的には何らかの精神症状を有している。特にうつ症状と不安症状が多いと言える。

次に、登校不能状態にある146例のこれまで述べた症状の特性とは別に、ICD-10の精神医学的診断名を調べたところ、表2-17のF欄の診断名が得られた。

表2-15　登校不能状態を主訴として受診した症例146例のうつ症状、不安症状、PTSD症状の発現人数

	うつ	不安	PTSD
A：診断可能	81	41	33
B：症状あり	33	50	39
C：なし	32	55	74
合計	146	146	146

表 2-16　登校不能状態を主訴として受診した症例 146 例のうつ症状、不安症状、PTSD 症状の発現頻度とその組み合わせ

A：診断基準の障害　　B：診断基準以下の症状あり　　C：症状なし

うつ	不安	PTSD	数
A	A	A	6
A	A	B	6
A	A	C	8
A	B	A	11
A	B	B	7
A	B	C	17
A	C	A	3
A	C	B	3
A	C	C	20
B	A	A	3
B	A	B	4
B	A	C	6
B	B	A	3
B	B	B	4
B	B	C	3
B	C	A	2
B	C	B	5
B	C	C	3
C	A	A	1
C	A	B	3
C	A	C	4
C	B	A	2
C	B	B	1
C	B	C	2
C	C	A	2
C	C	B	6
C	C	C	11
			146

表 2-17　うつ症状、不安症状、PTSD 症状の 3 症状の組み合わせの多い順

うつ	不安	PTSD	N　(%)	F2	F3	F4	F5	F6	F7	F8	F9	Z	G	
あり	**あり**	**あり**	44　(30)	4	24	32	2	5		2	2	3		74
あり	**あり**	なし	34　(23)	3	27	19	1	1		1	3			55
あり	なし	なし	23　(16)	1	21			1	1		1	3	1	29
あり	なし	**あり**	13　(9)		9	4		1		1		1	1	17
なし	なし	なし	11　(8)	2	6			3	2	1	3	2		19
なし	なし	**あり**	8　(5)	1		2		2		1	2		1	9
なし	**あり**	**あり**	7　(5)	1		5				1	1			8
なし	**あり**	なし	6　(4)		1	7					2			10
			146 (100)	12	88	69	3	13	3	7	14	9	3	221

F7、F8、F9 は発達障害である。この子ども達に登校不能状態が併存する状態は、疾患次元の軸と、発達障害以外の症状次元の軸を分けて捉えることにより、判りやすくなった（表 2-17。なお、発達障害に見られる気分障害については、「発達障害に併存する気分障害」〈118 頁〉に後述する）。

考　察

登校不能状態を主訴とする子どもの面接診断に関して、通常診察に加え、症状を一覧にした質問紙を用いた操作的診断法を加えると、以上のように、登校不能状態を 1 つの疾患単位として捉えるよりは、いろいろな症状次元の重なり具合として見ることができる。この方法により、これまでは診断閾値に達しない軽症例を診断上、見逃していたとしても、それを把握することができる治療上の利点もある。多次元的に捉えているので、治療的には、現在ある主な症状に焦点を先に当てて治療し、その次には残った症状に対応するという視点を持つことができる。特に主要な 3 症状に対する個々のアプローチ戦略を持てば、治療的には幅が広がる。

結　論

今回のような方法で診断を進めれば、登校不能状態の子ども達の臨床症状がうつとトラウマと不安を中心にした状態であることが判った。そうすると今後登校不能状態に対しては、この 3 症状に対するうまい対応が急がれるのではないだろうか。

表 2-18　トラウマ（PTSD）チェック表

（2004.4 長尾作成）

その後、次のような経験はありましたか
（あれば○、強かったら◎）。（　）内は期間。

• その出来事が頭から離れなかった（　　）。 • 考えたくないのにその出来事に関することが浮かんできた（　　）。 • ボーっとしていた（　　）。 • 何も手につかなかった（　　）。
• 腹が立った（　　）。うらんだ（　　）。 • 仕返しをした（どんな　　　　　　　　）。 • 相手に怒りをきちんと示した。 • 裁判にした。 • 謝ってもらった。 • 謝ってくれなかった。 • 今でも機会があれば仕返しをしたい。 • 今でも謝って欲しい。

• 何度もその出来事に関する行動（または遊び）をした（　　）。 • やりきれなくて無性に同じことを繰り返していた（　　）。 • 眠れなかった（　　）。 • 動悸・吐気／嘔吐・頭痛・腹痛・冷汗・その他の身体症状があった（　　）。
• 絶望・希望のなさ感があった（　　）。 • その出来事を避ける努力をした（どんな　　　　　　　　）。
• 将来のことを考えられなくなった（　　）。 • 自分のほうが悪いと思った（自責感）（　　）。

• 好きな遊び・趣味をやめた（　　）。 • 塾・クラブ・習い事をやめた（　　）。
• 成績が下がった（　　）。 • 学校を休んだ（　　）。 • 家出をした（　　）。
• 甘えん坊になる・泣き虫など退行した（　　）。 • できることもできなくなる退行があった（　　）。
• 人生観が変わってしまった。 • 人が変わってしまった。 • 二重人格になった。

• その出来事で賢くなったことがある（何：　　　　　　　　　　　）。
• 逆にできるようになったことがある（何：　　　　　　　　　　　）。 • 相談する人は、いた。
• 相談する人はいなかった。 • 周りの人に、助けてもらった。 • やさしくしてもらった。
• 理解は得られた。 • まだ誰にも話していない。 • 気分が沈んだ（　　）。 • 落ち込んだ（　　）。
• 涙が出た（　　）。 • 自分が嫌になった（　　）。 • 死にたいと思った（　　）。
• 実際死のうとした（　　）。 • 自傷をした（　　）。
• 自分にも責任があると思ってしまった（　　）。 • その他にしたこと（何：　　　　　　　　　）。

• かえって嫌なことが重なったり増えた。 • 誤解をされた。 • きょうだい喧嘩が増えた。
• 親子関係が悪くなった。 • 友達関係が悪くなった（どのような広がり　　　　　　　　　　）
• その他の感情や出来事や思ったことがあった（何　　　　　　　　　）。

• 結局（日常生活は可能だったが）悩んだ期間は、（　　　　　間）くらい強かったのが続いた。
• 今でも続いていると言える（はい、いいえ）。

ありがとうございました。

表 2-19　IES-R

※1事例番号　　※2被害者番号		予備回答欄					
設問番号	下記の項目は、いずれも強いストレスを伴うような出来事に巻き込まれた方々に、後になって生じることのあるものです。保護者から精神的なストレスを一番受けた時期の状態のときを思い出して、それぞれの項目の内容についてどの程度強く悩まれましたか？　当てはまる欄に○を付けてください（なお、答えに迷われた場合は不明とせず、最も近いと思うものを選んでください）。 ※右の予備回答欄の当てはまる番号に○印を付け、回答欄にその数字を書き込んでください。	全くなし 0	少し 1	中くらい 2	かなり 3	非常に 4	回答欄
1	どんなきっかけでも、そのことを思い出すと、そのときの気持ちがぶり返してくる。	0	1	2	3	4	
2	睡眠の途中で目が覚めてしまう。	0	1	2	3	4	
3	別のことをしていても、そのことが頭から離れない。	0	1	2	3	4	
4	イライラして、怒りっぽくなっている。	0	1	2	3	4	
5	そのことについて考えたり思い出すときは、何とか気を落ち着けるようにしている。	0	1	2	3	4	
6	考えるつもりはないのに、そのことを考えてしまうことがある。	0	1	2	3	4	
7	そのことは、実際には起きていなかったとか、現実のことではなかったような気がする。	0	1	2	3	4	
8	そのことを思い出させるものに近寄らない。	0	1	2	3	4	
9	そのときの場面が、いきなり頭にうかんでくる。	0	1	2	3	4	
10	神経が敏感になっていて、ちょっとしたことでドキッとしてしまう。	0	1	2	3	4	
11	そのことは考えないようにしている。	0	1	2	3	4	
12	そのことについては、まだいろいろな気持ちがあるが、それには触れないようにしている。	0	1	2	3	4	
13	そのことについての感情は、マヒしたようである。	0	1	2	3	4	
14	気がつくと、まるでそのときに戻ってしまったかのように、振る舞ったり感じたりすることがある。	0	1	2	3	4	
15	寝つきが悪い。	0	1	2	3	4	
16	そのことについて、感情が強くこみ上げてくることがある。	0	1	2	3	4	
17	そのことを何とか忘れようとする。	0	1	2	3	4	
18	ものごとに集中できない。	0	1	2	3	4	

19	そのことを思い出すと、身体が反応して汗ばんだり、息苦しくなったり、ムカムカしたり、ドキドキすることがある。	0	1	2	3	4	
20	そのことについての夢を見る。	0	1	2	3	4	
21	警戒して用心深くなっている気がする。	0	1	2	3	4	
22	そのことについては、話さないようにしている。	0	1	2	3	4	
集計欄							

表 2-20　シュナイダーの一級症状を含む陽性症状

（2006.12）

年　　月　　日　氏名：

今あるもの：◎印　　今ない、かつてあった：○印

- 周りの人の動作がとても気になることがある。
- 周りで起こっていることや話していることが、自分に関係あることのように思えることがある。
- TV や人の話し声が、自分のことを言ってるようで、イライラすることがある。
  内容はどうですか……
- 身近な人がどうも怪しいと思う。（どんな？　　　　　　　）

- 自分が何を考えているのか、周りの人に知られてしまい、心の中の動きがすぐに判ってしまうことがある。（誰？：みんな、特定の人）
- 考えたくないことを考えさせられてしまう。考えることはできるが、自分の考えではないように思うことがある。
- 考えの内容を誰にも話さなくても、人から抜き取られるように感じることがある。
- 考えていることが急に自然にとぎれてしまい、消えてしまうことがある。
- 自分は誰かにあやつられている感じがする。（誰？　　　　　　　）
- 誰かに電波か電気をかけられているのではないかと思うことがある。（誰？　　　　　　　）

- 周りの人が何を考えているかすぐに判るようになった。
- 人の考えを急に見通すことができるようになった。ピンと来るようになった。
- 実は自分には、かなりの能力があることが判った。（どんな：　　　　　　　）

- 周りの人が自分をのけ者にするように思う。
  「はい」の場合のみ→　1．これは自分が悪いからと思う。
  　　　　　　　　　　2．自分は悪くないが周りが悪いと思う。
- 周りの人が自分を批難したり馬鹿にするように感じるし、実際そうに違いないと思う。
- 知らない人に、後ろからつけて来られる感じがすることがある。
- 食べ物に毒を入れられる。入っていると思う。

- 近くにいない人の声が聞こえるように感じることがある。
  （誰？　　　　　　　）。どこから（　　　　　　　）。いつに多い（　　　　　　　）。
  「はい」の場合、内容は
  　　1．自分自身が思っていることの声。
  　　2．考えようとすると声が頭の中で響く。

3．何人かの人が噂話をしているのが聞こえる。
4．自分に話しかける声がある。
5．自分を批難する声である。
6．行動に一々ことばをさしはさむ声が聞こえる。
7．自分に命令する声が聞こえる。
8．よく判らない声で聞こえることがある。
9．実は、自分の考えていることが、声になって聞こえている。

• 実は自分の両親は本当の親ではないと思うことがある。

• 物の大きさや、形や、色が急に変わることがある。
• 急に光が見えてくることがある。（色は、　　　　　　形は、　　　　　　大きさは、　　　　　　）
• 急に匂いがしてくることがある。（どんな：　　　　　　）

• 今聞かれたこと以外に、その他に気がついていることがある。（どんな：　　　　　　）

2）トラウマ（PTSD症状）と抑うつの関係

うつ症状とトラウマは、うつ症状があるためにトラウマに陥りやすいのか、トラウマに陥るからうつ症状を呈するのか因果関係が判りにくいことも多い。

わが国では思春期・青年期の子どもにとっては偶発的な出来事の交通事故や災害や事件被害や病気が、日常生活においては、いじめや喪失体験が大きなストレスの原因となりトラウマを生じる。ここではまずトラウマ体験とその際の症状について、調査した結果を述べる。次いでいじめトラウマの対応法・治療法を述べ、うつとの関連を見る。

⑴ トラウマ体験とその症状特徴

目　的

わが国の青年期の実態についての調査結果から、どのようなトラウマ体験を経験することが多いか、その際にPTSD症状とPTSD症状以外のトラウマに伴う症状には、どのようなものがあるか、PTSDの原因により症状に違いがあると言えるかどうかを調べた。

方　法

看護学校学生（2年生）104人に対しPTSDに関する講義を行った3か月後に、講義の理解と実際の体験をすり合わせることを目的として、自己の体験を基に、トラウマ体験時の症状や、トラウマ体験に対する今後の社会的対策に対する思いをはじめとするアンケート調査を行った。このうちトラウマ体験の有無、種類、症状についてまとめた（ちなみに、地域大災害経験者はいなかった）。

結　果

DSM-ⅣのPTSD診断基準の死ぬほどの恐怖・戦慄（A基準）体験は8人（8%）、それほどではないが強いストレス体験は52人（50%）、強いストレス体験の時期や出来事が記憶にはないが実は同じような体験をしていると思うは21人（20%）、トラウマ体験なしは23人（22%）であった（図2-1）。

トラウマの原因に関しては、A基準に相当する体験者と強いストレス体験者60人を対象に調べたところ、いじめや対人関係の軋轢によるもの24人（40%）

図 2-1　これまでにトラウマ（DSM-Ⅳの A 基準）の経験はありますか？

（対象：看護学生 104 人）

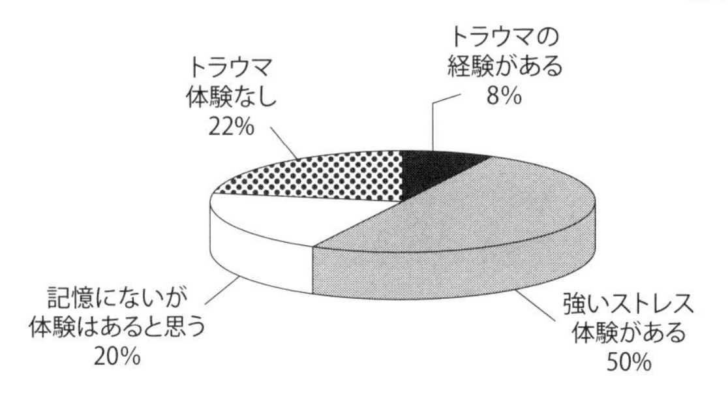

図 2-2　トラウマ、ストレスの原因

（トラウマ、ストレスの体験ありと答えた 60 人、複数回答あり）

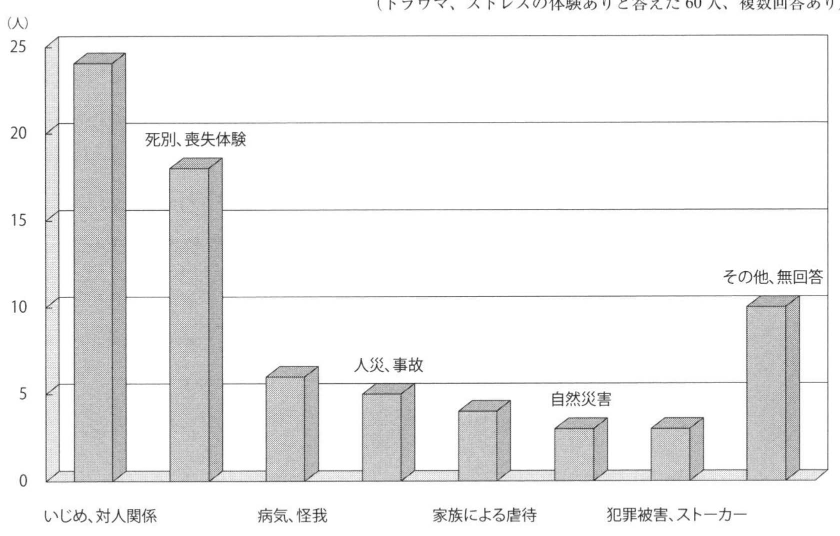

で、肉親や友達やコンパニオンアニマル（飼い犬が他人を噛んだため薬殺した）との死別（喪失体験）18 人（30%）が多かった。その他の原因は病気や怪我、人災や事故、家族による虐待、自然災害、犯罪被害（ストーカー被害を含む）の順で多かった（図 2-2）。このことからわが国では、いじめなどの対人関係の問題と喪失体験は、青年期までの年代の PTSD 症状を生じる最大の出来事と言える。

図 2-3　喪失体験との比較

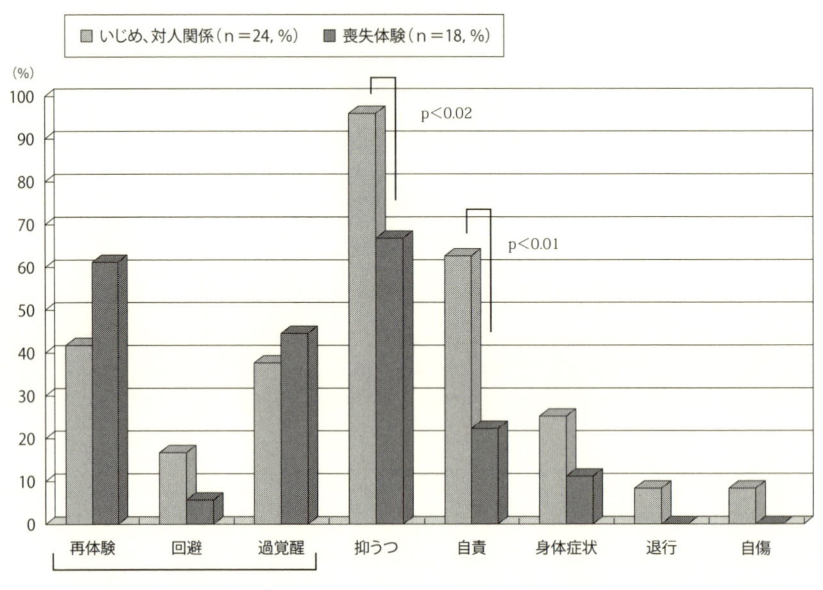

次に、トラウマ原因によるトラウマ症状の違いを見るために、いじめに見られる精神症状と、喪失体験に見られる精神症状との比較を行った（図 2-3）。その結果、PTSD 症状の再体験、回避、過覚醒症状は当然ながら、それらよりも、抑うつ、自責、身体症状が多く見られた。いじめと喪失体験を比較すると、再想起、過覚醒、回避の PTSD 症状には症状の出現頻度には差はなかったが、抑うつと自責感はいじめのほうが有意に高かった。

結　論

喪失体験に比し、いじめ・対人関係のトラウマは、臨床的に PTSD を生じると共に、随伴症状として自責を伴う抑うつ症状を示しやすい。

(2) いじめや対人関係によるトラウマに対する臨床的対応法

先の419例の経験では、F43重度ストレス反応および適応障害と診断されていた例（ただしF43.2適応障害は除く）は主診断が30例（7%）、副診断が8例（2%）であった。このため精神科を受診する「いじめ・いじめられ」例はそう多いわけではないが、これまでの経験から臨床的には次のような特徴があった。

表2-21　PTSD（F43　心的外傷後ストレス障害）

年 齢	主診断例	副診断例
5歳まで	3	1
6～10歳	7	3
11～15歳	16	4
16～19歳	4	0
	30	8

いじめられ児の臨床的特徴

1．精神症状についてはPTSD症状と共に、自責念慮が強い。このため、友達や両親・先生などに相談しにくい。さらに、うつ症状があるため積極的な相談意欲を阻害している。治療に対するきっかけは、いじめ自体を解決するための受診よりも、うつ状態を家族に気づかれて、そのためにいじめ事態が表面化し受診することが多い。

2．ようやく受診に至っても、成人に比しカタルシス・除反応が進みがたい。これには出来事からの直後（出来事の直後には出来事をどのように表現してよいか混乱しているとき）や、重症度（無感動状態にあるとき）や、本人の病前性格（自己決定する傾向が乏しいか相談などをうまくできる依存的傾向が大きいか）とも関係するが、全体に出来事の陳述を述べるのが下手で、不十分であるように感じる。この理由は、一般にわが国では出来事を十分に言語化する習慣がまだ乏しいこと（教えられ知っていることが望ましいとする教育や「沈黙は金」とする文化との関係があろう）や、対人関係の陳述の難しさ（同じ出来事の陳述でも客観的なゲームをしたなどは容易であるが、自分はこう感じたとか、こう言われたが相手はこのつもりだとかの内面陳述が要ること、人間関係のこれまでの時間経緯を述べないと理解しがたい内容を含むため、言語化自体が困難）からか、事態を漠然と捉えているうえに、部分的に否認するか意識化されていない部分があるなどのためと考えられる。

⑶ いじめトラウマの治療法・模擬裁判

このための対応として、言語化を容易にし、カタルシス効果も期待しうる模擬裁判という形態で、相手の行為を言語化し、批難する気持ちを出させる場を設定している（裁判は、私達の社会では公的な復讐手段であり、その正当性や信頼度や被害の際の味方としての期待度は高い。これを個人的に実施することにより自らの正当性・優越性・報復性・清算性を体験できる。裁判員制度の模擬裁判という言葉とは異なる）。

実際には上半身の書かれた白紙を子どもに渡し、これに相手が行った出来事や相手の特性や自分との関係などを書かせる。次いで子どもに検事役と裁判官役をさせる（どれくらい悪いとか、他にもこんなことがあるという形で、あたかも検事の立場のような言い方をし、それならどれくらい悪いと言えるという裁判官役もさせる。このとき主治医は本人の弁護人やその証人役や陪審員役をする）。

①治療の第一段階・フルストーリー・テリング

具体的には顔の輪郭と、胸辺りに３つの「相手のいやなところは」と書いた空欄のA3判用紙（「大嫌いな相手」）を用意し、子どもと面接しながら完成する。持ち帰り、書いてくる子も多い。私が補助的に書き込むこともある。「もうこれ以上は言うことはない」と言うまで丁寧に進める。

最後に「判決はどうしようか」と言い、子どもに決めさせる（死刑など結構厳しい内容が多く、子どもの苦悩がよく伝わる。ときには罰金お小遣い１か月分停止というかわいいこともある）。次回の面接で量刑が変わることもある。「実際にそうするの」と言う子もいるが、その際は「これは君の気持ちを知るためだから、ここだけの話だよ」と言うこともある。

次に刑罰を実行する。本人が「する」と言えば任せ、「して欲しい」と言えば

図 2-4

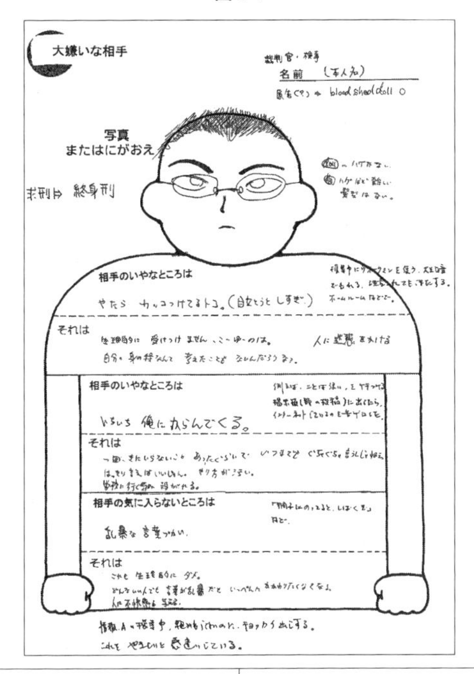
大嫌いな相手
名前　(本人名)
写真
またはにがおえ
求刑⇒ 終身刑
相手のいやなところは
それは
人に迷惑をかける
相手のいやなところは
いちいち 俺にからんでくる。
それは
相手の気に入らないところは
乱暴な言葉づかい
それは

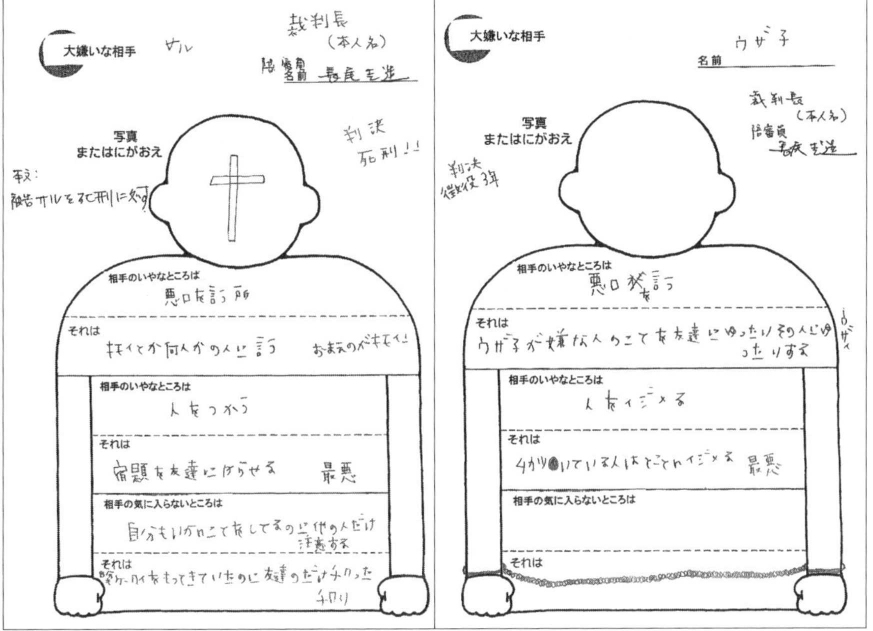
大嫌いな相手
裁判長
(本人名)
名前
写真
またはにがおえ
判決
死刑!!
相手のいやなところは
悪口を言う
それは
相手のいやなところは
人をつかう
それは
宿題を友達にやらせる　最悪
相手の気に入らないところは
それは
大嫌いな相手
ウザ子
名前
裁判長
(本人名)
写真
またはにがおえ
判決
懲役3年
相手のいやなところは
悪口を言う
それは
相手のいやなところは
人をイジメる
それは
最悪
相手の気に入らないところは
それは

手伝う（例えば死刑というと診察室にあるピストルを使うかと問い、自分ですると言えば書いた紙を壁に貼り、「では執行」と言いさせるか、嫌がると私が執行官役もする。懲役何年と言えば刑務所にいるとこうなると言い、書いた絵の上に独房の格子を書くか、上半身の絵の手の部分に手錠をかけるなどをする）。子どもは、ほっとするか笑顔を見せる。大人では、「清々しました」と言われることが多い。実際の子どもと作成した裁判用の罪状と判決などを記載した用紙を図 2-4 に示す。なお、相手の名前を書く欄があるが、多くの子は、本名を書くことはなく、「サル」「ウザ子」「ハゲ」など付けている。

模擬裁判におけるトラウマ治療の意味は、第一に大きく傷ついた自尊感情の回復にある。このために最初は何が起きたのかという事態の認知である。それを自ら語ることで現実吟味が進む。例えば相手が経済的低階層家庭と思われたときにはその子の置かれている状態を説明して、君は八つ当たりされたかもしれないとか、相手のいじめ攻撃はうらやましいと思うことがあったからではないかとか推測して、自己に何の落ち度もない点や正当性を確保させる。次いで行為について語らせるが、この際も実際にした行為と自分が受ける嫌な気持との分離を図る。行為は行為、気持ちは気持ちとすることで、事態の客体化を図る。相手の特性については人を評価する練習でもあるので、ああでもないこうでもないと時間をかける。これが進むと相手との疎遠化が図れる。劣等感や自己卑下が強いときには自尊感情を高める「自分のよいところ探し」の課題を行う。これも 3 枚のフォーマットを用意しているが、女の子同士でよくやり取りしている自己紹介用紙を使っている。これに記入させそれを面接で見て、さらによいところを聞き出せるように準備し、自分のよいところを記入するというふうに進める。本人がうまく取り組めないときには、家族に協力をお願いすることもある。家族など周りからの高い評価は低下した自尊感情を高める効果がとても大きい。

このようにしてトラウマ治療の第一段階であるフルストーリー・テリングを行うことで第二段階の準備ができる。この段階では、トラウマ症状はかなり減衰している。

②治療の第二段階・今後の対応策を立てる

第一段階で相手との人間関係を見直すことができたので、第二段階はどのように工夫をすれば同じ事態に陥らなくて済むかという具体的方策や戦略を立てる段階である。まず、事態をどう受け止めるかという受け止め方は肯定的側面を強調する。認知療法で強調されるところと同じである。次には自分のとる行動である。子どもなりの工夫や思いもあるので、ゆっくりとその思いを聞きながら可能性の高い方法やいじめ防止の原則を教える。そしてそれを実際に具体的に実行する。直接とる行動には、相手に嫌と伝える、親に話をする、先生に話をするがある。クラスや学校で取り組んでもらわなければならない問題もあるので、その際は家族に伝え学校との調整役を果たしてもらう。拙著に具体例を示した（長尾 2009）。

③治療の第三段階・体験の他者との共有

トラウマ治療の第三段階はいじめ体験を公表したり発表することだが、機会によりこれができるときとできないときがある。できないときは本人が書くと言えばそうしてもらい、持参してもらい私が読む。模擬裁判をきっかけにここまで進めることができる。

⑷ 随伴・拡大する問題

学校は通学範囲があり、このため狭い生活空間での人間関係にも影響を及ぼす。例えば、個人の症状だけでなく、不登校となることや転校を希望すること（実際にこのための転校は文部科学省の報告では1年間に500件あまりある）や、トラウマから家族に当たり散らす家庭内暴力が生じることから、地域での家族間対立にも及び、両親・学校（教育委員会）なども関係し、事態の解決が個人の精神的側面だけの対応では終結しにくいことがある。

このため子どもや家族が理解され、支持されていることの実感を得ることが個人治療の前提条件として必要となる。つまり保護者や子どもの地域生活を安寧にするため、個人の診察とは別に、関係者を個別グループごとにまたは全員を一堂に集め、相互会議のような場を定期的に設け、相互の話し合いの場とすることや、事態の解決への進展を図る場とすることや、見守る助けとする。特に両親が若い場合や家族が他の問題を同時に抱えている場合などは、ニーズが高い。地域の人間関係が職場や仕事の関係も含んでいる場合は手に負えない。

これら二次的・三次的問題が生じるため長期化することが多いので、経過により長期化の説明が要る。

⑸ 長期化への対応

就学前の年少児とは異なり、学童期になると友人関係の修復や良好な関係を作るのは当面は困難である。トラウマ治療は長期化することがある。このため治療をあせることなく、回復には時間がかかることを納得してもらう。いじめが原因の自殺はマスコミでも報告されている通りで、また文部科学省も認めている（平成22年度は13件とされている）。子どもが子ども同士のいじめで殺されてしまうことはあってはならないので、しっかりとした臨床対応が必要となる。

このための対応法として、元の対人関係をすぐに取り戻すとか、元の仲間関係を復活させるといった無理な現場復帰を避けている。対人関係などの社会性や社交性の場は、学校や近隣での競合的な関係を避け、新たに、縦の人間関係のある環境（塾よりお稽古事・アイドルへの傾倒・デイケア参加など）を勧める、などの工夫をしている。

⑹ 今後への思い

これらの結果から診察では、まず両親が十分理解を示し本人の味方に立つこと、本人へはその都度の状態・経過を大切にすること、特に日常生活の機能回復や生活満足度を重視することを原則にして臨んでいる。しかし、一般的に言われているようにPTSDに関しては、記憶は長く残り、日常生活はより不安定なものとなりやすい。

このところPTSDを生じる原因として、トラウマの種類ではなくて、外傷的な出来事の数の積み重ね、つまりトラウマの累積がPTSDの原因となることが示されている。例えばSundelin-Wahlstenらは、イラクのアンファル攻撃を生き残り、スウェーデンで難民として生活をしているクルド人のうち戦争体験のある子どもと、スウェーデンで生まれ育った子どもとを比較し、同じ数のトラウマ経験を持つ子どもは、そのトラウマの内容（戦争・喪失体験　対　遊びでの事故など）に違いはあっても、トラウマ数を加算すると、臨床的PTSD例の発症率や、出来事を内在化・外在化した精神医学的症状・問題行動を示す率は同じであった。すなわち交通事故・学校でのいじめ・学校での事故・遊びでの事故・虐待や子育て対応の障害などが、両群でトラウマになり得た。このことはPTSD発症の危険性が、安全な地域での日常生活においても、戦争体験と同様に生じることを示し、環境の差によらないことを示している。つまり危機的な出来事が子どもに及ぼすトラウマについては、出来事の大きさからだけではなく、子どもにとっての主観的な恐怖・戦慄の大きさから考慮すべきことを示している。

そうなると、日常的にトラウマ体験を避けるほうが望ましいということになる。子どもの日常においては学校での対人関係が一番リスクが高いので、学校ではこの面のメンタルヘルスに取り組む必要がある。

＊この項は、長尾圭造・岸田学「思春期・青年期のPTSD〈いじめのPTSD〉」(『児童精神医学とその近接領域』45、2004) 147–153を修正加筆した。

3) いじめに関連する気分障害

⑴ はじめに

いじめはいじめの現場の問題とされ、学校など教育現場での対応が優先される。しかしその現場がいじめに対する認識に乏しいとき、解決への対応が見られないとき、事態は進行し、いじめられた個人の精神病理は悪化・進行する。通常、いじめで精神科臨床を訪れることは必ずしも多くはない。しかし、いじめによるうつや自信喪失などの症状が目立つとき、両親や本人が専門的治療を期待したとき、学校ないしは家庭で解決ができないとき受診に至る。

いじめには人間関係の病理が働いている。支配・被支配の関係、排除の思想などが子どもの人間関係に展開している。しかしながら現在まで、精神科臨床からのまとまったいじめ症例の報告は乏しいようである。ここではこれまでに体験した症例を中心にその人間関係の病理を中心とした視点からまとめた。このうち、うつ病、気分循環症との関連では症例も提示した。

⑵ 対象

対象は受け持ち症例のうち、いじめが主訴か主訴の1つである症例で、数回以上の受診により、臨床症状の軽減や問題解決に至った受診児連続28症例である。

⑶ 診断方法と治療指針

いじめによる受診例の臨床対応の治療・対応原則は次の通りである。①いじめの聞き出し（最初からいろいろ言ってくれるとは限らない。人間関係に関することだけに、うまく言えない場合も多い。何度かに分けてフルストーリー・テリングに持っていく）。②症状の評価（うつ症状や希死念慮の評価表による有無。PTSD 症状評価、その他の症状・被害程度の評価）と、重症度判定（登校に関しての決定と、希死念慮を見逃すと危険であるので正確さが要る）。③自尊感情の評価（Coopersmith の 50 項目を使用）と、そのプロファイルから自尊感情を判定する。自尊感情の評価が目立って低い場合は、この問題の対処（自尊感情を高める）を先にすることもある。④全般的な治療指針の説明と、個人的な復帰目標設定（当面の目標・クラス復帰・クラブ復帰・進路、ときに人生の設定を含む）など全体の治療方向と治療方針のオリエンテーションを行う。⑤除反応やカタルシスのため、模擬裁判（先のフルストーリー・テリングとリベンジにも有効。cf. これができない子は、治療が長引きやすい）。⑥いじめメカニズムの説明（今回の出来事の認知の仕方を導く）。⑦教育的説明として現代の心理的社会的いじめ背景の説明（今の時代のいじめるほうの欲求エネルギーとしてのいじめの意味、つまり相手は病んでいる状態にあることの説明をする。さらに、その学校・地域の価値観や理想的な取り組みのあり方の説明もする：長尾 2009）。⑧今後の対人関係の作り方の指針決定（協調的友人の協力を得る、担任との相談、友達関係の整理、グループ関係の修復など、個別の原因となった病理も配慮した今後の対応法の検討。横型の人間関係が難しい場合、縦型人間社会のほうがよいなど、単に学校関係にとどまらない場合もある）。⑨環境療法（Milieu Therapy）としての環境調整（教育委員会・学校・学年・クラスでの対応と、学年担当・担任との面談。先の予防策について関係団体の努力・協力の程度を知り、本人・保護者にも伝える）。⑩薬物療法の適応（トラウマとうつに対しては、必要に応じて処方する）。このような治療・対応を通して経験した、各いじめ症例の病理をまとめた。

⑷ 結果

①いじめられ症例の人間関係

いじめられ症例をまとめると、いじめを主訴とする受診児 28 例の年齢分布（男：女）は小学生 9（7：2）、中学生 17（6：11）、高校生 2（1：1）であった。

いじめのメカニズムからいじめの臨床病理のタイプ（含・学年・性別・主関係人数）、ないしはいじめの背景となる主たる人間関係を以下の7タイプにまとめることができた。

1．発達障害など弱い存在・奇妙な言動に対して	6例	（+1）
2．性格特性と動揺したメンタルヘルスによるダイナミズム崩壊型	8例	
3．女児に多い離合集散・分裂崩壊に伴う孤立型	4例	
4．理想主義平和主義と、攻撃型である個人的な関係	3例	
5．口出しなどの性格特性と、周りとの軋轢からいじめられ結果型	3例	（+1）
6．荒れたクラス児童生徒の環境型	3例	
7．被害児が情緒的に不安定で被害的な情緒不安定被害型	1例	（+3）
合　計	28例	

（　）内は、副次的に関与していると思われる場合を重複して数えた数

各タイプの臨床特徴は以下の通りである。

1．発達障害など弱い存在・奇妙な言動に対して

発達障害（PDD）へのからかい・異質・あほ扱い：子どもながらに感じる異質感（話が通じない、感覚がずれている感じ）が小学生の頃からあったが、小学校側の配慮（みんなで仲よく）や子ども同士の長い付き合いなどで、どうにか切り抜けていた。それが中学校に入学後は友達環境が変わり、新しい仲間関係を形成する際に、何となく感じる異質感から、からかいや馬鹿にした扱いが出現するタイプ。

2．性格特性と動揺したメンタルヘルスによるダイナミズム崩壊型

性格特性がおとなしい・言い返せない・消極的・無口・控えめ・几帳面などで、かつ気分の動揺があるために（気分変調症時のような気分・軽うつ状態に近い・家庭内ストレスなどを抱えているなど）、いつもの勢いがなくなり、それまでイーブンであった友人同士の人間関係のダイナミズムが崩れ、力と勢いに強い弱いの差ができるので、力負け勢い負けしていじめ関係が形成される。最も多いタイプ。当然ながら、通常時の人間

関係からいじめを予想することは困難。また、クラスが安定し児童生徒が落ち着いた状態でいるときやグループが保護的な機能を持ち得ているときには、このダイナミズムは生じない。対人関係ではいじめられる子どもは、相手に一歩譲る状態にあることが多い（例：断れない、相手への配慮をする、周りを気にする、言い返せない）。いじめの前にはうつ病としては閾値以下なので診断が付けにくいが、ごく軽いうつ症状が見られている。あとで例示する（症例 1）。

3．女児に多い離合集散・分裂崩壊に伴う孤立型

3～4人のグループが多い。この中の2人が仲よくなると、1人だけの疎外感を感じる。ときには露骨な仲間はずしもある。このために新しいグループを新しい友達と作ると、その友達とその友達の元の友達との関係に影響を与え、新たに人間関係がややこしくなることが多い。この段階で話を聞くと、当人達の話は込み入っている。人間関係を聞くと「誰それが先に、どう言った、それで誰々がこう言った」ということが多く、本当のところはよく判らない。協調性があるメンバーは少ないようである。身体化症状、リストカット、不安などを抱きやすい。

4．理想主義平和主義と、攻撃型である個人的な関係

理想主義平和主義　対　攻撃型個人関係：いじめるほうは攻撃的傾向が強く個人的に攻撃する。いじめ被害を受けるほうは、温和な性格で、友達関係では理想主義平和主義を抱いており言い返しや口論はいけないことと思っている。いじめ被害児家庭は非暴力的で高い倫理観がある。人間関係や言葉に対する感受性も豊か。反論しないので一方的に打たれることになる。それでいじめられ感が確立するタイプ。外見上は（反対給付なしでも）お手伝いするよい子、頑張る子、やらなければいけないという倫理観ないし理想・希望などが高い。それにあわせて付き合っていると相手との間にいろいろと齟齬が生じ、相手が支配的立場に立ち、付け入ってくるように感じる。

5．口出しなどの性格特性と、周りとの軋轢からいじめられる結果となる型

口出ししやすい、ちょっかいを出しやすい、黙っていられない、正義感が強すぎるなどの性格特性のため周りとの軋轢が生じ、やや多くの友達から逆に責められて、いじめられる結果となる。気分が不安定で高揚しているときにこのような出来事が生じやすい。一方、気分が軽い抑うつにあるときには周りの出来事に押されて安定しているが、高揚気分が混じると周囲への強い反応性を示すこととなる。気分循環症と言える場合がある。あとで例示する（症例2）。

6．荒れたクラス児童生徒の環境型

たいていはクラスが荒れているか、担任が無策でいじめが常態化している児童生徒がいるクラスの環境によるタイプ。クラスの中にメンタルヘルスの悪い児童生徒がいる。その児童生徒の感情の発散・爆発・投影があり、周りの比較的影響を受けやすい弱い子などに被害が及ぶ。被害者は複数となる。

7．被害児が情緒的に不安定で被害的な情緒不安定被害型

いじめ被害児が情緒的に不安定で、何かにつけ被害的に受け止めている面もある情緒不安定被害型と言えるタイプ。被害児が、いじめ・嫌がらせを訴えるが、当人にも感情的に不安定な面があり、いじめという事象が明確にならない。ひとり相撲的な印象を受ける。

②症例提示

症例 1

これまでのいじめエピソードと気分障害（うつ状態）との関係

（109 頁のタイプ 2 での症例を示す。高校 2 年生女子）

家族構成：両親と本児と妹の 4 人家族。

病前性格：低学年の頃は、怖がりでおとなしかった。控えめでおとなしいが、本人はそう思われるのが嫌。真面目で義理硬い。やらなければいけないと思い、やりすぎる。

生育歴：母親は乳児期から本児の世話をきめ細やかにしていた。小学校 3 年生のときに現在の場所に転居した。当時は「元旦に家のバルコニーから家族みんなで初日の出を見るのが幸せだった。みんなで笑っていた。いつもより遅い朝ご飯が楽しかった」と日記に記している。

小学校 4 年生：引っ越し後初めての地元の神社のお祭りで、境内の上からお菓子を撒きそれをみんなが拾い取るという神事があった。初めてで、周りの勢いに圧倒され戸惑い拾えず「私何も拾えなかったー」と言うと、友達が「私、アンパン嫌いだからあげるわー」と言ってくれた。本当はアンパンが嫌いか好きか判らない。みんなが拾っている中、私だけ拾えなかったというさみしさを知ってくれたんだ。すごくうれしかったし、私もこんなにやさしい、気配りのある人になりたいと思ったと日記に記していた。感性が豊かで知的能力も高い子である。

現病歴：小学校 5 年生の 2 学期初め、いじめが始まる。明らかに故意に机を蹴られた。掃除のとき私の机だけ誰も触ろうとしないで取り残され、そのままにされた。自分でするしかなかった。無視された、言葉の暴力があった。くすくす笑いされたなどの出来事があった。このため誰からも心を閉ざすようになった。11 月、いじめが終わる。3 学期、苦しいのを我慢して、勉強ばかりしていた。自主勉はクラス一番じゃなきゃ嫌だった。

6年生になり、苦しいことはなくなり、「頑張るぞ」と思った。勉強を頑張っていたが6月になり、突然、やる気がなくなり、自分でも嫌気がさしておかしいなと思った。卒業まで、自主勉も頑張れなくなった。2学期の終わりには、友達とのもめ事もあった。これが小学校の終わりまで続いた。

中学は、特に変化なかったが、1年生の6月頃より少し元気がなくなっていた。1学期の成績が下がって、母に殴られた。9月になり、友達のいじめが始まった。元気を取り繕うが、中身はボロボロになってゆく。この状態が2年生になっても続く。つらかったけど、「こんなんで部活やめてたまるか」と思い耐える!!　誰にも相談できなかった。クラスでもいじめがあった。人が離れていくのが怖かった。仲よくしようとするが、その子が誰かのところへ行き寂しかった。でも耐えた。3年生も、この状態が持続する。クラブをやめて、ほっとした。やや改善。しかし、夏休みに受験ストレスが加わり、悪化。塾での親しい友達からのいじめ（はさみを投げる、筆箱を切る、落書きをする、言葉の暴力など）があった。このため、塾を変える。夜中2～4時頃まで、勉強をするようになる。自分でも変だと思っていたけど、修正不可能。1～2月頃は、くたびれてきた。塾の先生に相談するも、「怠けてんじゃないの」と判ってもらえなかった。

高校1年生、モチベーション高く入学したが、5月より急に元気なく落ち込む。夏休みがめちゃ長く感じられた。9月になりさらに落ち込みが強くなる。このためクリニックを受診する。2～3回目の受診でやっと人に心が開けたと記している。

治療経過：治療開始後は次第に改善し、本人が70%の回復度という程度になり、学校へは単位の足りないもののみを受講し出す。この間にボーカルスクールに通い出す。不安でおどおどして、些細なことにイライラする（話し方がゆっくりとした人にイライラする)、皆にどう思われているか気になる、1人でいるのが怖い、と軽い不安抑うつ状態を訴える一方で、化粧が楽しい、人に相談するのが億劫ではないと、特に抑制はなくなり、活動的な側面が見られることもあった。その後次第に慢性遷延化状態となり持続している。

症例のコメント：小学校５年生のいじめに関しては、母親も明らかな事実はよく判らないと言う。本児の過敏な病前性格と、これまでの反復するうつエピソードから、本人の勢いが少し落ちてきたときに、クラスの他の子ども達の行動などが乱暴なことがあったが、それをいじめと受け止めていたと考えられる。このいじめはうつとの関係が深いと思われるが、本人は説明しても内省ができるには至らなかった。

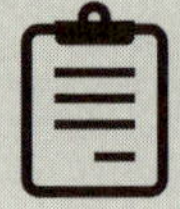

症例２
性格特性と気分の変動性がいじめと結びついている状態

（109 頁のタイプ５での症例を示す。中学１年生女子）

主訴：友達からのからかいや嫌がらせ。過呼吸発作。

病前性格：何事にもきっちりしている明るいしっかり者。対人関係は誰とでも近づくことが容易。何かあると黙っていられず、口出しして、喧嘩になることも幼稚園時代からあった。やや気が短く物事をはっきりさせたい。人が自分のことをどう見ているかが気になる。自己主張が強いが、自分勝手な面がある。些細なことでときに考え込み落ち込むことがあり、気分の変動が激しい。周りからは判りやすいタイプの子と思われている。学業成績は上の中。

現病歴：小学校１年からスイミングスクールに通う。そこでも「コーチが自分にだけには冷たい態度で、大会前に他の子は頑張れと言ってもらうのに自分には言ってくれない」など訴えていたことがある。

小学校６年生の終わり頃、他の子がいじめにあっているのを見て、かばったところ、一緒に責められ、休んだことがある。中学入学後１年生の５月に過呼吸発作をきたしたことがある。この発作はその後 10 月より頻発したが、周りの状況に左右されることがあった。気になる男子生徒がいるかいないか、クラブの役員を決める際にその男子がどうなるかが話題になったときに起きやすいと周りに気づかれている。また、このためクラスメートもからかうことが多くなり発作が起きやすくなっている。発作時は保健室を利用している。この件では両親とも不安が強い。

中学1年生時に、仲のよい女子の友達の周りに他の子が入ってきたため、取られると思い仲間関係が悪くなり、自分が省けになるといういじめを訴えた。

経過：診察では現状から考えられる状態を伝えた。受診開始後、両親が落ち着き、本人も2年生になり嫌な子とクラスが変わり発作はなかった。学校生活では、他のクラスに行くと、そのクラスの男子から「また来た、死んだかと思った」などの嫌味を言われた。最近は「嫌な相手が睨みに来ることがあり怖い、自分は睨み返しているが」と言う。過呼吸発作は減り2年生の1学期は2回だけであった。友達関係の状況は「今は4人グループだが、このうちの1人が自分を省けにした。生徒会の役員になり偉くなったと思っている子」と言う。本人は「最近、自己中の奴が増えてきた」と友達を評するが、修学旅行も行きそのあとも安定した学校生活になっている。

治療途中で自分の内省を高める目的で「自分のよいところ探し」をしたが「男の友達に書いてもらいました」と言い、機嫌よく持参した。「人の立場を尊重して行動する。相手の立場で考えてフユカイにすることがない。裏表がなくて素直で真面目。誰にでも公平に接することができる」と書かれていた。本人は満足できており、クラスでよい仲間を持っていた。

検査所見：以下の所見が得られた。

Coopersmithの自尊感情検査：初診時と3か月後の自尊感情の変化を見た。初診時、肯定的回答は51点中14点、再検査時15点でいずれも低い結果であった。プロファイルの特徴は、仲間関係では低い自己評価を受けていると感じており、自己主張に乏しく、気分はうつであり、やや混乱しやすい状態であることを示している。2回目もほぼ同じであった。この結果からは治療効果としては3か月後の時点では不十分である。

- PTSDアンケート：学校での男子からのからかいと、スイミングスクールでの出来事が、PTSD 症状として残遺していた。ストレスがあると処理できず過呼吸発作として症状化しやすい状態であった。

▪ うつ症状チェックリスト：希死念慮はないが、劣等感があり、怒りと涙が自然と出てくる状態であった。集中力の低下もあったが、日常生活での機能低下への影響は少ない。

その後の経過：2 年半後、修学旅行の酔い止めが欲しいと来院。高校生になっていたが、友達関係に関しては相変わらず活発で「現在、9 人グループです。自己中の子がいて自分のつらいことを判ってくれない」と言い、「他の仲間のカップルに当たっている。その彼氏が空気読めなくて、味方してくれたら別の子が怒り出し……」と相変わらず、ああでもないこうでもないといった話であった。

症例のコメント：対人関係の作り方は、対人関係を通して体験していく他はない。思っていることを口にしてはトラブルとなるが、しかし持ち前の勢いで再度仲間関係を作り、自己中が増えてきたと言いつつ自分の自己中ぶりを振り返っている。初診後、3 年経ち 3 年前とは違い、問題が起きると自分でそれなりの軌道修正を行い、男女グループの中でその年齢なりの悩み方をしていた。

いじめの視点から見れば、全体に気分の高揚があるが、抑うつ気分が混じているため不安定な状態である。高揚していることが多いために口出しや不平が多い。しかし周囲の友達がそれに対して反論したり、からかうと落ち込みやすく症状化しやすい。内面の気づきを高めることが大事であるが、このような断続的な通院では、治療を完遂できない。

考察：いじめ問題を考えるときに、子ども達の人間関係が絶えず悪いとか、一方的であるとか、いつも支配的であると考える必要はない。子どもの精神生活にも、元気のよいときもあれば、どうしてもいつもと違う勢いのないときもある。そうすると、日頃は対等な人間関係であっても、勢いの差から、強い子と弱い子が生じてしまう。わずかの差があるときに、強い子が何かの問題を弱い子に投げかけるとか、少し乱暴な行動をとるとか、優しくない言葉かけをするときに、それらを受けるほうは被支配感を感じ、それをいじめと受け止めることは起こりやすいことである。このため、絶えず子どもの人間関係に注意を払っていることや、１人ひとりの子どもの継時的な様子の変化を知ることや、クラスといった集団の精神的な安定さや優しさの維持に配慮することがいじめの防止につながる。タイプ２やタイプ５のパターンは、こういった注意が特に要る。

自己の特性をよく知り、今自分がどうなっているのかを知ることで、対人関係トラブルの予防ができるし、嫌な出来事に陥っても回復もしやすくなる。何といっても、内省能力を高め、レジリエンス能力を高めることが予防となり容易で確かな治療になる。

4）発達障害に併存する気分障害

⑴ はじめに

今回は発達障害の範疇を、ICD-10分類における精神遅滞（F7精神の発達停止あるいは発達不全の状態）、乳幼児期あるいは小児期の中枢神経系の発達に深く関係した機能発達の障害あるいは遅滞であり、精神障害の多くを特徴づけている、寛解や再発が見られない安定した経過を有する障害（F8心理的発達の障害）、小児期および青年期に通常発症する行動および情緒の障害（F90–98）と捉えた。この障害における気分障害（F3気分あるいは感情の変化であり、普通抑うつへ変化したり、あるいは高揚へ変化する）の併存について述べる。なお、精神遅滞に関しては、IQ値で示された数値の他に、学業成績が上中下の下で、しかも下の3段階のうち下と判断される知的境界例を含めた。

まず、気分変化のうち、抑うつ状態について説明し、その診断の仕方を述べる。次いで、具体的な数値を示すために、筆者が診察した症例をまとめたものを示し、これまでの報告と併せて検討したい。

⑵ 今回の対象

筆者が榊原病院在職中の8年間（2002年4月から2010年3月）に榊原病院本院で診た20歳以下の新患は419人である。その年齢分布（表2-22）と、全症例の主要診断と発達障害を有した症例の主要診断を示し、全症例の副診断と、その割合を示した（表2-23、2-24）。

その結果、全例419例のうち、198例（47%）に上記基準の発達障害が含まれていた。年齢分布を見ると、年齢の低いほうが発達障害の比率は高く、年齢が上がるほどに低くなる（表2-22）。

発達障害のない群とある群の2群に分けて、ICD-10の診断分類を行った結果、主要診断分類では、F7～F9は今回の定義から全員が発達障害であるが、それ以外に今回の定義の範疇、すなわち学力の下の下段階に入る発達障害のうち、F2、F3、F4、F6、G、Z分類に入る症例が見られた。これらのうち、F3の気分障害は、10例（気分障害全体の9%）であった（表2-23）。

副診断については、全症例で216の診断が得られ、今回定義の発達障害例には118診断が得られた。このうちF3の気分障害は13例であった（表2-24）。その結果、今回の範疇の発達障害における気分障害は合計 23 例となった。

その結果、発達障害の臨床例では、198 例中の 23 例で 12％となった。ただ、発達障害は低年齢に多いことを考慮し、8 歳以上に限ると、112 例中の 22 例であり発達障害における気分障害を併存する発現率は 20％となる。

表 2-22　全症例のうち、年齢による発達障害の占める割合

年 齢	全症例	発達障害例	(%)
0	1	1	100
1	4	4	100
2	12	12	100
3	18	17	94
4	15	13	87
5	13	11	85
6	17	16	94
7	15	12	80
8	16	12	75
9	18	9	50
10	19	10	53
11	12	6	50
12	30	9	30
13	52	18	35
14	44	14	32
15	35	9	26
16	30	11	37
17	36	7	19
18	16	4	25
19	16	3	16
	419	198	47

表 2-23　全症例の診断に占める発達障害の割合

	全症例	発達障害例	(%)
F1	0	0	0
F2	25	1	4
F3	**113**	**10**	**9**
F4	88	9	10
F5	8	0	0
F6	10	3	30
F7	13	13	100
F8	76	76	100
F9	69	69	100
G	7	7	100
Z	10	10	100
	419	198	47

表 2-24　全症例 419 例の副診断 216 診断のうち、発達障害が見られた副診断数とその割合

	全症例	発達障害例	(%)
F1	0	0	0
F2	2	1	50
F3	**40**	**13**	**33**
F4	39	12	31
F5	3	2	67
F6	13	3	23
F7	30	25	83
F8	18	18	100
F9	33	27	82
G	1	0	0
Z	30	15	50
その他	7	2	29
	216	118	55

F3 の 40 例には、4 例の単極性⇔双極性が含まれている。

⑶ 方法

うつ状態およびうつ病の診断の仕方は、先に述べた手順によった。すなわち、①うつ症状 チェック表（表2-1；30～31頁）を用いて、症状の有無を確認する。次いで、②うつの重症度 症状一覧表（表2-4；折込み挿入）を用いてうつ状態の段階を知る。最後に、これまでの経過を明らかにするために、③グラフィング作業を行う（Ⅱ1「診断に至るまで」⑷〈54～56頁〉を参照）。

23例の気分障害についてのまとめ方。

23例について、年齢、性別、ICD-10の主要診断、副診断、および症状特徴として、知的能力、抑うつ症状、不安症状、トラウマおよびPTSD症状、当時の社会適応の問題の有無、登校状態、診断閾値に達しない人格ないし性格特性の偏り、逆境の有無、身体症状の有無の12次元について調べた（表2-25）。

表2-25の記載例の説明であるが、以下の基準に従った。

知的能力は精神遅滞と診断しうるもの2、診断閾値に達しないが学業成績が、およそ9段階に分けて下の下に属する知的境界例は1、その他0とした。

抑うつは、中等症うつ病エピソードにある場合2、軽症うつ病エピソードにある場合1、特に認められない場合を0とした。

不安は診断基準を満たす場合2、診断閾値以外であるが不安症状が認められる場合1（F48.9に当たると思われるが主要診断や副診断としてはこの診断名を採用しなかった）、特に認められない場合を0とした。

トラウマは、トラウマとなる出来事が認められ診断基準を満たす場合2、トラウマはあるが診断基準を満たさない場合1（F48.9に当たると思われるが主要診断や副診断としてはこの診断名を採用しなかった）、特に認められない場合を0とした。

適応状態は、家庭および学校などで他者を巻き込み事例性が高くなっている場合を2とし、家庭ないし学校などで他者に影響を与えているがその範囲が限定されているものを1とし、特に認められない場合を0とした。

登校状態は、登校不能状態が1年以上持続するものを5、6か月から1年未満を4、3か月から6か月未満を3、1か月から3か月未満を2、1か月未満を1、特に認められない場合を0とした。

人格の偏りは、成人に達していないので避けたが、成人がこの状態であれば特定の人格障害（F60）と診断しうると思われたものを2、明確ではないがその他

表 2-25　発達障害と気分障害の併存例 23 例の一覧表

ID	年齢	性別	ICD-10（F）	併存（F）	知的能力	抑うつ
うつ病						
7827	19	男	32	41	1	2
8363	14	男	32	41	2	2
8820	13	女	32	41.1	1	2
8634	9	男	32	41、98	1	2
9132	13	女	43.1	32	1	2
8414	13	女	32		1	2
8020	17	男	84	32	1	2
8803	13	女	70	32	2	2
8405	9	男	90	32	0	2
8179	12	男	84	32	0	2
双極性障害						
8850	16	女	31.1	44	1	2
8304	16	女	20	31	1	2
8586	14	男	31		1	1
8492	10	男	31.1	90	1	0
9131	18	男	30.1	71	2	0
選択性緘黙						
7878	15	女	94	30	0	0
8620	13	女	94	32.1	0	2
9353	12	女	94.8	32	0	2
8156	8	女	94	32	0	1
子どもに影響を及ぼす要因によるもの						
7814	10	男	93	32	0	2
9400	17	男	32.1	z62.2	1	2
8240	14	女	z62	32	0	2
8150	5	男	Z61.8.	32		

不 安	トラウマ	適応状態	登校不能	人格の偏り	逆 境	身体症状
2	2	1	0	1	0	2
2	2	0	0	0	0	0
2	0	2	4	1	1	2
2	0	0	0	0	1	0
1	2	1	2	1	1	0
1	1	1	4	1	0	0
1	1	0	0	0	0	0
0	0	2	5	1	0	2
0	0	1	1	1	0	0
0	0	1	0	1	0	0
2	2	2	4	2	1	0
1	1	1	2	1	0	2
0	1	1	5	0	0	0
0	0	2	1	1	0	0
0	0	2	0	1	1	2
1	0	2	5	2	0	0
1	0	1	5	1	1	0
1	0	0	1	2	0	0
1	0	0	4	1	1	1
1	2	1	3	0	0	0
1	1	2	0	1	2	1
1	0	0	0	0	1	0

の人格障害（F61）と診断しうる場合を1、特に認められない場合を0とした。

逆境は2つ以上の逆境を有している場合を2、1つの逆境を有している場合を1、ない場合を0とした。身体症状は2つ以上有している場合を2、1つだけの場合を1、ない場合を0とした。

⑷ 結果

23例の気分障害の臨床的特徴についての結果であるが、発達障害と気分障害の併存例23例の内訳は、うつ状態が主として見られる場合10例、双極性障害の躁状態が主として見られる場合5例、選択性緘黙ないし社会的能力の欠如を主訴とする場合4例、子どもに影響を及ぼした環境因によるうつエピソードと思われる場合4例であった（表2-25）。

うつ状態の10例では、不安、トラウマ体験を有し、人格に偏りがあると思われた例が半数以上にあった。登校不能や適応状態に問題があった例も半数以上であった。全例に知的障害や広汎性発達障害による社会性の能力の低下が見られるために、うつ症状の発症に対しては、知的防衛や、社会的なレジリエンス能力が低い。このために、臨床的には、事例性が高くなる。子どものうつ状態を受け入れる対応をしないと、二次的に不適応問題を生じたり、登校不能状態が長期化する。

躁状態は5例であった。うつ状態と比べて約半数であるが、適応上の問題を生じやすいために、特に注意が必要となる。躁状態における適応上の問題では、女児の2例では、援助交際と妊娠の繰り返し、その間の周りとの軋轢による自傷行為など1例、統合失調寛解後にうつ状態を示したあと躁転し、家庭内での当たり散らし自傷行為などの1例、男児では、友達への暴言・暴力、授業中の荒れた態度、学習への集中のなさ、注意をするとそのときはすぐにはよい返事をするが、しばらくすると同じことを繰り返す1例、性的亢進し女性に近づき離れない1例、学校ではクラス仲間へのいじめ、外では万引きの繰り返しなどの1例であった。

選択性緘黙ないし社会的能力の欠如については、今回の4例は、気分障害のうち、うつ病の併存3例と、躁状態の発症が1例であった。うつの3例は、学校仲間との関係の乏しさ、転居に伴う新しい環境への慣れの困難さ、社会不安の増大を伴ううつ症状の3例で、緘黙を背景にした二次的なうつともみなせる状態であり、薬物療法と精神療法を行い治療効果が見られた。躁状態を呈した1例は、長期の緘黙治療中に、突然、アルバイトに行き出し、店員の仕事を2か月ほど行った。その後は、元の緘黙状態が続いた。

選択性緘黙は、家族負因（Black et al. 1995）や薬物療法、特にSSRIであるfluoxethine（Black et al. 1994. Wright et al. 1995. Dummit et al. 1996）や、sertraline（Carison et al. 1999）や、MAOIであるphenelzineが有効である（Golwyn et al. 1990）との視点から、社交恐怖との関係に関心が払われている。しかしこれらの薬物は、抗うつ作用も持つことを考えると、うつとの関連も考慮が必要のように思われる。特に1例が躁状態であることを考えると、今後、緘黙は気分障害との関連にも注意が払われてよいように思われる。ただ、不安も4例に認められた。選択性緘黙は、多要因からなる異種類の病態と理解されており（Wong 2010)、気分障害と不安を含めた視点からの検討が必要であろう。

子どもに影響を及ぼす要因による4例は、環境要因からの二次的な抑うつ反応であった（表2-25)。うつ症状としてこの群に特異的な症状は特になかった。

⑸ 考察

これまでの気分障害と発達障害との併存障害の考え方

①性格行動特性との関係

児童期（8歳）に怖がりや引きこもり傾向のある子どもは、青年期（16～21歳）になり、うつ病や不安障害（社会恐怖、広場恐怖、パニック障害など）を発症しやすい。これは、家族要因や、その他の子ども時代の出来事を排除しても見られるため、児童期の特性が発展したものと考えられる（Fergusson et al. 2002; Goodwin et al. 2004)。青年期に感情的な反応を示しやすい人（特に女性）は、その後うつ病や恐怖発作を体験することから、性格特性とうつ病との関係が指摘されている(Pine et al. 2001)。したがって、発達障害におけるうつ病などの気分障害も、発達障害を有する子どもの性格行動特性を考慮する必要がある。

② ADHDとの関係

ADHDの症状は、異種類の原因からなる症候群であるため、診断自体が、多様なものとなる。このため、うつのみならず、反社会的行動、不安障害、学習上の問題、精神作用物質使用、精神遅滞、トゥレット障害の併存が多い（Biederman et al. 1991）。Angoldらの約20もの系統的な疫学調査のレビューでは、うつとADHDの併存率は0％から57.1％としている（Angold et al. 1993）。併存の現象を数えるより、それぞれの状態が、原因か結果のいずれかになっていることや、相互に悪循環を起こし多様な問題を呈していることがあるので、1例ずつ、丁寧に診察し診断することが必要となる。

気分障害のうち、ADHDと躁状態の併存、ないし相互の鑑別が特に必要となることがある。鑑別点は横断的には躁状態の興奮や尊大な態度はADHDにはない。またADHDは楽しいからその行為や動きをしているということもない。

素行障害との鑑別が必要になることもある。躁状態が極期には、イライラし反抗的になり、両親への暴力、喧嘩、性的逸脱行動、他者への配慮のない脱抑制状態となり、内省ができなくなる。ADHD、素行障害とも、縦断的にこれまでの経過を見る（グラフィングを行う）ことにより、鑑別は可能となる。

③反抗挑戦性障害、素行障害との関係

うつと反抗挑戦性障害、素行障害の併存も多い。先のAngoldらは、うつの21～83％にこれらの状態が併存するとしている（Angold et al. 1993）。その可能性としては、うつ病は素行障害の単に1つの要素にすぎないという考えがある（Harrington 2002）。すなわち、素行障害は感情の調整の障害であるうつ病と、社会性の調節の障害である行為の障害を持つ複合的な機能障害であると考える。一方、素行障害がうつ病を引き起こす可能性もある。素行障害の子どもは、一貫しない両親からの養育など、うつ病を引き起こす可能性のある有害事象のリスクが増加するような行動をとってしまうことがあるという。しかしながらChristchurch Health and Development Studyの縦断研究結果の洗練された分析によると、うつ病と素行障害の間には直接的因果関係は弱いという。これら2つの障害が併存するのは、家族機能の障害などのリスクファクターが共通していることによるものであると考えられる。うつ病と素行障害の併存の50％程度は共通の遺伝的傾向によって説明可能であるとする所見もある。

④精神遅滞とうつの併存について

言語表現能力が劣る精神遅滞や低知能では、内面的な感情を表現しなければ判断しえないうつ病の診断そのものが難しい。少量の抗うつ剤を用いることにより、その効果から、うつ状態があったのではないかと思われることがある。精神遅滞の場合でも、縦断的経過を調べるグラフィングを行うことにより、より診断が容易になる。

⑤その他

ICD-10においては、症状が重複した病像の診断は、1人の患者に同時に2つ以上の障害が発症したと考えるよりは、1つの障害が異なった表現型で表れている結果として考える。したがってICD-10では素行および情緒の混合性障害（Mixed Disorders of Conduct and Emotions: F92）という混合障害のカテゴリーを設け、さらに、抑うつ性素行障害（Depressive conduct disorder: F92.0）という下位分類も設けている。対照的に、DSM-Ⅳにおいては、1人の患者に3つあるいはそれ以上の重複診断をすることは極めて一般的なことである。

⑹ 治療

発達障害が併存している場合、臨床的に見て、どの症状（群）から治療を開始するかを決めることが一番最初の仕事となる。例えばADHDにうつが併存した場合、ADHD症状を軽減したほうが、うつの軽減によいと思われるならADHDの治療から始めるし、その逆もある。

うつの重症度により、治療法も変わる。軽症の場合は、最初は精神療法や認知療法を指向してオリエンテーションや初期面接を行う。経過の長い場合や、中等度以上の場合は、抗うつ薬を選択する。この際、現在推奨されている子どもに対する抗うつ剤治療は4段階に分かれており、第一段階でうまく行かないと次の段階に進む。第一選択はSSRI（fluoxetine、citalopram、sertralineのいずれか）で、次の段階はSSRI（fluoxetine、sertraline、citalopram、escitalopram、paroxetine〈ただし青年期のみ〉のいずれか）で、第三段階は別の抗うつ剤（venlafaxine、bupropion、mirtazapine、duloxetine）で、この段階でもダメなら再度、診断と評価を行うことになっている（Birmaher et al. 2007）。しかし、わが国で使用できるのは、このうち最近発売になったsertraline（ジェイゾロフト）とmirtazapine（リフレックス、レメロン）とduloxetine（サインバルタ）とvenlafaxine（イフェクサー）のみであるので、わが国での経験が積み重ねられるまでの間、私は以下の方法をとっている。

薬物療法に関しては、最初はドパミン系に働くsulpirideを100～150㎎（1日1回、朝か昼）投与する。副作用が少ないことと、抗うつ効果を期待している。また効果発現が早いことと半減期が短いことにもよる。それに、睡眠障害がある場合が多いので眠剤を眠れる程度を追加する。経過を見て、次の段階は、三環系抗うつ剤、ないしSSRIを使用している。攻撃性や焦燥感、罪業感の強い場合は、鎮静作用を期待して、clomipramine、amitriptylineを、少量より投与する。投与方法は、少量より開始し次第に増量していく。そして、成人使用量に近づけていき、効果が見られた段階で、増量をやめる。

治療全体の推移は、先の表（表2-4「うつの重症度　症状一覧表」折込み挿入）を参考に、思考、気分、意欲、行動、その他をチェックし、バランスよく治療が進んでいるかをチェックする。行動だけが改善していくようなときで、気分が改善せず希死念慮がある場合は、特に注意が要る。そのような場合は、SSRIのある種は、リスクが大きくなると思われる。減量は、時間をかけ、1か月単位で少しずつ行う。投与中の注意は、躁転である。100％回復したという場合は、躁転の可能性があるので、その点を伝え、抗うつ薬は中止する。

躁状態に関しては、気分調整剤（リチウム、sodium valproate、carbamazepine）を使用する。基本的には、成人に対する投与法と同じように、血中濃度をモニターしながら投与する。

難しい時期は、うつ状態の軽症慢性遷延化状態時の治療である。生活のQOLを維持しつつ、薬物は維持し、退行や引きこもりに陥ったままで長期化しないような働きかけが要る。

⑺ その他の臨床的問題と症例提示

アスペルガー障害があり、幼児期、児童期より対人関係に神経質でもあったが、青年期に入り、さらに周りとの軋轢や身体症状のために適応状態が悪くなり、うつ状態となっている。よくありがちな発達障害とうつ病の併存障害例を取り上げた。

症例１
発達障害（広汎性発達障害）があり、児童期に対人関係に神経質な状態から、青年期に至り、うつ病を呈するようになった症例（初診時13歳８か月）

主訴：学習意欲の低下（特別支援学級に午後のみ通学）、遅延性咳嗽（呼吸困難）・過換気症状（喘息の既往あり）。

生育歴：生後６か月で喘息と診断された。始歩１歳３か月、始語１歳過ぎ、２語文は２歳半頃。２歳代では、他の子どもがいると嫌がった。母親のそばを離れなかった。３歳児健診では、運動の遅れを指摘された。４歳時、無熱性のけいれん発作を起こしたことがある。幼稚園に通園するも、先生のそばから離れなかった。小学校入学前、読み書きの勉強をしようとすると、いつも泣き出し、嫌がった。幼児期より、社会性と対人関係などに適応上の問題が見られた。

小学校に入学するが、自分には特別仲良しの友達ができないと泣き出す。本読みは嫌いで、文字は拾い読みをしていた。２年生の先生の理解がよく、学校生活を楽しくしてもらい、通学を喜び出した。３年生になり、ようやく「なんで、どうして、なぜ」の言葉をよく質問するようになる。４年生は先生の理解を得られず、注意を受けることが多く、チック症状、不眠、夜驚症が見られた。しばしば登校をしぶる。

現病歴：5、６年生は先生の理解がよかったが、５年生時より、「クラスの子が嫌なことを言ってくる。これって差別ではないのか。僕は、馬鹿にされている。某君は、他の子と僕に対する態度が違う」と号泣し、被害的になった。担任の協力で、軽症化していたが、６年生の２学期に、「最近呼んでも、ボーっとしている。早くと言っても生返事で、しない」と指摘される。家庭では、これまでしていたことが雑であったり、手抜きをする。身だしなみも、乱れてきた。６年生の３学期の卒業式の練習を嫌がり、「気持ち悪い、吐きそう」と身体症状も出現し始め、休むことが多くなった。「みんなは中学入学にわくわくうれしそうやけど、僕は全然うれしくない」と言い、卒業式の日は出席はしたが、早々に帰宅した。

中学入学当初は、慣れることが難しく、はらはらしたり、ドキドキしたりしながら登校していたが、次第に苦悩が強くなり、体調を崩し出した。本人は、「勉強が判らない。クラスに友達がいない。クラスの中で動けない。みんなにいじめられる」と言い、自分ではその考えが消せないと言い出した。「弁当時、4～5人のグループから省かれ、1人で食事をしていた。小学校のとき、グループであった子を盗られた。お前がいると、ゲームをしても、ドベにならなくて済むと言われた。そばで見ている傍観者が、誰も助けてくれない」と訴えた。元来怖がりで、友達関係も守られるほうだけに、対処ができなかったようである。

近医を受診し、神経過敏だから休むように言われ、定型精神病薬を処方された。同時に、「胃がむかつく、腹痛、何事にも疲れた。嫌やもん」と根気なく体調不良を訴え、甘え出し添い寝をし出した。塾もやめ、登校せず、家にこもる生活となった。同時に学校も荒れが目立ってきていたが。

家庭では、学習は全くせず、ビデオ、漫画の生活であった。2年生は、これを機会に、転校し、転校先の特別支援教室に入学する。この頃から少し経過がよく、週に2回くらい登校可能となり、勉強もし始めた。しかし、6月になり喘息が再発し、呼吸困難を伴ったため、入院をしたが、精神症状の過呼吸のほうが目立ち、退院となった。

このように、児童期には、対人関係がうまく形成されず、またそれを気にするも、うまく解決できず、青年期になり、うつ病が明確になってきている。

初診時所見：これまでの経過から、不安が強く、うつ症状があると思われたので、症状チェックを行った。

- うつ症状について：本人は、怖い夢を見る、怒りっぽい、気分が沈む、自然に涙が出る、好きなこともやる気がしない、にチェックした。

別に母親から見た様子を付けてもらったところ、睡眠障害で3つ、考え事で5つ、気持ちで15個、行動で7つ、日内変動、身体症状で2つ、退行依存で7つの症状があるとされた。

内面を振り返ることが苦手な場合、自分自身の内面変化を覚えていなかったり気づかなかったりする。面接時に直接確かめても、はっきりしないことも多い。このような場合は本人のみならず、本人の様子をよく知っている両親の情報が役に立つ。

治療経過：うつ症状のみならず、激しい感情の爆発、怒りっぽさがあるため、その時々のさじ加減が必要となる。それに応じて、気分調整剤、抗うつ薬、鎮静目的の精神病薬、抗不安剤などをできるだけ単剤処方にして、様子を見ているところである。現在のところ、学校へは、１日２～３時間程度の登校が可能な日が、週に半分程度である。

＊この項は、長尾圭造「発達障害における気分障害」（『発達障害医学の進歩』23、2011）pp. 87–103 を加筆修正した。

5）性的逸脱行動と気分障害

10 代には性に向かう心理が高いことは言うまでもないが、それが気分障害ではどのような展開になるかはあまり語られない。ここでは気分障害時の援助交際などの性的逸脱行動を取り上げ、その防止や予防への一助としたい。

⑴ 背景

思春期・青年期には、大人とも子どもとも違う独自の精神生活がある。その精神的心理的特徴は、プラトンは「酒なしで酩酊しているようなもの」と言い、その先生のソクラテスは、①贅沢を好む、②権威者を軽蔑し無作法、③年長者を尊敬せず学習の場でもおしゃべり、家庭ではしもべでなく、専制君主であるとした。またプラトンの弟子のアリストテレスは、青年とは①変わりやすい、②予測しがたい、③満足の延期ができない、④批判に耐える能力が乏しい、⑤衝動的で短気、⑥感激しやすいとしている。近年でも、情動面は不安が高い、刺激に対する過敏性、感情の両面性、激しく揺れ動く感情の両極性、性急さ、情動に対する意識的抑圧が特徴で、思考面は、自己中心的（主我主義的）、過激主義、虚無主義、非合理性、論理の飛躍性がある（北村 1972）。つまり紀元前から全く変わっていない。

その青年期の心理的課題は自我同一性というもので、自分が自分であると感じる自分から、①他人から見て自分がどう映るか、②その時代の理想的標準型に自分の技術や役割をどう結びつけるかになる。言い換えれば、他者に対する自己の意味の普遍性と連続性に合致した経験から生れてくる自信を作り、社会的現実の中ではっきりと自分なりのやり方でうまく行き発展しているという確信の感覚を持てるということである（Erikson 1959）。

この年代の今 1 つの大きな特徴は身体的な変化である。主観的には、生理的な性に対する身体の変化の高まりと、性に対する意識の高まりがある。活火山のような強い勢いや爆発的な強さがあり、いつ噴火し顕在化するかは判らない状態である。これを背景に、①男（女）であるという確信、②成熟し魅力的になる確信、③欲動を支配できる確信、④自分は誰であるかを本当に知っている確信、⑤自分がどのようになりたいかを知っている確信、⑥自分が他人にどのように見えるか知っている確信、⑦悪い友人、指導者、相手に関わらない確信、を持つこと。言い換えれば、欲動の無政府状態となる両親から離れての自立に直面しても、良心の強さでもって悪い相手に引き込まれないようにするコントロール能力である。

この作業に失敗すると所属感・帰属感を求めて徒党を組もうとする（例：不良仲間に入る、熱狂的活動に入る）か、社会から要求される強い画一化や強制からの逃避をしようとし、不登校・離職・家出・引きこもり・非行・説得拒否・浮浪者・同性愛者・精神病様状態などとなる。あるいは、職業的同一性が決められないため党派や群集のヒーローとの過度の同一化をする。またはわずかの違いで排斥する。これは同一性拡散に対する防衛であると理解される。置かれている状況と持っている特性を考えれば、この時期を何とかうまく乗り切るためには、ああでもないこうでもないと考え悩む時期が必要である。また、それを行う年代でもある（Erikson 1959）。それは基本的に複雑な人間関係が形成されていない、他人の品定めができない、判断に弛緩がある、不安定である、ときにやけくそとなりやすい、衝動性が高い、瀬戸際体験を好む傾向が強い、目標を失いやすいといった状態を招きやすいからである。

⑵ 対象

日常臨床では、逸脱した性行動を主訴として受診することは少ない。しかし、通院していると性行動が語られ大きな機能障害となっていることが判る。そのような日常診療の中から知ることのできた20歳以下の女児10例である。

⑶ 方法

性行動に関する問題は次のような視点で整理した。青年期には青年期に対峙する以下の課題がある。

ⅰ．自分自身の性格行動特性の顕在化が起きている。
ⅱ．家庭・学校でのそのときの仲間関係や集団適応課題がある。
ⅲ．学業問題や将来課題にそれなりの納得のいく成果を出さないといけない。
ⅳ．これまでの未解決な発達課題があり処理しないといけない。
ⅴ．思春期青年期のメンタルヘルス問題（自分では対処しきれないほどの内発的な問題、内面的な精神病理）がある。
ⅵ．家庭問題、家族問題やその他の環境問題が生じている。

vii. 自分が直面している問題に対するコントロール能力の欠如。

こういった問題を背景に性への傾倒が強くなる。そこで性行動へのメカニズムを各症例ごとに性に向かう力（Proximity：P)、性に向かう力を抑制する力（Inhibition：I)、当時の置かれた環境特徴（Environment：E）などからまとめ、その後の経過も合わせてまとめた（表2-26)。

⑷ 結果

青年期課題について

以上の7つの視点から10例を見ると、いずれの症例も青年期に対峙する課題に対して問題を3～6個有している。その問題点は以下の通りである。

ｉの性格行動特性の顕在化に関しては、小学生時期には顕在化しにくい未熟性、依存性などが、思春期青年期になり、周りとの違いや格差が目立つようになり、さらに周囲の人達との関係が維持されなくなる状態となっている。

ⅱの家庭・学校でのそのときの仲間関係や集団適応課題に関しては、いじめられ体験を持つことが5例と多い。社会適応上の問題を有していた既往がある。

ⅲの学業問題や将来課題に関しては、全例で元の精神病理のために、登校が維持できずに、留年や退学や家庭療養となっている。

ⅳのこれまでの未解決な発達課題に関しては、いじめトラウマや適応上の問題を抱えているため、健康なメンタルヘルス状態で思春期を迎えたとは言えない。

ｖの思春期青年期のメンタルヘルス問題（自分では対処しきれないほどの、内発的な問題、精神障害の発症などの精神病理）に関しては、いずれも精神科クリニックでの例であったため、何らかの精神病理を有する。しかしその程度は軽度から、明らかな集中的治療の要る段階まである。また、現在も全例が加療中でもあり、精神病理を持つことが大きなメンタルヘルス上の発達阻害要因となっている。

ⅵの家庭問題、家族問題やその他の環境問題に関しては、6例に元家族とのよくない関係や課題を抱えていた。

ⅶ悪い友人、指導者、相手に関わらない確信を持つこと。言い換えれば、欲動の無政府状態となる両親から離れての自立に直面しても、良心の強さでもって悪い相手に引き込まれないようにするコントロール能力である。

つまり、不利な要因は、複数に及ぶ。かつ思春期青年期から問題が生じた場合よりも、それまでに課題を持つことが多い。そういった状態を本来は支えるべき家族機能が、本人との関係を考えれば、機能していないことが多い。

性的逸脱行動のメカニズム

性的初体験や逸脱性行動が主要な臨床課題の1つとなったクリニック受診例10例の精神医学的背景、性体験へのメカニズムは4群に分けて考えると、まとまりがよさそうであった。

ⅰ. ごく軽度の精神病理があるため、現実吟味力が十分働かず抑止力が低下して性的体験を有した例（症例1、2、3）。これまでの対人関係などでの大きな問題はない。対人関係は、依存的ないしは積極的であり、通常の恋愛からの性的体験であるが、将来の持続的関係につながらない体験となっている。いわば、あせり型。

ⅱ. トラウマ、不安抑うつなどの明白な精神病理があり、男性に対して対人希求的である例（症例4、5、10）。精神症状との格闘中とも言えるが、その状態を支えてくれる男性を求めての接近行動で、依存と思い通りの支配を求めることになる。女性としては魅力や武器をうまく発揮していると言える。いわば、依存型。

ⅲ. 躁病で気分の高揚や行動化が強いため、出会い系サイトや援助交際などの後先のない行動に出る例（症例6、7、8）。躁病のいずれかの時期（躁状態、軽躁状態、躁うつ混合状態）にあり、通常の家族関係や友達関係がうまく働かないため、相手にされない。このため、躁状態による強い行動化が働き、相手構わずの性的関係を持つに至る。思い通りにならないと相手を警察に訴え、事件化することもある。いわば、躁病型。

ⅳ. 気分障害を伴う反抗、衝動性などの症状のために家出し、行動半径が広く、行き当たりばったりの男性関係を持つ例（症例7、9）（7は重複例）。中心となる精神病理は別にあるが、付随する精神状態や行動が、家族や両親への反抗という形で家出をする。男性に誘われて家出を続けているか、それが続かないと保護される結果となる。いわば、反抗・衝動型。

表 2-26　クリニックの受診例

症例・年齢（性的問題行動時）／対峙している問題	1　PZ 17 歳	2　IB 16 歳	3　IT 20 歳	4　IF 13 歳
①性格・行動特性の顕在化	不安・依存孤独に弱い・不安定	—	—	—
②仲間関係・集団適応（家庭・学校とも）		対人関係に過敏、いじめられ	—	同性友達乏しい、いじめられ
③学業問題・将来課題	高校中退 不明確・挫折	高校→（高校中退）	大学中退	高校在学中→ （進学予定）
④これまでの発達課題	—	—	—	小3いじめられトラウマ
⑤精神病理	不安（閾値以下）	気分の揺れ不安定さ	軽うつ気分で気分不安定	不全感、自己嫌悪 解離・OD・うつ・自傷
⑥家庭・家族問題	母親との別居	—	—	父親恐怖
診断名	なし→（パニック障害）	双極性障害	双極性障害（軽躁軽うつ）	不安抑うつ状態 （解離）
そのほか	—	性体験レディネスのなさ	—	—
性行動へのメカニズム	アルバイトが交際機会	2回目のデート	アルバイトから恋愛	複数恋愛
P：Priximity	不安・依存	恋愛中、気分の変動性	バイトする積極性 不安定・軽い爽快と興奮	恋愛、依存庇護欲求 対人希求的
I：Inhibition	知的防衛能力、現実吟味力	レディネスのなさ、自己確立のなさ	現実吟味力低下、相手も精神的不安定	孤立、家庭回避
E：Environment	母との別居、孤立感	—	相手が結婚未準備	—
社会的事象	—	相手に謝罪をさせた	関係破綻	—
その後の経過	別の男性と結婚 ２子あり	退学・療養	家事手伝い・アルバイト	キャバレーバイト

5　ZD 17歳	6　PN 16歳	7　IO 15歳	8　NZ 13歳	9　LV 16歳	10　TV 17歳
同一性拡散	—	未熟・易変・依存・低い自己確立	未熟・依存的・素直	—	未熟・依存的
—	—（良好）	小学生時代より不適応、いじめられ	小学生時代より不適応、いじめられ	中1時いじめ・省け体験	適応不良、いじめられ
大学在学→（卒後自宅療養）	—	不登校持続	学業成績・下	不登校	学業成績・下
高1・BF喪失トラウマ	施設生活 抑止力不足	小3いじめトラウマ、小6躁病発症	小4躁病発症	いじめ、 両親不在がち	幼児性
見捨てられ不安 解離・OD・うつ・自傷	思考不十分 自己確立のなさ	多動・抑制欠如・依存的、行き当たりばったり行動	躁（抑制欠如）	躁うつ混合状態	衝動性・依存 被害的となる
母親依存・祖父母養育	保護者不在	父・支援なし、 母・未熟、依存的	離婚、父がネグレクト／祖父母養育	両親への反抗・拒否	
見捨てられの PTSD、解離障害	うつエピソード	双極性障害の慢性遷延化 行動抑制できない	躁（抑制欠如）	双極性障害（躁うつ混合）	統合失調感情障害
—	—	いじめ・不登校・万引き・自傷・過食・OD・イタズラ	—	—	—
交際（代償的報酬強化）	誘われやすい	出会い系サイト援助交際志向	出会い系サイト援助交際志向	家出・援助交際（衝動性・抑制欠如）	家出・援助交際（衝動性・抑制欠如）
対人希求的、経済的利益	優柔不断	躁状態での男性接近、快体験	躁状態での男性接近、快体験	男性指向、衝動性、反抗 行動半径が広い	男性指向、衝動性
精神的不安定さ	歯止めのなさ 投げやり気分	行動抑制力のなさ	知的抑制力のなさ、父親からの回避	家出・誘われ援助交際	家出・援助交際
—	監督の限界	家族抑止力のなさ	家族抑止力のなさ	家族抑止力の低下	家族抑止力の低下 反抗的
男性依存傾向	—	少年鑑別所（妊娠中絶） 警察事例（相手）	警察事例（相手）	家出補導（6回）	保護される
スナック・キャバレー・デリヘル	経過観察中	入院持続	入院・復学	治療後問題行動なし	治療後問題行動なし

(5) 症例提示

＊丸付き数字は、表 2-26 内の対峙している問題の番号を示す。

症例 1

あせり型：母親との別居、依存傾向、不安パニック発作があり、①③⑥の課題を持つ症例（17 歳）

元来の性格特性：明朗快活で好奇心旺盛。友達には依存的。人前では緊張しやすい、不安が高い性格。例えば、学校で給食時に嘔吐したことがあったが、以後 1 年間、学校では不食となる。本人は、「誰かを頼りにすると、思い込みが激しい性格なので、それにのめり込む。それは自分が弱い（コントロールしきれない）から」と述べる。

背景：学業成績は下で、高校 2 年生で中退。ジャズダンスに取り組むも中断。バイトをいろいろと始める。その際に知り合った男性と付き合い中絶をする。

その後、母親を助けるために別居中の母親と同居する。そこでアルバイトを始めるも不安が強く 2 ～ 3 日しかできず、家で 1 人で過ごすことが多かった。次のアルバイトの際に、自分に何かあっても母親以外に知り合いもいず、誰も気がついてくれないと思うと不安が急に強くなりパニック発作をきたしたためにクリニック受診となった。

メカニズム：P：本人の不安特性、依存性、I：知的防衛能力、現実吟味力の低さ、将来の目標設定のなさ、E：母離婚による親との別居生活期間があったことが考えられる。

予後：その後は結婚して平和な家庭を築いている。

症例 2
あせり型：自己の性格特性、問題対処能力からトラウマ化した②③⑤の課題を持つ症例（16 歳）

元来の性格行動特性：やらなければいけないと思い、やりすぎる（勉強・部活）ところがある。目立ちたいのに、やや人の顔色を見て行動する。親から見ると「性格は優しく、控えめでおとなしく見える」が、本人は絶えずよい子ちゃんにしている状態だけなので、そう見られることを嫌がる。対人関係場面では、対人不安、対人過敏があるが、そのために言動を抑制している。他人の評価が気になり、自己の価値判断の中心となる自己確立のなさがある。本人はこの状態に対して満足していない。学業成績は上の上。

性行為によるトラウマは、2 回目のデートで相手の誘いに応じて初体験をする。しかし、「安易に応じたことで、自分に腹を立てている。妊娠のことも心配である、そのときとその後とで彼の態度が違う、自分からはもう絶対に会わないと決め、親にも話し、相手に反省文を書かせた。実は、嫌だと言いたかったが関係が壊れそうでコワかった。初めての体験自体のコワさがあった。今後もうボーイフレンドができないかもしれないと思い妥協した。この自分に腹が立つ」と言う。彼は優しかったが、今は判らなくなった。好きだったとも言われたが関係は壊れた。

つまり、性体験に対する気持ちの準備ができていなかった、そのときの自分の気持ちをはっきりと伝えられなかった、自分を大事な存在と思われていなかったかもしれないという他者からの低い評価の入り混じったトラウマ体験となり、初体験が心的外傷後ストレス障害を呈した。

メカニズム：P：好きであること恋愛中、元来の気分の変動性があり積極的な時期であった、I：性体験への準備不十分、意思の不明確表示による抑制力の低下がある。結果は、トラウマ化（PTSD となり容易にフラッシュバックする）し、相手への攻撃、謝罪させるなどの事例化を招き、恋愛は破綻した。

症例３
あせり型：うつ病の引きこもり状態があり、③⑤⑦の課題を持つ症例（20歳）

生育歴：中学１年生より高校３年生まで、気分の変動が強かった。しかし、１年に30日以上は休んでいない。一方、気分が晴れ晴れとする期間も数か月間続くことがあった。

性格行動特性：元来、喜怒哀楽のはっきりした性格。しかし神経は細やかで、小さいときから知らない人とは話したくなかった。大学入学後の５月より、学校に行けなくなり実家に戻り、軽いうつ状態が持続していた。

性的体験を持った頃の様子：軽度のうつ状態であったが、その後意欲が出てきたため、アルバイトを週に２～３日始めた。普通に恋人が欲しかった。彼は大学生でアルバイト先で知り合った。自分には学校を途中でやめた負い目があった。彼に「仕事をしたら」などと言われた。それまでは通常の関係であったが、性的体験は、自分からアプローチした。彼氏に妊娠の可能性を話した。「私は産みたいが、パートナーに不安があった。相手の母親とも会ったが、嫌われているのではないかと思った。彼と口論になったとき、彼はいつもは自信過剰なくらいの状態と思われたのに、泣き叫ぶ、すぐに怒る、切れやすい状態になった。同時に自分もガーガーと言ってしまった。今考えると冷静な判断ができなかった。浅はかでした。やっぱりちょっと気分が高揚していたかなと思う」と述べた。このために関係は破綻した。

メカニズム：P：活動性はバイトができる程度に積極的な状態、恋人が欲しい、気分の不安定さと軽度の爽快・昂奮性、I：現実吟味力の不足、相手も情動が不安定で社会的自立状態にない。

症例４
依存型：躁病でネグレクト状態があり、②③④⑤⑥⑦の課題を持つ症例（13歳）

病前性格：明るい。自己中心的で情緒は不安定。短気で、素直な面もあるが頑固な面のほうが強い。落ち着きがなかった。小学生時期より、学業成績は下位。小学校４年生より、精神的に不安定な面があった。中学１年より、「泣いている子どもが見える」と幻視を訴えることがあった。

生育歴：母親が本児に対してネグレクト状態であった。6歳時に両親離婚し、父方祖父母が育てる。本人の話では父は暴力的（小学校時代より、グーでパンチ、キックが腹に入る）で、本児に「俺はお前を見捨てている」と言う。弟と喧嘩しても自分だけビンタされ、弟より大事にされてない。父親が自分を嫌うのは、本児の顔が母親に似ているからと思っている。祖父は何かと口出しが多い。

現病歴：13歳時（中学２年生）、学校で、急に駄々をこね自分を抑制できない。自分の刃物で体を傷つける、人の話が聞けず、うつろな目つきで「廊下でトンボに追いかけられた」などと興奮することがあった。

　その頃、出会い系サイトで、男性と会う。朝よりホテルへ行き夕刻までいた。最初はベッドで飛び跳ねていた。その後抱きしめられ、うれしくなって性行為に至る。夢のように幸せだったと言う。その後、妊娠しているのではないかと不安になりリストカットした。この男性と結婚したいと言い、その後も同氏と電話をしている。この出来事の前にも出会い系サイトで知り合った男性を自宅に呼ぶことがあったが、家族が未然に防ぎ、別れさせた。いずれも相手は父親年齢の男性。

メカニズム：P：躁状態、ないし軽躁状態による性衝動の高まりと行動化、男性への関心の出現、仲間の女児からの避けられ感・排除感があり、男性への関心が増大、受け入れてくれる男性への接近（年齢は父親年齢）、自分が避けられないための接近、快体験、I：知的能力の低さ、元来の抑性力のなさ、躁状態による行動抑制のなさ、父親からの嫌われ感、祖父から回避すること。E：家族の抑止力、防御力の低下。

＊症例5は略す。

症例6

依存型：うつ病で成り行き任せで保護機能の弱い状態であり、④⑤⑥⑦の課題を持つ症例（16歳）

主訴：本人：施設内ストレス（施設を年齢により移動したが、職員の入所児に対する噂話を聞くのが嫌、職員に告げ口をする児がいる、ルールが嫌、指示助言が聞けない）、不眠。

職員：自傷行為をする。それを周りの子ども達が怖がる。人にすっきりすると言う。隠れての喫煙。

生育歴：5歳時に両親が離婚。6歳より施設生活を続けている。高校2年生になり、施設移動となる。中学2、3年生時にはリストカットを、高校生時には部屋の壁に穴を開ける、腕をかきむしる自傷行為、物を壊すこともあった。

病前性格：社会性は良好、自己主張少なくため込むタイプと言われる。自分ではおとなしい、人に流されやすい。

現病歴：中学3年生時より夜間中途覚醒4～5回、入眠不良があり、食欲も低下してきた。高校では運動クラブのマネージャーをしているが座り込み顔を伏せていることが多いなど、うつ症状が出現している。施設では他の子ども達（年下）との関わりが少ない。高校生になり、クラスメートに誘われると「まあいいかと思ってしまい」性的体験を持つことが増えている。男子同士での誘いやすい噂などはないようである。自分から誘うことはない。誘われると、歯止めは利かないのかもしれないと言う。

初診時面接と検査：うつ症状は睡眠障害（入眠障害、熟眠感のなさ、途中覚醒、多夢）、気分（沈む、虚しい、疎ましい、怒りっぽい、やけくそ気分、自分はダメと思う、自信がない）、希死念慮、考え（悪いほうに考える、なかなか考えられない、後悔など）、行動（1人で部屋にいることが多い、好きなこともできない、勉強もせず洗顔歯磨きも億劫、甘えたい、人にくっついていく）など多彩だが自然に話す。自尊感情はCoopersmithでは肯定的回答が2項目／50項目と極めて低い結果であった。診察後は、学校を休み出し1人で過ごすことが多いので見守っている。希死念慮はなくなっている。

メカニズム：P：対人関係の社会性は元来良好、誘われると断ることが少ない、I：緊密な関係の保護者がいない、うつのやけくそ気分、E：施設監督の限界などが性行動化を防げていない。

＊症例7は略す。

症例8
躁病型：気分変動の強い即断即決型であり、①②③④⑤⑥の課題を持つ症例（13歳）／家出（6回）、援助交際による性体験。

家族構成と生育歴：家族は5人（両親、本児、妹、弟）で、5歳まで大阪で過ごす。人見知りするほうであった。

性格特性：友達は多く、明るいほうであったが、特別仲のよい子はいない。中学生以後、「性格が変わったように思うが、思ったことを全部言ってしまう。すぐあきらめる。根気がなくなった」と述べる。

現病歴：小学校時代は特に問題となることはなかったが、6年生時に「面白くない、友達の輪に入りづらい」という経験があった。

中学校時代は、1年生入学後間もなく、同級生にいじめられ（省けにされた）、学校へ行けなかった（理由：①クラス・クラブで友達がいなかった孤立傾向。誘ってくれた子はおとなしい子。②吹奏楽クラブで楽譜が読めず、皆にそれを言われた、馬鹿にされた劣等感、省け感があったが、先生が皆に説明してくれ解決した。③人から見られている、自分のことを言われていると思っていたという注察妄想・被害念慮があった）。これらのために登校できない。

2年生は、2学期終業後から適応指導教室へ通学した。当時、腹痛があり持続することがあった。当時の生活背景は、両親は仕事に忙しく不在がちであった。家では好きなことができないわけではないが、「いじめられる人間だから家にもいてはいけない。弱い人間だから家にいてはいけないのでは」と思っていた。お母さんは、「テスト勉強くらいしっかりしないと」と言うが、言われると落ち込んでいた。このため、家を出ると少し気持ちが晴れた。基本的にはマイナス思考だった。「親は話を聞いてくれない、1人ポッチ、こんなところにいられるか」と思い、家出し大阪へ向かった。ぼんやりと歩いているときに声を掛けられ援助交際をすることに至る。これをたびたび、繰り返し行い、時に補導されることだけでも6回繰り返された。家出期間は、最短1日から約2週間であった。

メカニズム：P: 対人希求的で、すぐに親しくなる。行動化が早い。行動に抵抗がなく、行動半径が大きい。寂しい、友達がいない。I: 親は話を聞いてくれない孤立。その他の側面：すぐに行動するが長続きしない、すぐにあきらめる。

症例 9
反抗・衝動型：自己解決を目指し苦悩する状態の中で、②③④⑤⑥の課題を持つ症例（16 歳）

生育歴：幼児期より母親への愛着が強かった。例えば、保育所でお迎えを待つ間さえ、その喜びが強かったという。両親の転勤を契機に祖父母に育てられたため、その愛着願望は母親からの愛着獲得のための行動と化した。そのため、よい子にしていることが母親からの愛情獲得と考え、よい子を続けた。中学入学を契機に同居となる。高校生時に母親に「何やのん、この成績」と言われ、母親に見捨てられると思い成績を伸ばし、大学は希望通りに入学した。父親の存在は常に薄く（自分のことは何も知らない）、存在感がない状態が続いている。

性格行動特性：対人希求的であり、異性の友達もできやすい。高校生時に、男性と付き合い、性的体験を持つことで「かわいらしいと言われ、ものをくれる存在」としての男性に気がつく。以後、「自分を受け入れてくれる」ことが愛情であるとの考えで、それがかなわないと別れ、次の彼に移るということを繰り返している。

現病歴：母親との関係性を中心にした自己の病理に気づき、クリニック受診する。一方、生活手段の１つとしてのアルバイトは、スナックバーでの接客、キャバレーでの接客、デリヘルと移っていく。このアルバイトは概ね３年ごとに変わるが、精神的には抵抗があるものの経済的メリットのため必要というジレンマを抱え続けている。

内面的には、精神的な不安定さ（気分の不安定さがあり、うつ症状が強いときが多い。そのときにより症状が変化し、初期は過緊張状態や、外界との違和感：人の視線が気になることから始まり、次第に食思不振・嘔吐などの不安時消化器症状、過呼吸、動悸などの不安症状、人格交代を含む解離症状が出現するなど多彩）が持続している。日常生活能力は、短期間の普通のアルバイトができるときが最もよい状態である。まだ将来計画を立てられない段階にいる。

　このため、対人関係では適切な距離感を保つことができず、男性とは過度に親近感のある関係を作ろうとするが、うまくいかないと（そうなりやすいが）関係が途切れる。したがって、自分を受け入れてくれる相手とは付き合えるが、精神的ゆとりがないために、それ以外は家族のみに限られている。自立、社会性といった面では、まだ課題がある。
　その延長線上で、デリヘルのアルバイトなどを行う。しかし客からは、ときに容赦のない言葉をかけられることもある。それにも対峙しなければならないが、それは得るもの（金銭）とのトレードオフで、現在はこの仕事を続けている。

メカニズム：P：対人希求欲求、男性の存在、性行為による自尊感情の高揚、経済的メリット。I：安定しない精神症状、普通の仕事では得られない性的代理作業の必要性、その他の問題としては内面的問題が大きく母親との愛着関係の確立をめぐる問題と格闘中であるために、不安定状態が続いている。

⑹ 症例のまとめ

10例を通して見るといずれも青年期課題を複数、多い場合にはほぼすべてを有していた。性に傾倒しやすい要因の強まりと、性に向かう行動を抑制する要因が弱まっている事情があった。こういったことが性的な関係や性的な行動へと近づくメカニズムと思われる。

性的行動が強まっている要因は基本的に活動性が高いこと、およびすべてが彼女らの持つ精神病理によっている。一方、抑制力の低下は対人関係において孤立しやすいこと、孤立したときに支える存在が乏しいことがあげられる。

したがって、この年代に対する性的逸脱行動を抑止するには精神病理を軽減すること、すなわちクリニックでは精神障害の程度をできるだけ軽減し、良好なメンタルヘルス状態を維持することである。また抑止力に関しては孤立をさせないようにすることが必要である。困ったときに身近にいて孤立を防ぎ支えることが、この年代の性的な蹉跌を防ぐ一番の予防効果であると思われた。

⑺ 結論

以上の結果から考えれば、性的な行動だけではなく、青年期の課題を乗り切る視点からの配慮が要る。したがって青年期の今回見られた性的逸脱行動の予防や防止をするには、症例の持つ精神病理の改善をする努力をし続けること、治療を支えるキーパーソンや友達・家族などを確保できるようにすること、臨床の場でも本人達を生活面で支え続ける姿勢を持つことが必須と思われる。

(4) 気になる症例

1) 最重症うつ病例

状態の概要

状態像は部屋を暗くし、完全臥褥で話しかけても会話はなく、寝たきりとなる。食事もせず、排泄もしないので、たれ流し状態となる。介助しようとすると嫌がり荒れる。家族としては手の出しようもない。ときにふと、食べようとしたり、トイレに行こうとする。このような状態は、そのときの状態だけを横断的に見ると、うつ病の重症状態とは判断しにくい。しかし、いきなり最重症状態になるわけではない。これまでにうつ病相期があったのではないかと考え、よく経過を振り返ると診断が付く。

症例の概要

うつ状態は中学生のときより見られたが、家族からの情報入手が困難で、本人も話すことがないのでわけの判らない状態であった。このために、初診時の診断が困難であったが、数か月にわたり情報を得つつ、つなぎ合わせてうつ病の最重症例と判断した。

診断

反復性うつ病または双極性障害で最重症状態が反復された例（初診時 H16.5、24 歳男児）。精神遅滞を併存。

主訴

両親：会話ができない、しようとしない。1 日中寝ているだけで外出、入浴、着替えをしない。ときには食事もせず、トイレにも動かないので垂れ流し状態となっている。行動を促すために何か言うと茶碗、コップを投げるなど行動が激しい。

家族歴

両親は地元で漁業を営む。兄（2 歳上）、本人、弟（3 歳下）、父方祖母の 6 人家族。

発達歴

乳幼児期：妊娠 9 か月にて出生。始歩は 1 歳時。2 歳時より月に 1 回程度のけいれん発作が見られたが、次第に軽減し消失。小学校卒業まで治療を受けていた。発作の前後は気分の変動が激しかった。

小学校は低学年では陽気で面白い子と思われていた。勤労意欲、根気強さ、情緒の安定が見られるとされていた。一方で、成績は悪く基本的生活習慣、自律性に乏しく、周りに支えられての学校生活であった。中学年、高学年では同様の肯定的側面が指摘されていたが、同時に机やランドセルの整理整頓のできなさ、ときに自主性のなさが指摘されていた。しかし友達ともゲームをするなどの交流はあった。成績は下の下。高校 3 年生時（H10.11）田中ビネー式検査で IQ40 とされた。

現病歴

中学 1 年生の 9 月よりクラブ（卓球部）に参加せず学校も休み出した。このため支援学級に転入する。次第に、話もせず食事もとらなくなり身長は 170㎝あったが体重 40kgとなった。家庭では気分のムラが激しく、楽しそうに笑っていたかと思うと、その何分かあとには怒り出すという気分の日内変動が見られた。些細なことで祖母に対して暴力を振るうこともあった。散髪は嫌がり髪を切ることもなかった。このため初めて中学 2 年時（H6.8）に A 院を受診させたが、小声でおどおどとした応答だった。同年 12 月には B 特別支援学校に編入したが、3 年生の欠席日数は 52 日であった。月別の欠席日数から気分の状態を推察すれば 4 月末から約 1 か月強の 6 月初めまでうつ状態が強く、その後 10 月中旬まで約 4 か月強改善し、その後 11 月中旬まで約 1 か月間、再度うつ状態となる。その後改善するも 1 月下旬から 3 月末まで約 2 か月間、再度うつになったようである。

高等部では最初の 6 か月間は状態が安定していた。その後、登校に波があった。元気のよいときには友達とトランプなどをして遊ぶ、自転車で買い物に行ったり TV を見る、笑顔も多く冗談も言うことがある。気分の悪いときは元気がなくボーっとしており、寝ているだけの生活で動作がスローになる、歯磨きせず、散髪を嫌がりせず、失便することもあった。寮生活であったが、自宅外泊時には帰校を拒み、3年生の出席は1年間で13日のみで卒業した。

18歳時（H11.4）卒業後はC施設に入所したが、4月より10月までは休まず作業に参加した。その後、入浴、洗髪を拒否し、促すと興奮し暴言がある。「友達ができない、女子から相手にされない」と言い、友達との口論が増え、いらだちや暴言が増えた。19歳時（H12.4）、一晩中音量を上げCDを聞く、大声を上げ廊下を徘徊する、壁を叩きながら徘徊する、女子のひそひそ話を、自分への悪口と思い殴りかかる行為があり、興奮と攻撃性が強くなったため、D精神科病院に2か月間入院した。躁状態であったと思われる。

その後、家庭では、洗面所（鏡を見る、髪の毛を気にしてドライヤーをかける、シャワーを使う）と自室（ときに音楽を聞いていた）を往復するだけの生活で無為な状態であった。歩行することもないため、筋力低下をきたしていたが、ジュースを買いに外出した際、転倒し、以後、立てずトイレも行かない垂れ流しの完全臥辱状態となる。筋力低下のリハビリ目的で、H15.8～16.1にE病院に入院した。

リハビリはできたものの、突然看護師と口論し、面会の母親にも「あっちへ行け、うるさい、帰れ」と怒鳴り興奮が激しくなった。外泊時、帰院を嫌がるため退院となった。

その後再度、他者と交流のない臥床がち（入浴、着替、洗面、歯磨き、散髪なし。食事は1日1回かそれ以下。排便も垂れ流し状態）な生活を送っているため、当院に紹介されてきた。

初診時（H16.5）の様子

日常生活は自室にこもり電気もつけずに暗い部屋で寝ているだけの生活であった。家族との会話はないか、極めて乏しい。ときにウァーとうなり声を1人で出していることがある。TVの音もやかましいと消しに来ることがある。そのときに興奮し、台所で皿を割り散らばっていることもあった。食事ができたと言っても「うるさい、言うな」と怒るので取り付く島がない。部屋からも出ず、着替えは5か月間なし、無為、好褥でトイレも行かずに、ベッド上で垂れ流し状態となってパンツに大便がたまっているが、ときに怒りが強くなることがあるので、家族も近づくことができない。食事は次第に減り1日1回から、30時間に1回程度となり体重減少が見られた（食事時に台所に来た際に部屋を掃除し、本人の着替えと清潔は父親が対処した）。

初診時は家族のみ受診したが、様子から鎮静が必要と考え risperidone（RIS）を投与開始した（1日1～1.5㎎）が、攻撃性がやや低下することはあったが基本的には、この状態が6か月続いた。10月某日、父親が「一緒に風呂へ入ろう」と誘いゆっくりと話をさせると落ち着き出し11月に本人が「僕、病院に行きたい」と言い始めて受診となる。

診察時は簡単な応答は見られ、「じっとしていたい、暗いのが怖い」と小声で答えた。家庭では電気は自分で消し自室で動こうとしない状態が続いたが、これまでの激しい行動化から、症状軽減化を目的として RIS を次第に 7mg まで増量するも改善がなかったので、入院とした。入院後は8日間で食事、排泄が自力で可能となり退院としたが、再び、無為自閉的な生活となることと、家族が介護に疲れて限界状態となったため H17.1 再度入院とした。

入院中の様子

誘導し促すと1日1回トイレに行く、食事を介助で食べることができた。この状態が約6か月間続いたが、その後次第に ADL が回復したので、H17.11 退院とした。退院時投与は RIS 7㎎であった。

退院後は家庭では家族と共に食事をし、食器も自分の食べたものは洗える状態が持続する。H18.8 成人入所施設に入所したので地元の精神科病院に紹介し最終診となる。

まとめ

当初情報が乏しく不確実であったため診断ができず、手探り状態での対処療法であったが、退院間近に得た情報から、以下のように考えられた。

①10数年間にわたり縦断的な変化を見れば、反復性うつ病性障害ないしは双極性障害と言える。

②その周期は、1～2か月から1年以上に及ぶこともある。この間、軽度の

慢性遷延化状態で経過することもある。

③興奮の極めて強い時期があり、躁状態か、躁うつ混合状態か、焦燥性のうつ状態であったと思われる時期もあった。

④うつ状態の極期には、完全臥辱状態で、食事は１日１回以下、排泄も大小便とも垂れ流し状態となることがある。

⑤日内変動も見られ、機嫌の悪いときでも数時間後には、穏やかになることもある。

⑥周期の間には、ほぼ完全に寛解する時期がある。

⑦③④の状態時には、入院治療が必要となる。

2）うつ病相時に日内変動が著明であった例

状態の概要

気分障害は変動性が強いときがある。全体の経過としてみると日により症状の波があると同時に、日内変動も大きかった例である。その日の気分の状態により、いつ登校できるかが変わるので、それによって日常生活の送り方を決めている。つまり、自分の意思で行動を決められない。

その強い日内変動にもよくあるパターンと、稀にしかないパターンがある。朝方に調子が悪いことが多い。その後、昼、または夕方、または夜にかけて改善しやすい（表2-27「うつの日内変動記録」参照）。

症例の概要

初診時小学校３年生（H20.8、９歳男児）。小学校２年生時に初発で、症状は反復ないし動揺しつつ３年以上持続している。うつ状態に対して自己違和感が強い（低年齢で“つらい”うつ気分を、自己の内面変化と受け止められず別に存在する症状と感じている。このため、いつもの行動が起こせないだけと思っている）。このため、発症時でも自尊感情の低下はなく自己満足度は高かった（同時に、母親の対応は十分に受容的）。日内変動がいろいろなパターンで現れるので、本人は翻弄されつつも、よく我慢をし、うまくその状態に合わせて学校生活、友達関係を作っている。

主訴

客観的主症状：小学校２年生の３学期から原因なく次第に登校不能状態となる。１月は母が送迎し授業を受けていたが、２月より教室に入らずに先生に顔を見せるだけで帰宅している状態が持続している。

主観的主症状：気分が悪い。クラスの子を見るとドキドキする、緊張する。無理に授業に参加すると強い頭痛が起きる。ちょっとした嫌なことがあると気分が沈む。

病前性格

穏やかでおとなしい。何事もきっちりとすることができ几帳面。相手に怒られるのが嫌でやり返せない。相手の気持ちを考えすぎる。我慢するほう。対人関係では打たれ弱い。情にもろいところがある（例：犬が死んで大泣きする）。

生育歴（通知表の推移から見た）

幼稚園年中時の評価は健康、人間関係、環境、言葉、表現、体育遊びのうち、音楽リズムの項目と２学期の表現の項目に「ふざけることがある」、2、３学期は鍵盤楽器の項目が「がんばりましょう」となっている。年長時は「道具箱の整理整頓、自主的に行い丁寧である。友達とのトラブルはなく我慢する」。３学期は「嫌なことを伝えられるようになった」とある。ふざけや頑張りが要るとされた面は気分の波があったのかもしれない。

小学校１年生：欠席１日。学習はすべて「できる」に○印がある。生活の様子はよくできるの○印は、「よいと思うことは行う（1、３学期）、整理整頓（2学期）」、注意するところの△印は「人の話を聞く（２学期）」であった（授業参観でも集中できずに身体をムズムズさせたり、靴を脱いだりはいたり、他の児に話しかけたりで、退屈しているようであった）。この時期が、集中力のなさが明確にうかがわれた最初である。

２年生：３学期、よくできる 8、できる 17、もう少し 0。生活の様子では○印は「自分でしなければならないことはする（1 学期）、進んで学習（1、２学期）、明るく元気（２学期）、よいことを頑張って行う（３学期）、友達と仲良く遊ぶ（3学期）」とされているが、行きしぶりが始まる。

現病歴

２年生の秋の運動会までは元気で「学校は楽しい」と登校していた。その後より、母親の些細な注意で涙もろくなってきた。登校の際、左足の踝が痛いと言い途中で帰ることがあった。踵骨骨端症のため２週間休み登校開始した。３学期は、母親が付き添いして登校し、授業も受けられるようになった。

３年生の４月になると、学校で気持ちが悪くなる、母親に抱きつく甘え、昼寝などが見られ、学校へは行けなくなってきた。上記主観的症状とともに、受診頃、再び涙もろくなってきた。出席状況は、母親付き添いでのみ登校し、先生の顔を見ただけで帰る毎日であった。夏休みに初診となる。

初診時検査結果

うつ症状：寝つきが悪く、ときに早く目が覚める睡眠障害。考え事はしたくなく、ボーっとしていることが多い。友達に言われるとそれを気にしすぎる。気分は沈み、涙が出る。さみしい、誰かそばにいて欲しい気持ちである一方、妹には怒りっぽくて当たる。外に出ようとせず、話もしなくなり、声も小さくなった。動作は鈍くなり、勉強はしない、できない。母親には甘えが強くなっている状態であった。

Coopersmith の自尊感情は、初診時で肯定的回答をした項目数が 51 項目中、35 項目（H20.8）と高かった。すなわち、仲間関係への積極性や仲間からの自己評価は高いと感じている。楽天的で判断や行動に迷いはなく、行動力も通常と感じている。家族関係は良好。

なお、その後も 39 項目（H21.1）、30 項目（H21.4）と高い。低下した項目は自己主張と家族関係であった。その後も 36 項目（H22.8）、37 項目（H22.10）と高く、今のうつ状態に自己違和感が強いことを示している。

診断

うつ状態自体は持続して強い状態ではない。しかし行動面では変化が大きく単独では登校不能状態が持続するうつ状態と判断した（学校への送迎とクラス内での母親の同席時のみ教室にいられた）。

経過

3 年生の 10 月には毎日登校でき、授業参加は 1 時間だけからフル参加できるようになる日もあるが一定せず、ときに給食をスクールカウンセラーと食べるだけの日もあり不安定である。

学校生活は 3 年生時は 23 日欠席、4 年生時は 10 日欠席、5 年生は 5 月より 11 月までで 66 日欠席した。6 年生の 4 月は、母親付き添いで登校、授業中も母親が教室後ろに座っている状態で登校可能であるが、週の真ん中を休ませている。

日内変動

日によっても、1 日のうちでも変動が強いので母親に依頼し毎日付けてもらった。記録日は特に変動の大きかった小学校 3 年生の 2 月より 4 月、4 年生の 5 月より 6 月、12 月より 1 月までの 120 日の記録である。

記録の仕方は日中の変化を 1 日 4 回（朝、昼から午後、夕方、夜）に分けて付けた。母親が付けやすいとした段階に従ったが、付け方は、段階を 3 段階に分けた。A：かなり元気にしている、まあまあよい、B：普通にしている、C：少しつらい、すごく調子が悪いとした。

結果は、記録のまとめ方から 1 日を 4 回、3 段階に分けると、その組み合わせは 81 通りとなる。120 回の記録をその 81 通りに分類したところ、32 通りにしか見られなかった。そのうち、14 通りは 1 回だけであった。変動といえどもランダムにあるわけではなかった（表 2-27）。

次いで主な変動パターンを見たが、その結果は以下の通りであった。

①朝方がよいときは、20 回／ 120 回（17%）であった。このうち朝がよいと 1 日中よい状態が 15 回で、日中、普通の状態か、落ち込むことがあっても、その後、夜には持ち直す場合が 5 回であった。つまり、朝方がよいときは、その日はほぼ楽に過ごせる。

②朝方が普通のときは、60 回／ 120 回（50%）であった。その後も変化のないときが 24 回あった。その後よい状態になることが 24 回あった。その後、落ち込むが、戻ることが 6 回あった。夜になり悪くなることが 4 回あった。日中によくなるが、さらにその後悪くなるという変動の大きい場合が 2

回あった。つまり、朝方につらくないときは、その日はまあまあ過ごせるか、夕方から夜にかけ気分が楽になることが多い。

③朝方に悪いときは、40回／120回（33%）あった。その後次第によくなる場合が28回、少しましになるがまた悪くなる場合が7回あった。1日中悪い場合は2回であった。日中よくなりさらに悪くなる変動の大きい場合が3回あった。つまり、朝方に悪くとも、昼を過ぎると、ましになることが多い。

④1日のうちでA、B、Cのいずれもが出現する不安定ないし変動の多い場合は15回／120回であった。この場合、子どもは混乱しやすく、気分も不安定なので、登校は控え、家でそっと寄り添っていることが大事である。

⑤上記①②の場合は登校可能な日がある。付き添っていき、待って、一緒に帰るのが病状に合わせた対応と言える。

まとめ

日内変動の仕方により過ごしやすさに差がある。全体として見れば1日中悪い状態は少ないので、状態に合わせて日常生活を過ごすことができる。学校生活もこのパターンを参考に可能な範囲で登校できている。母親のサポートが何といっても大きい。欠席が少ないのは、このような対応の結果である。

日内変動は脳内神経細胞の活動にムラがあるためと考えられるが、いずれそのメカニズムも判る時代が来ると思われる。本児のうつ病時の症状変化に対する自己違和感が強いのは、この変動性のためと考えられる。

表 2-27　うつの日内変動記録

朝	午後	夕方	夜	回数	朝	午後	夕方	夜	回数	朝	午後	夕方	夜	回数
A	A	A	A	15	B	A	A	A	6	C	A	A	A	3
A	A	A	B	0	B	A	A	B	0	C	A	A	B	0
A	A	A	C	0	B	A	A	C	0	C	A	A	C	0
A	A	B	A	0	B	A	B	A	1	C	A	B	A	0
A	A	B	B	0	B	A	B	B	0	C	A	B	B	1
A	A	B	C	0	B	A	B	C	1	C	A	B	C	0
A	A	C	A	2	B	A	C	A	0	C	A	C	A	1
A	A	C	B	1	B	A	C	B	1	C	A	C	B	0
A	A	C	C	0	B	A	C	C	0	C	A	C	C	0
A	B	A	A	0	B	B	A	A	10	C	B	A	A	4
A	B	A	B	0	B	B	A	B	0	C	B	A	B	0
A	B	A	C	0	B	B	A	C	0	C	B	A	C	0
A	B	B	A	0	B	B	B	A	8	C	B	B	A	3
A	B	B	B	0	B	B	B	B	24	C	B	B	B	6
A	B	B	C	0	B	B	B	C	2	C	B	B	C	5
A	B	C	A	0	B	B	C	A	0	C	B	C	A	0
A	B	C	B	0	B	B	C	B	1	C	B	C	B	1
A	B	C	C	0	B	B	C	C	1	C	B	C	C	1
A	C	A	A	1	B	C	A	A	0	C	C	A	A	2
A	C	A	B	0	B	C	A	B	0	C	C	A	B	0
A	C	A	C	0	B	C	A	C	0	C	C	A	C	0
A	C	B	A	0	B	C	B	A	0	C	C	B	A	3
A	C	B	B	0	B	C	B	B	4	C	C	B	B	4
A	C	B	C	0	B	C	B	C	0	C	C	B	C	1
A	C	C	A	0	B	C	C	A	0	C	C	C	A	0
A	C	C	B	1	B	C	C	B	1	C	C	C	B	3
A	C	C	C	0	B	C	C	C	0	C	C	C	C	2
小 計				20	小 計				60	小 計				40

3）気分変調性障害からうつ病性障害（うつ病エピソード）に至った例

状態の概要

通常、気分変調症の時期は長く続くが、それを自分自身の体調変化とは気づきにくいので、受診に至らない。しかし、実はこの時期にサポートがあれば、生活は変わっていたと思われる可能性がある。中学生には1年間の間に、このような状態を経験する生徒が約8%いることを学校関係者は知るべきである。

症例の概要

中学生（2年生、3年生）の2年間気分変調症で、高校入学後うつ病となった例（初診時H22.2、16歳男児）。

主訴

高校1年生6月より登校不能状態、将来、人とのコミュニケーションがとれるのか心配。外出しても人の目が気になる、怖い。電車に乗ると不安が強く、通学は億劫となる。

病前性格

運動好き、学校は休んだことがないほど楽しく行き、友達は特に多くはないが、普通にいた。何事にもコツコツと取り組み、両親には反抗的でもなく、対人関係に問題はなく、穏やかで真面目な性格と言える。小学校1年生からサッカーチームに属していたが、4年生になり選抜チームの選手に選ばれた。その頃から頭痛がするようになり練習が嫌になりチームをやめたエピソードがある。

学校の記録によれば、中学校1年生「日頃の係の仕事にとても熱心で周りから信頼されています。物事を冷静に受け止め、しっかりと判断できています。芯の強さも感じます。学習においては考え方1つで成果も変わってくるはずです。期待しています。部活も楽しそうに休みのときも練習しています（卓球部）」とある（成績は前期、英語、理料、美術が5段階の4、その他の6教科は3で上の下から中の上）。

現病歴

中学１年生は皆勤出席。２年生になり「やや暗くなったと思う。授業を受けるのが苦痛だったが、勉強嫌いだからと思う。部活の練習試合で負けると罰ゲームで歌を歌うことになっていたが、それが嫌だった。自分でも本調子ではないなと思っていた。学校は、２か月に１回ほどふと休むことがあった」（200日中欠席７日)。成績は、前期、主要５教科３、その他４教科４であったが、後期は美術以外すべて３と低下した。担任のコメント：「黒板係を１年生から続けていつもきれいな黒板で、気持ちよく授業ができました。部活も真面目に参加、勉強に関して、もう少しやる気を出して欲しいです」。

３年生になり「友達はいるが、休み時間は机に臥せっていた。やることがないからです。ときにうっとうしい気分になり好きなこともやる気がなかった。自分はダメな人間ではないかと思うこともあり、死んだほうが楽かなと思ったこともある。やや口数が減っていたと思う。ときに頭痛がした。何となく親のそばにいたかったことがある」と振り返った。欠席はほぼ毎月１、２日で年間186日中、計16日欠席した。この時期の休む日の主観的思いは、学校で何々を「しなければならないという思いが苦痛」だった。身体的にも「ムカつく感じがしたときがあった」と振り返った。成績は前期美術４、理科２、その他３であった。後期は美術４、その他３でこの学年での大きな学業変化はない。

気分変調症へのコメント

中学生活の２年間は、気分的には自分らしくなく、ごく軽度の落ち込みを基本として、ときに学校生活を休みたくなる程度の意欲の低下があった。ときには将来の希望も考えられず希死念慮が浮かんだこともある。希死念慮に至ったときの気持ちは「自分のいろんなところが気になり嫌になる。小学校４年生のときに友達に悪いことをしたことを思い出した。それは当時、友達がいたがその子が他の子と遊び始めたので、その子と遊ばなくなったことです」「グループを離れた（別の）子にいきなり遊ぼうと言われたが、その子が好きでなかったので拒否した。その後、（その子と）話さなくなった」ことを思い出し、自責の念が起きたことであった。「親は日頃あまり口うるさくないが、親の言うことを手伝わなかったこと」と罪業感が一過性に見られた。希死念慮を実行に移すことはなかったが、動機としては、子どもらしい些細な理由である。しかし、これを理解しないと子どもの希死念慮を見逃す。

学業成績は、これまでの学業成績に比しやや低下してきている。つまり、中学2年生は気分変調症の状態で、3年生には加えて一過性に軽度のうつ状態に陥ったと思われる。その低下理由としてこの微妙な変化を気分変化の結果として受け止めることである。つまり、この2年間全体を通して気分変調症と判断される。

理想的な対応はどうすればよいか。中学生時にこのような状態を体験する子ども（1年間の有病率）は8%である。この事実を知り、学校メンタルヘルスとして生徒のこのような状態を把握することが大事である。そうすれば適切な生活アドバイス、ないし治療上のアドバイスが可能となる。この子は治療後、自分の精神状態理解ができ、とても安定している。逆に、「怠けている、頑張れ」と叱咤激励することの無意味さを、知らないといけない。子どもが理解できていないだけでなく、本人を追い詰めるだけのプレッシャーとなるからである。

うつ病の発症

高校入学した6月頃より熟眠感のなさ、頭痛の身体症状、思考は考えられず、ボーっとしているか、考えると悪いほうに考え、何を考えてもしっくりこない。気分は沈み、虚しくなったり、やけくそや気まぐれになるし自信もない。将来のことを考えると不安になる。主訴の症状（他者ともコミュニケーションがとれない、人の目が気になるなど）のため、外出もしないし、家でも1人で部屋にいることが多い。このため、登校不能状態が持続し受診となった。

初診時所見

振り返れば、高校1年生の5～6月頃が一番苦しかった。無理をして学校に行っていたという。うつ症状に対しては、本人の訴え通りの所見が面接でも得られた。Coopersmithの自尊感情（51項目）を実施したが、肯定的回答をした項目が11項目と低かった。特に仲間関係との積極性の乏しさ、判断や自己決定での混乱さ、うつ項目のあることが目立った結果であった。身体症状はなかった。

経過

これまでの経過の説明をし、投薬を開始した。薬物は、sulpiride 200mg/d を投与開始した。理由は、sulpiride に抗うつ効果があることと、これまでに気分の悪さなど消化器症状があるため SSRI を使いにくいことであった（子どもは副作用があると極端に薬を嫌う）。効果は有効性が認められ 1 週間後より気分の改善が認められた。1 か月後には「気分がよい」と言い、外出も可能で転校した学校のスクーリングにも出席した。勉強もし出した。両親によると、小遣いも初めて要求をした。

しかし、その 1 か月後には気分が悪いと言い、食事、排泄以外は臥床がちとなる。この状態は 1 か月半続いたが再度、回復が見られた。治療開始 4 か月後では、苦しい状態はなく、学校へは通学可能である。本人は現在の状態は「中学校 1 年生入学当時と同じ」と言い、気分変調症も改善している。同じ薬で良好な状態が維持できている。

まとめ

気分変調症からうつに発展した。治療の経緯は当初の薬物効果が明瞭であった。しかし、その後は症状の動揺も見られたが、経過を見たところ再度効果が見られている。

現在では、うつ病の説明を受けてから自分の気分の状態をよく知ることができている。気分の状態により、とるべき日常生活の送り方も納得できている。通院を続けているが、通信制高校へ転学後、社会生活は安定して送れている。

4）気分変調性障害から徐々に 4 年間で寛解に至った例

状態の概要

気分変調性障害であったが、全期間の治療面接の内容は、日常生活の送り方の方向づけ、自尊感情を高める面接、自分の精神状態の把握の仕方といった心理教育的内容であった。経過は、徐々に改善し 4 年後、治療終了とすることができた。この間、薬物の使用は一切ない。

症例の概要

気分変調性障害から精神療法だけでフォローし、４年後に寛解した例（初診時14歳、中学２年生女児）。経過は少しずつうつ症状や自尊感情の改善が見られていった（経過の結果を表示）。

主訴

学校への行きしぶり状態、過食、クラスの対人関係での悩み。

家族構成

両親と本児と１歳下の妹との４人家族。

病前性格

母親は「おとなしい、注意すると部屋の隅っこで小さくなっている。１人でままごと遊びが好き。妹とはときに喧嘩するが仲はよい」と述べる。本人は「友達は少ない。誘うことも誘われることもない。気の合う子もいない（テンションの高い子には、その子に従ってしまうためついて行けない）し、気を遣う、自信がない」と述べた。趣味は推理小説、アニメ、ホラー小説読書。学業成績は中の中から中の下。クラブは１年生パソコン部、２年生家庭部に所属。

生育歴

乳児期、幼児期に特記事項はない。小学校３年生時に不登校の子と仲よくしたが、それを担任によいようには言われなかった。友達がおらず、担任ともうまくいかずに保健室登校を４年生になるまで続けた。５年生時には男児生徒から嫌がらせを受けた。内容はその男児が、本児のことを母親にあることないことを言う、その母親がそれを担任に言う。その男児の弟（１年生）に階段でたまたま会ったとき、その弟は悪口を聞いていたため自分を階段から突き落とそうとした。担任は本児の悪口を他の女子に言い、授業中、問題を自分にばかりあてる。登校は小学３年から６年まで気分のよくないときに年間５～７日休む。中学は３年間、年間１～４日休む。

現病歴

中学１年生時よりクラスの一部の生徒にやじられる（キタナイ、ウザイなど)、ごみ飛ばしされる、全員から無視される、３人グループの仲間から省かれた（これは自分が相手に嫌なことを言ったからで自分が悪い)。おとなしいのでいじめられやすいと思うし、言われるきっかけはあると思うと言う。２年生はいじめる子とは別になり、いくぶんましになった。しかし、家での過食が増えている、気分はいつからともなく沈み、やる気がなく、日常生活行動もいやいやするようになり、中学１年生の２学期にはふと死にたくなり、自宅のベランダで１人でいたことがある。最近は外出もしないし、行動もぐずぐずとするようになったと述べた。自分は能力がなく劣等感も感じるし、ボーっとしていることも多い、学校は「我慢をして行ってる」と言う。

中学２年生修了の春休みに初診。表情は精彩を欠き、会話はゆっくりで訥々としている。箱庭を勧めても拒否。次の受診は来ないのではないかと思うほど厭々来た感じがあった。自己否定感が強く、Coopersmith での自尊感情検査では肯定的回答が３点 /51 点と極めて低かった。

経過

薬物は「飲みたくない」と言うので、２～３週間から１～２か月に１回の割合で通院しては学校の様子（3 年生は荒れていたクラスであった）やクラブや友達との関係を、聞けば話はするといった治療面接であった。

１年後には初診時と比べるとやや元気そうに話をするようになる。地元商業高校に合格し、通学は休むことなくできるが友達はいない。自分ではそのほうが楽で困ることはない。２年生には大分元気になった。楽しく行けるときもあると述べる。家庭では自室にこもることが多く、口うるさい妹を避けている生活であった。

３年生時には簿記検定３級、ワープロ検定３級に合格した。夏休みにはアルバイトをし始め短大に進むことを決める。この頃には「普通です」と言うことが多く、健康度が回復している印象を受ける。この間も定期的に受診はしてくるが、グループセッションや自己肯定感を高める「自分のよいところ探し」などの特段のアプローチは嫌がる。短期大学に入学後は「友達もようやくできた」と言うが、

「嫌われないか気を遣う」とやや不安をのぞかせる。気分の落ち込みや変調はなく、表情は年齢相応の元気さがあり終診とした。この間の自尊感情検査の変化を下記に示す。少しずつ改善しており健常に復帰した。

表 2-28　検査結果の推移

	検査項目		
検査時	CSの自尊感情得点		
	肯定的回答項目数	うつ症状	WAIS- III
X. 3. 26.	3	＋＋	
X. 7.30.	4		
X+1.2.18.	10	＋	
X+1.7.1.	14		
X+2.1.20.	16		
X+2.5.26.	16		IQ74
X+2.12.8.	14		RT
X+3.6.7.	19		
X+3.10.4.	23	全くなし	
X+4.3.7.	23	全くなし	

RT：ロールシャッハ検査

まとめ

気分変調時に受診し、無理のない本人なりのペースで通院した。周りとの軋轢をうまく避けてうつに陥ることなく改善した。うまくクリニックを利用した生徒であった。

5）質問紙法を用いることで、うつ病の改善過程での症状変化が理解できた例

状態の概要

うつ病の回復過程の見方は症状の推移と内面変化であるが、うつ病の症状チェックリストと自尊感情チェックリストを用いると、その変化がよく判る。特に本児は多彩な症状を呈していたので、その推移の理解に役立った。この結果は、本人への説明にも役立つし、何より本人がチェックしたことなので、納得もよくできる。疾患理解の最良の方法と思える。

症例の概要

初診時中学１年生（H23.1、13歳男児）で、うつ病の改善過程を質問紙法による症状の推移から説明すると、中学生１年生でもよく理解ができた。初診時は、抑うつ思考、希死念慮、楽しみの喪失、思考の渋滞、後悔、強い行動抑制、身体症状が主症状であった。60％程度の改善時には、それらが消え、離人感、劣等感、易疲労感、決断のしがたさなどを感じるようになった。両親に対しては、口うるさいし、自分の状態への理解のされなさを感じていたが、それを言えるようになった。しかし、まだ積極性や実効性は改善していないと感じている。内面変化を自己モニターできている。

主訴

不眠、食欲低下、意欲低下、気分の落ち込みと希死念慮がある。

病前性格

元来すべてが前向きで、手のかからない子であった。口数は多くはないが、優しく真面目で几帳面である。小学校３年生から少年野球をしている。練習は好きでバッティング賞をもらったこともある。中学も野球部に入部した。

家族構成と負因

両親、本児、妹の４人家族。妹はスポーツ（フィギュアスケート）選手。父がパニック障害で治療歴がある。母方の叔父が自閉症、母のいとこの子が自閉症である。

現病歴

中学校１年生の２学期より「野球に向いてない、これ以上伸びない、やる気を失った、野球をやめたい」と言い、12月より横になることが多く、知らない人には会いたくないと言う。食事も妹と顔を合わせたくないと１人でする。体重はこの３か月間で3kg減った。死にたいと思い、自宅の窓から飛び降りようとしたこともある。腰痛を訴え整形外科を受診したこともあるが所見はなかった。頭痛も訴える。学校でもクラスメートに思いやりのない言葉をかけたと保護者は先生から指摘された。このような状態のため受診に至る。

治療経過

定型的経過のうつ病エピソードと判断し sulpiride 100 ～ 200mg から始め、クロミプラミン 25 ～ 75㎎を投与した。全体としての経過は良好で次第に症状の軽減が図られている。治療３か月で本人は「60％ほど改善した」と述べているが、そのときの症状変化を調べたところ次のような結果が得られた。

①うつ症状

治療開始前は、全体として症状が多彩であった。睡眠障害、思考、感情、行動、身体症状が認められ、症状の日内変動も認められた。

ⅰ．治療開始前の症状

睡　眠　：入眠不良、熟眠感のなさ、多夢、中途覚醒。

考え事：将来のことは考えられない、気になって仕方がないことがある、今は考えたくない、ボーっとしている、絶望感、希望のなさ、悪いほうに考える、死にたくなる、実際死のうとした。

気持ち：楽しい気がしない、自信喪失、さみしさ、泣き、すべてのことにやる気が起きない、いつもする楽しみこともしたくない、していても面白くない、気まぐれ気分、罪業感、能力のなさ、孤独を好む。

行　動　：寡言、小声、外出しない引きこもり、家での頼まれごとがつらく感じる。

日常行動：入浴をしない、勉強をしない。

食　欲　：低下。

身体症状：頭痛、であった。治療に対する希望は特になかった。

ⅱ．本人が 60％改善したと思うときに消失した症状

上記の下線の症状が消失した。

ⅲ．60％改善時に出現した症状

睡　眠　：早く目が覚める。

考え事：よそよそしい感じがする、考えていることの実感が乏しいなどの離人体験。

気持ち：怒りっぽくなった、しらけた気分になる、やけくそ気分になる、他の人の勢いに負けてしまう、劣等感が強くなったとする。行動抑制から不機嫌を中心として周りとの比較をしてしまい、気持ちと勢いに負ける感じ。

行　動　：好きなことだけならしていられる、しようとするが、ちょっと頑張るだけで疲れやすい、運動量もいつもより減っていると、行動的にはなったが疲れやすい状態。

治療に関して：自分より両親を治して欲しい、が新たに出現した。理由は両親が口うるさく、自分のことを理解してくれないとの思いがあるため。

② Coopersmith の自尊感情の変化

全体の特徴は開始時の第1回目、60％回復時の第2回目ともにCoopersmith の自尊感情は、肯定的回答項目が 11 点と低い。しかし、その項目内容には変化があった。

ⅰ．60%改善時に否定的回答が消失した項目

5 項目で、項目 1: 楽しい空想をすることはない、項目 7：小さい頃に戻りたい、項目 8：もし変えることができるなら変わっていたことがある、という後悔が消失。項目 14：慣れるまで時間はかかる、項目 48：混乱しやすい、という混乱が改善した。

一方、

ⅱ．60%改善時に出現した症状

項目 20：いつも自分のことは始末できる→（できない)、項目 42：いつも本当のことを言う→（言わない)、項目 19：意見が違うときすぐに譲らない→（譲る)、項目 10：誰かと一緒にいるのが楽しい→（楽しくない)、項目 34：人と一緒にいるのが好きである→(そうではない）と答えた。つまり、後悔や混乱は消失したが、積極性、実行性の面ではまだそのように振舞えていない状態であった。

初診時には、これらの項目は「できる」としていたが、それはあえてそう思うことにより、自分が強く陥ることを防ぐための躁的防衛というべきもので、カラ元気であった。ようやく、自己の抑うつ状態を

受け入れるようになったと言える。

まとめ

治療前は自分の意見も言えないほどの消極的態度であった。60%ほど改善して治療時は対人関係での積極性、自己主張がもう少しの状態と思えるほど改善している。したがってCoopersmithの自尊感情では、肯定的回答項目の合計数は同じでも、治療前のこれでも自分なのだから仕方がないと言った強い後悔の念から、行動力や社会性はまだだが、だいぶましになった感じという回復が見られている。

うつ症状においても自殺企図がなくなり、何もしたくない無為な状態が改善し、離人体験や怒りっぽい気持ち、やけくそ気分が出現している。気持ちが活性化していると思われる。しかし、少しすれば疲れやすい状態で本来の自分にはまだ程遠い。

このように改善内容の変化を知ることにより、当人は自分の精神状態がよく判る。医師は精神療法も薬物療法も進めやすくなる。

6）うつ症状の意識化：症状は多彩であっても、うつ症状を意識できないときがある。どうしても意識できない例とできるようになる例

状態の概要

子どもは抑うつ感情や抑うつ思考を意識化できないことがある。うつ症状は多彩であるが、本人がそれを長期に意識できない自己認識困難例と、初診時はうつ症状を意識できなかったが、あとに意識できるようになった例。

子どもが抑うつ症状を自己の内面変化として、意識できるかどうかは、年齢や認知能力や内面観察志向性や自己違和感の気づきなどで変わる。いずれ、気づき言語化できるようになるだろうが、そうなった例とならなかった例の２例。

症例の概要

その①　意識できなかった例（うつ症状は多彩であるが、本人がそれをどうしても意識できなかった例）（初診時H23.3、10歳男児）

主訴

学校に行けない、長期に休んだことを友達から言われるので何とかして欲しい。

家族構成

両親と本児、妹（2歳下）と弟（5歳下）。きょうだい仲はよい。

病前性格

気は優しい、真面目で一生懸命にするタイプ。人から見られた自分を気にする。言い返せないときが多い。本人の希望でピアノと習字を幼稚園年長時より習っている。学業成績はよいほう。少年野球のチームに入っている。

発達歴と現病歴

出産期、乳幼児期に発達上の異常はない。敏感なところがあり、わずかな刺激でよく泣いた。年上とはよく遊べたが、同年代とのコミュニケーションはやや苦手のようであった。

小学校1年生時、感冒のあと学校へ行けなかったことがあり17日休んでいる。2年生以後は行きたくないと思うことがあり数日間、断続的に27日、3年生は38日、4年生は72日休んでいる。学校生活では、1年生時に遊びに入れてもらえないといういじめにあった。2年生時には「きもい」と男児に言われたが、言い返すと蹴られたことがある。3、4年生のクラスは常に騒がしく、担任以外に3人の先生が交代で入っていた。保護者からもこの件については苦情が出ているクラスであった。

4年生には乱暴な男児を含め3人のクラスメートと合わないと言っていた。3学期に学級委員に立候補して当選した。しかし、風邪で休んだあと、友人から「なんで休んだ」と聞かれ、「風邪」と言うと「またか」と嫌みや悪口を言われると言い休み出した。クラスでの友達は多い。担任は他の子のことはクラスで説明してくれるのに、自分のことは話しても対応してくれていないと感じている。

面接の結果

これまで周期的な意欲と行動の低下をきたし学校を休んでいること。休んでいるときには外出も好まず、学校課題もしないなどの変調をきたしている。うつ症状は丁寧にいろいろな角度から聞いた。質問には特によどみなく答えたが、症状を認識することはなかった。反復性うつ病障害（F33）と診断する。

症状の検査結果

抑うつ気分やその他のうつ症状。うつ症状　チェック表（表 2-1）の自記式にて付けた項目は症状として見れば全くなしであった。面接でも確認したが回答は変わらなかった。しかし「これからのこと」には「なんとか元に戻りたい」と思っている。つまり、自己の内面変化を言語化できない。その他の検査結果は以下の通りであった。

○自尊感情：Coopersmith の自尊感情得点は高く肯定的項目が 51 点中 37 点であった。プロファイルは全体にどの側面も高かった。特に対人関係では積極的な姿勢がうかがえた。他者からの評価も高いと思っている。この結果は自己の置かれている登校不能状況と一致せず、問題の責任の所在が自分にもなく他者にもない、無罰的と言える態度と考えられた。

○トラウマ症状：4 年生のときの友達からの嫌がらせに関してはトラウマ指標を用いた。IES-R は 13 点であった。少しでもあるとした項目は 22 項目中 7 項目で「そのことには触れない」だけが（かなり）に○を付けたが、その他は低い評価であった。回避症状でさえ自分で気づけていない。

ところが面接では「腹が立った、謝って欲しい、学校を休んだ、腹痛が起きた、そのために習い事をやめた」と訴える。周りの理解に関しては「相談する人はいた、理解してもらえた」と言い、「悩んだのは 7 日間くらいだった」としている。現在は持続しているとは考えていない。

○不安症状：STAI 検査を実施した。その結果は特性不安 31 点（低い）、状態不安 33 点（普通）であった。検査結果では不安が高いとは言えない。面接結果も同じく高い不安はなかった。

今後の方針

周りの友達の嫌味から登校不能状態となっている。しかし、自分で困っているという感じが乏しい。自尊感情の高さから今の状態でも満足感が高いと判断した。自己の内面に対する気づきが乏しいと判断し、「これまでの経過を見ると、気分や意欲の波があったのかもしれない。今、判らなくとも、いずれそのことに気がつくかもしれない」と説明した。母親にも同様に説明し、「今、無理に納得させる必要はないでしょう」と付け加えた。当面の対応として、対応については、教育側の配慮で適応指導教室（ふれあい教室）を勧められたが、そこには毎日通えている。

まとめ

問題点は1年生から特に理由のない登校不能状態が多いことである。このことと、自己の内面を言語化できないことが、学校生活適応を妨げているようである。子どもは自分の内面に気づかないことも結構あると思われる。

その②　うつ症状を意識できなかったが、後に意識できるようになった例
（初診時H21.10、12歳中学1年生女児）

主訴

母親：気分の浮き沈みが激しい。
本人：学校に行けない。行かないときは寝ている。でも困ることはない。

家族歴

両親、兄（4歳上）、妹（5歳下）の5人家族。父はパニック障害で通院歴がある。兄はうつ病で通院中。

病前性格

母親は「しっかりしていて面倒見がよい。いろいろのものに関心興味がある。真面目で規則を破れない。人の目を気にするほうである。甘えるのが下手」と言う。

本人は「性格など考えたことがない、人から言われても気にならない、決まりもあまり気にならない」と言う。

生育歴

幼少期より特記事項はない。小学校５年生時より友達はいなかった。人の目を気にすることやどの服を着ればよいのか決心の付きかねるときがあった。中学入学後はバスケットボール部に入り参加していた。学業成績は上の上。兄がうつ病になり母親がそれにかまうため、私はどうでもよい子のようだと言ったことがある。

現病歴

中学１年生の５月より耳鳴りを訴えた。２学期になり次第にクラブを休み学校も休み出した。休むほうが多くなり、イライラする、部活をやめる自分が嫌、家では眠いと寝てばかりいるために受診となる。母親は最近気分の浮き沈みが強いと言う。

経過

診察では本人は腹痛を訴える以外、うつ症状を聞くも「判らない」というか「ない」と否定をした。ときに困惑して応答できなくなった。Coopersmith の自尊感情では肯定的回答項目は 36 項目と高く、自己満足感の強いことを示していた。この結果は躁的防衛でも解離を起こしているわけでもない。

学校には行けたり行けなかったりの様子が１年続いたが、この間、自分で気のついた変化は怒りっぽくなった、気分がコロコロ変化しやすい、なんとか元の自分に戻りたいと思うことはあるが、うつ症状は否定した。この頃より登校できるようになるが、本人は「力が湧いてきたから」と言う。友達が誘ってくれると行ける状態になるが、その子がいないと教室には入れない。その後半年間も通学できるときと、できないときが断続的に続いた。

この頃より気分が虚しい、うっとうしいと思う、これからのことも考えられず過去を後悔していることが多い。ときに死にたくなることもあると思うなど、うつ感情を感じ始めた。ときには悲観的な考えに陥ることもあると訴え始めた。この間、抗うつ剤を用いたが効果ははっきりしない。

コメント

受診当初から困惑状態のために、自分の内面を振り返ることのできない状態が続いたと考えられる。当人の困惑状態が軽減し、繰り返してうつ症状を聞くことや、兄と自分を比較することなどが、内面への気づきを後押ししたと思われた。

先の例をはじめとして、小学生年代では自己の内面変化に気づきにくいことが多い。筆者の調査では小学生の15％が、自分に起きている症状とその内面変化とを結びつけられないことがある（長尾ら1998)。本人の訴えだけでは判断を誤ることがあることを示している。

7）病的窃盗とみなされていたが、うつ病治療後は改善した例

状態の概要

うつ病のときは気持ちに余裕やゆとりがないために、短絡的行動、不機嫌による行動、衝動的行動、ストレス解消行動が見られる。後先考えない、やけっぱちな行動となる。しかし、それは、うつ病の改善とともに消失する。

症例の概要

児童期に万引きがあり、高校生になっても頻回に繰り返されるために病的窃盗とされたが、うつ治療後は改善した例（初診時H20.11、16歳男児)。

主訴

（家族・本人）①高等学校にスポーツ入学したが、勉強について行けないしクラブの練習がきつすぎると退学した。その後、転校したが、登校しない。今後の進路を決めかねている。②盗みが止まらない。

家族歴

両親、本人と弟（3歳下）の4人。

病前性格

周りは真面目と言う。自分では短気で怒りっぽい面（しかし口喧嘩まで）がある。学校の評価では小学校の6年間は発熱以外に休むことはなく、明るく真面目で誰

とでも仲よくするが、整理整頓はできない、忘れ物が多いとされていた。中学校の成績は中の下。3年間アトピーによる受診以外で休むことはなかった。

生育歴

幼児期よりアトピーが強く、受診時は全身掻痒感が強かった。生活面では幼稚園時期は嫌がらずに溶け込んでいた。小学生時はゲーム遊びが好きだった。友達と遊んでいても思い通りにならないと弟を置いて、友達の家から1人で帰ってくることがあった。中学2年生時に柔道クラブに入り、頭角を現し某市内で2位となり、高校は推薦で合格。

現病歴

高校では練習がきつく、間もなく学校を休み退部した。このため転校を勧められ、別の学校へ行くも、「勉強ができない、通学に遠い」と登校ができず退学した。家庭ではゲームやDVDを見る毎日となった。一方、盗癖のため近所のスーパーなどからの立ち入り禁止を言われ、両親は治療を焦っていた。本人はこれまで考えることができずにボーっとする、もう希望がないと思っていた、気分は晴れずパーっとしないし、好きなことをしていても面白くない、今何をしたらよいのか考えられないし、友達もいないので1人で公園でブツブツつぶやいていますと訴えた。物を盗（と）ってしまうときは、悪口を先に言い友達と喧嘩をよくしていたときに多く、盗ったときは自分が自分でないような感じがしていたと言う。窃盗防止とうつ病治療のために入院とした。

窃盗の既往

小学校4年生：お菓子を大型店から1つ（家ではおやつは用意されていた。小遣いは与えていなかった）。

小学校6年生：中学1年生になる春休みにポテトチップス1袋を同じ店から。

中学1年生：女性下着セット1つ。このため警察へ通報された。別のクラブで先輩から悪口やいじめがあり、命令され本やお菓子を盗ったこともある。

中学3年生卒業時：ポテトチップス1袋を同じ店から。

高校1年生：DVD約80本、漫画シリーズもの30巻すべて、バッグ、ジュース、お菓子など頻度、量ともに増え警察に捕まる。小遣いは中学生以後、一定の金額を与えていた。家庭でも塾の費用（10万円)、置いてあったお年玉（1万円）を持ち出し小遣いに使ったことがある。

物を盗りたくなるのは、「家にないから欲しいと思うときと、何も考えずに行くがその場で咄嗟に欲しいと思い盗ることもあった。盗ったから気分がすっきりするというわけでもない」と言う。

初診時診断

うつ症状に関しては初診時の症状は寝つきの悪さ、なかなか考えられず、考えれば悪いほうに考える、将来の夢がない、過去を後悔する、さみしい、うつうつとする、怒りっぽい、自信がなくダメな人間と思う、かまわれたくない、運動もあまりせず、1人で部屋にいることが多い。日常の歯磨き、洗顔もしない状態であった。典型的なうつ症状で精彩を欠く表情であった。窃盗癖に関しては両親と本人から別々に聴取したがよく一致していた。家族の地元生活も破綻していると思われたので入院治療とした。

治療経過

入院後は当初3か月間、外泊時に盗みが一度あった。その後8か月後より物を欲しいとは思わないという気持ちになった。また入院中、他の患者がリストカットをするのを見て、落ち着かなくなり椅子を蹴るなど怒りが爆発したが、一過性であった。大きな音でも不安になると訴えることがあったが、それ以外は落ち着いていた。

入院1年後（H22.2）祈りの部屋〔悲嘆時のトラウマ治療の部屋で気持ちを爆発させる火山の部屋と、気持ちを落ち着けたいときの祈りの部屋がある。希望時に使用許可している。子どもは利用を好み上手に使用している〕の使用を希望し使ったが、どうして過ごしていたのかと聞くと、「心が落ち着くので正座していた、嫌なことを思い出したら叫んでいた」と述べた。

入院期間は1年1か月。退院後は、養護学校高等部に入学できるようにしたが、サッカー部で活躍し県代表選手になった。うつ症状はなく表情もよくなり、決められた小遣いで生活しており不適応はない。表情・態度も普通の高校生に戻った。

うつ症状の変化

治療１か月後は好きなことはできるようになった。

１年１か月後は病棟での症状は変わりなかったが、外泊時の家庭ではほとんどうつ病の症状は消失していた。落ち込むことがあっても期間は短く半日で戻る。洗顔入浴も愚図愚図だができる。部屋にこもることもなかった。

自尊感情の変化

初診時（H20.11.13)、肯定的回答項目は 18 項目で、プロファイルを見ると全体にやや低い傾向があるが、特に仲間からの評価、自己決定のしがたさ、うつ気分のあることが目立った。

退院９か月後の改善時（H22.11.22)、肯定的回答項目は 26 項目と改善した。プロファイルはすべての領域で改善を示しバランスはよかった。

改善後（H23.4.4)、さらに肯定的回答項目数は 33 項目と改善。プロファイルはすべての領域で改善を示した。特に家族、仲間関係は高く、気分的には気楽さを感じることができている。

まとめ

盗み既往があったが、うつ症状時にはそれが頻発した。治療後は全く消失している。うつに気づくこと、治療をすることと、その後の適応しやすい環境での生活が安定を続ける要因と考えられた。

8）躁うつ混合状態が初発の小学生例

状態の概要

躁うつ混合例は行動化が激しく、周りへの言動の影響が大きい。しかし、初発が躁うつ混合状態であるときは、診断が容易ではない。たいていは、性格のためとか、家庭環境のためとか、別の診断名（ADHD、素行障害、など）とみなされている。このため、診断能力の高い医療機関を受診することが大事。診断能力の高い医療機関とは、子どもの精神鑑定を実施できることや、セカンドオピニオンを引き受けることのできる医療機関である。

症例の概要

躁うつ混合状態が初発の小学生例（初診時H16.6、10歳男児）。

主訴

保護者・学校：クラスでハサミを持ち自分の耳に当て切ろうとする。感情の爆発がある。長崎で小学生が同級生を殺害する事件があった記憶が小学校にも残っていた時期で、同じ危険性があるのではないかととても心配である。

本人：「疲れた・何もしたくない。落ち着きがない。学校に行きたくない」と訴えた。

家族歴および生育歴

両親と本人と弟（8歳）の4人家族。乳幼児期、特に問題なし。小学4年生時、夜間起き上がり、家の中を歩き、また眠ることが数回あった。学業成績は上。

性格特性

真面目、きっちりで積極的。上に立ちたい・仕切りたいタイプ。友達多く、人当たりは穏やかなほうである。一方、自分ができないことには悔しい、もどかしい、歯がゆいと言うことが多い。

現病歴

小学校5年生（H16.5）頃からクラスで落ち着きがなく、窓ガラスを割る、喧嘩する、ロッカーに閉じこもり授業を放棄するなど、これまでの本児の様子とは全く異なる。先生が注意すると、どうしてよいか判らないようで人に当たる、教科書や賞状を破る、机をひっくり返す、物に当たる。家庭では学校は行きたくない、やめると言う。成績は低下するが、テストはときにはいつも通りよい結果を示す。

H16.5末に頭痛、発熱（37.5度）で風邪の診断を受けた。頭痛は1週間持続した。6月に入り、ノートに「死」という言葉をよく書く。クラスでハサミを持ち耳に当てることがあり大騒ぎとなる。本人はハサミが怖いと言う。家ではふと興奮して「死ぬ」と家を飛び出すこともあった。最近は食欲が減っている。本人は

「クラスメートに腹が立ち、殴ろうとするなど怒りを抑制できない、病院に受診したい」と言う。

診察所見

会話には落ち着いて応じようとする。ふだんは真面目で元気な男児の印象であった。本人は気分が沈む、やる気がしない、集中できない、じっとできず落ち着きがない、気持ちが不安定で喜怒哀楽が激しい（楽しいが多いが）、眠った気がしない、学校で授業をサボりうろうろして迷惑をかけたと思う、夢をよく見ると、躁・うつ症状が入り混じった症状を訴える。また、涙が勝手に出てくることもあった、やけくそになったことがあると訴えた。うつ症状に加え落ち着きのなさと気分の不安定さが見られたので経過観察を含め、母子入院とした。

診断

①５月末の発熱は脳・髄膜症の可能性がありその後遺症（通過症状）の疑い、または、②児童期躁うつ病、または③原因不明の衝動性障害が考えられた。

今後の方針

経過観察と薬物投与により病態を見極める。

入院経過

1．経過観察：病棟で母親と共に過ごしている。1週間で変化なし。学校での義務的作業もなく、護られていて大きな問題行動なし。

2．薬物療法：その後 valproate（VPA: デパケン-R）600 ～ 800mg/ 日（3週間投与））で「ちょっと落ち着いたかもしれない」と。その後、quetiapine（QUE: クエチアピン）25 ～ 100㎎ / 日（3週間かけて増量）で、次第に興奮することがなく落ち着きが出始めた。本人の改善度「73%は元に戻った」と思う。母親から見ると「50%程度。物を欲しがる要求が多いが、話せば我慢はできます」と。その10日後は本人の改善度78%。「宿題ができた分5点よくなった」と言う。その２週間後にはうつ症状はほぼ消失してあとは「将来のことは夢がない」が残っていると話す。さらに２週間経過を見て、本人の改善度87点。「もうちょっと、あとは集中力が要る。調子はよい。TV は 1 時間見れる。でも勉強はできない」とかなり表情も落ちついた様子で、穏やかになったため退院とした。

3．入院中に箱庭作りを好んだので経過を同時に観察した。箱庭の具体的な内容は以下の通りであった。

○ 6.23：本人が診察室に置いてある箱庭を見て作ってみると言い、始める。蛇 2 匹、カマキリ 1 匹、墓 3 基のみを置く。蛇 2 匹は半分砂にうずめる。結果は、殺風景で殺伐としていて、おどろおどろしい、かつ暗い、寂しい印象であった。

○ 6.30：蛇 2 匹・墓 3 基・鳥居 1 つ・幽霊 1 体・馬に乗った戦士 1 体・ジュース瓶 1 本。蛇を砂に隠す。「戦士と幽霊が戦い、戦士が蛇にやられて死んだ。蛇と幽霊が生き残っている。このジュース瓶はドラえもんを呼べるが、使えなかったから呼べなかった」と説明した。前回よりは、明るさ、希望の兆しが見える。

○ 7.16：「どちらかというと砂漠のイメージ」と言いながら、プラレール・機関車トーマスを左半分に置く。蛇・墓・幽霊に加え、観音菩薩・ウルトラマン、キリン・象など動物と、ブルドーザー 2 台。ブルドーザーで工事後、動物を置き、樹・人（おかめ）を置く。ウルトラマンは高いところから見ているが、最後に逆立ちをさせ半身を埋める。ブルドーザーは半分砂でうずめる。砂から半分蛇が顔を出す。「これで満足している、おしまい」と終了する。希望と失望の入り混じった状態。

○ 8.16：左上に天使。右に電車とマンション。下左に動物園（怪魚・お化け・墓がある）、右でこちら（インディアン 10 人＋サルなど動物多数）と相手（8 人＋ライオン 1 匹）が戦っている。テーマが人間対人間の戦いとなる。

○ 8.30：（退院直前）野菜出現。テーマは戦い。兵士 7 人とサル 5 匹対蛇・わにの戦い。箱庭の周りに見守りの兵士が 10 人ほどいる。怪魚・墓・お化けはある。自動車が出現。見守られての戦いで、明るい感じになっている。

退院後の経過

1 年間通院したが、活動性、集中力などが次第に元の本児の状態に戻ることができ、両親、担任、友達、本人から見て、元の状態と言えるようになり、他県からの遠方でもあり、いったん終診とした。

9）季節周期性の双極性障害例

症例の概要

グラフィングをすると周期性がはっきりすることがある。自分のバイオリズムを把握しやすくなり、本人のこの病気への理解と対応が容易になる。また、薬物使用も、時期を見て集中的に行うこともできる。グラフィングのメリットは、①これまでの経過が判る、②これからの経過予想ができる、③次に病状が悪くなる可能性について、いつ始まるかが判る、④同じことだが、いつ終わるかが判る、⑤薬の服用や、健康管理に注意すべき時期が判る、ことである。

症例の概要

周期性が季節ごとに明確な双極性障害例（初診時 H20.1、16 歳女児）。4 年にわたり見られたが、その後は躁・うつ共に発症していない。

主訴

気分も行動も落ちてきた。学校に行けない。何事も一々重大に考えてしまう。今までで、今が一番しんどい。

家族歴

両親、父方祖父母、妹（3 歳下）、弟（6 歳下）の 7 人家族。

病前性格

明朗快活で何に対しても興味がある。頑張りやで負けず嫌いだが、手を出しすぎる面がある。ゆとりがあるとは見えない。趣味はピアノ、演劇。

生育歴

幼少期は特記事項ない。小学校は休むことはなく中学校は風邪をひいても行くタイプだった。成績は常に上の上。

現病歴

中学 1 年生と 2 年生の 10 ～ 11 月、学校に行きたくないと泣いたことがある。中学 3 年の 6 月、体育祭役員をしていたときに周りの人の存在がしんどいと感じたことがあったが、いずれも日常生活には影響しなかった。

高校 1 年生の夏にこれまで付き合っていた男子とは別の男子と付き合い出すが、好きでもないのに付き合い出した。その後 10 月頃より気分と行動が落ちてきて学校にも行けず、付き合いも行動と気持ちが矛盾していたと感じ自分で自分を苦しめることになった。その後どちらの男子とも付き合いをやめた。女子の友達とも気まずくなったと言う。このため受診に至る。

初診時は否定的な考え、後悔、罪業感、生きているのが面倒という希死念慮、悲哀、抑うつ感、家からも出ない行動抑制、朝に気分が悪い日内変動、気分の不安定さなど典型的なうつ症状が見られた。Coopersmith の自尊感情は肯定的回答数 17 項目とやや低かった（平均は 20 ～ 30 項目数）。プロファイル上は家族関係がよく、行動実行性の面で低かった。

経過

受診後抗うつ薬で次第に改善し 2 か月で寛解に至った。その後、同様の病相期が 4 年間全く同時期に出現している。このため VPA の予防投薬を試みるも通院中断するが、病相期になるとすぐに受診を繰り返していた。

コメント

周期性がはっきりしているので注意すべき時期を教え、その時期には早目の受診を勧めている。その後 3 年間は、発症していないと家族から連絡があった。

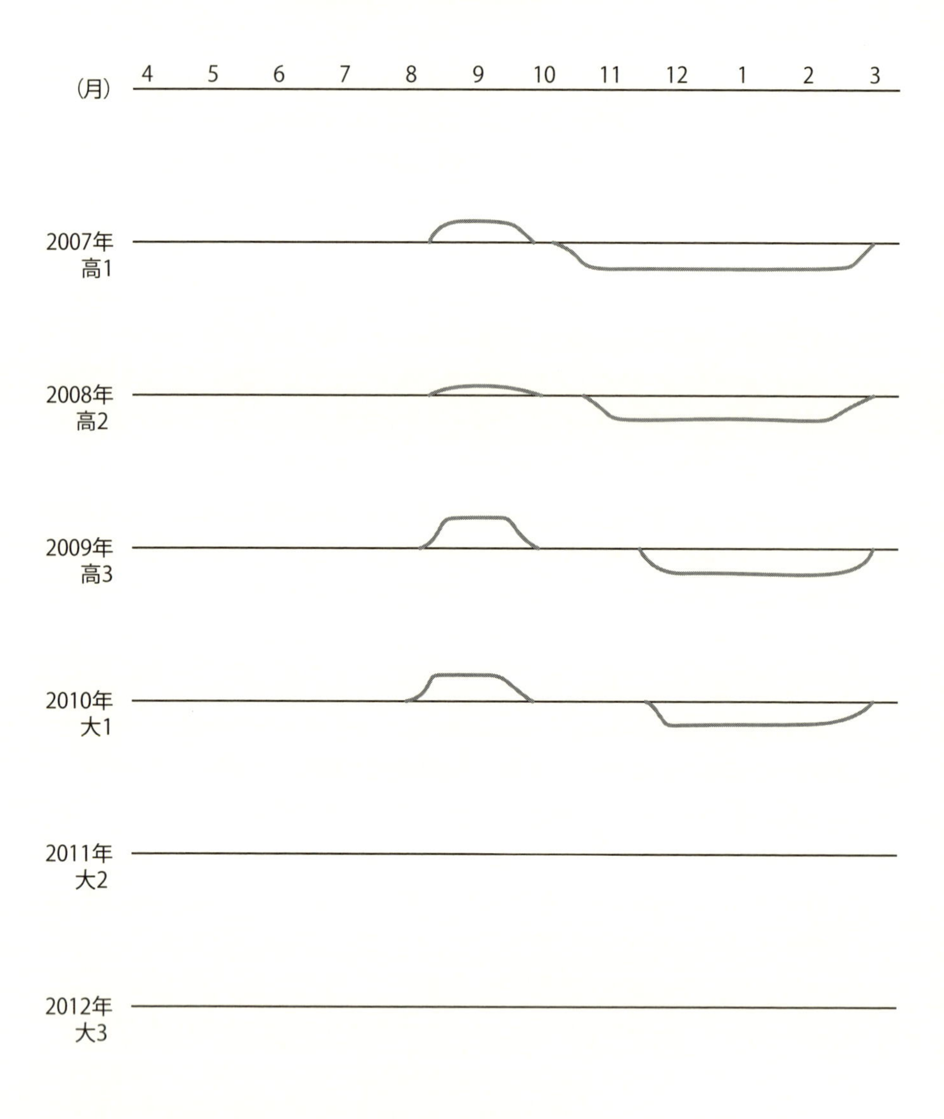

＊グラフィングについては、54 ～ 56 頁を参照のこと。

10）幼児期より発症の双極性障害例

状態の概要

幼児期に活動性がすこぶる高い子がいる。おてんば娘と言われたり、多動児（注意欠如多動性障害）と思われている。多動児との鑑別は難しいが、最も判りやすい鑑別点は、「楽しいからしている」と双極性障害が疑われ、「楽しいとは思わないがしてしまう」と言うときには多動性障害が疑われるところである。今１つは周期性である。ADHD には周期性がないが、躁状態には波があり、それまでとの状態を比較すると、際立っているときと落ち着いているときがある。この例は、あとで振り返ると、幼児期から、躁状態であったと思われる。

症例の概要

幼児期から気分の高揚が見られ、気分の不安定性が強く性的体験を含む生活エピソードが豊富な双極性障害例（初診時 H17.7、18 歳女児）。

主訴

大学合格後、アパート生活を始めるも、学校に行けず、自宅に帰る。家では、無為に過ごしている。

家族構成

両親と本人、妹２人の５人家族。家族関係は良好。

発達歴

幼稚園年中時には行動が活発であった。エピソードとして記録されていた内容には、①お父さんについて姉の学校の廃品回収に行ったまま行方不明となり、近所総出で探す。結局今まで行ったことのない近くのお姉ちゃんの家に行き御馳走になっていたのを近所の人が見つけた。もともと鉄砲玉でどこへでも行く子だった。②母が疲れて座り込んでいるときに、いいもの見せたろかと言い、にこにことあちこちのポケットからドングリのぼうしを出し、お土産と言い手に乗せた。お母さんの心はいっぺんに軽くなった。③元気が出ない日がある。泣いたり笑ったり感情表現がストレートである。食事の行儀は悪く、立ち歩き、よそ見してご飯をこぼす、口にいっぱい詰めながらしゃべる。④保育園のお昼寝はほとんどしない、家ではますます男の子のように棒を持ったり、言葉使いが荒かったりしている。⑤男の子と口げんかで相手を泣かせるが、相手に加勢が来て喧嘩で３人とも泣き、ムッとしていた。先生がとりなし収まる。⑥給食、おやつ、散歩でも楽しそうに歌を口ずさんでいる。それで食べるのが遅れる。⑦男の子と大泣きの大ゲンカで、久々のひっくり返ってのパニックがあった。話を聞きお互いに少し納得したよう。⑧年長児になり相変わらずの多弁、園を好むが、嫌がり行かないこともある（これは保育園は嫌ではないが、家のほうが母や姉がいて居心地がよいと思うときはダダをこねたと、今振り返り言う）。⑨喧嘩が多い。することが豪快でサッと人が手に持っているものを取り上げたりパチンと手が出たり、相手を泣かせるが仲はよい。自分が泣くときは大声でどこで遊んでいるかすぐ判る。一緒にいた小学生のお姉ちゃんが罰悪そうに「ちょっと、もう少し小さい声で泣いてよ……」と言ったりするくらいだが、パッと発散してサーッと終わる、とされていた。

本人はよく覚えていて「退屈になってくるので、注意がそっちに行っては何かしてしまう。楽しいので、あちこち行ってしまう。楽しいから初めは心の中で歌を歌っているが、それが声になり出てしまう。椅子をガタガタさせていたのはやめられない」と、気分の爽快さを基本症状として多動行動、多弁、過活動が見られたようである。

小学校時は通知表の記録と本人の記憶との照合では２年生時は忘れ物が１年間指摘され、３学期には身の回りの整理整頓、友達とのトラブルが指摘され、３年生の２学期まで続いている。４年生時には３学期ともはっきり挨拶、素直でのびのび、友達を助けるとされており、状態の変化が見られた。これは先生との個人的関係などでの影響ではないと述べる。５年生の１学期には整理整頓、忘れ物が指摘されている。６年生になると整理整頓はよくできるほうに付けられ、進んで発表し、挨拶もよく、素直で明るく、創意工夫が見られたとされている。

このことから年中児の幼児期から軽躁状態と思われる時期が見られたと考えられた。また小学生時には１年以上の長い周期で学校生活での注意を受けながらもやっと過ごせる軽躁状態と、落ち着いて優等生然とした時期とが交互に現れている。

病前性格

喜怒哀楽のはっきりした子。大げさ。鋭い。優しい（親の気持ちを先回りしてしまう子）。神経は細やか。本人は対人関係では、小さいときから知らない人とは話したくなかったと言う。

生育歴と現病歴

中学1年生の5月、テニス部に入るが、人としゃべるのを苦痛に感じた。4人グループであったが、省けにされたため、ひとりでいた（いじめた人がクラスの中で不良だったから）。

中学1年生より高校3年生まで、気分の変動が強かった。しかし、1年に30日以上は休んでいない。高等学校入学後、初めての子と話すと会話が続かない、合わない子が大半だったので、「人と話が合わない、性格が合わない」と思っていた。人が誰とでも話しているのを見ると「自分とは違うな」と感じていた。人から見られている（注目されている）と思ったこともあるほど過敏な時期もあったが、自分の悪口を言われていると思ったことはない。

高校1年生時にテニス部で足を外傷した。9月には医者には治っていると言われたが、クラブを続ける気持ちがなくやめた。苦手な子が一緒のバスになり話しかけられると嫌という理由で学校を休んだ（10～1月は半分程度出席。合計30日休む）。2年生になり登校はできたが、月に2～3日休んでいた。3年生時は6～11月までの半年間、躁状態であった。

志望した芸術系の大学に合格（H17.4）。アパート生活を始めるが、5月の連休頃より元気がなく通学しない、電話に出ない、親に「十分勉強せずに入学したので、将来への不安がある、友達はできたが、疎外感がある」と言う。結局、実家に帰る。家では孤独は感じないが、昼夜逆転生活で昼間は1人で無為に過ごしていた。このために受診に至る。

経過

大学生活は、6か月後の10月より通学を始めるが、週に2回程度の登校であった。やや不安定で改善度は主観的には55～80%の幅があった。日常生活は友達と遊べて活発で、攻撃的発言が多く、衝突も多い（自分では、かわすことができないという)。翌年は留年しアルバイトをする。その年に「大学を続けることはしんどいので退学した」と、この年度の後半は軽いうつ状態が6か月間持続した。(以後の様子は「II 3 (3) 5)「性的逸脱行動と気分障害」の症例3を参照)

まとめ

幼児、小学生時期から気分や行動態度の変動が見られた。これはADHDの落ち着きのなさや衝動的なだしぬけ行為とは異なり、持続的な行動の変化であるのでADHDの行動特徴ではない。不注意症状は指摘されることはなかった。

青年期においては、早期では学校生活での多彩な出来事に結びつき、後期においては症状の強い変動のあと、次第に安定が見られている。その後、慢性遷延化状態時期には恋愛、妊娠騒動を経て次第に安定している。波瀾万丈というほどではないかもしれないが、いろいろとエピソードが多くなる。その割に安定しているのは軽躁状態での体験が多いこと、本人のレジリエンス能力が高いことと、家族の支えが強いことであった。

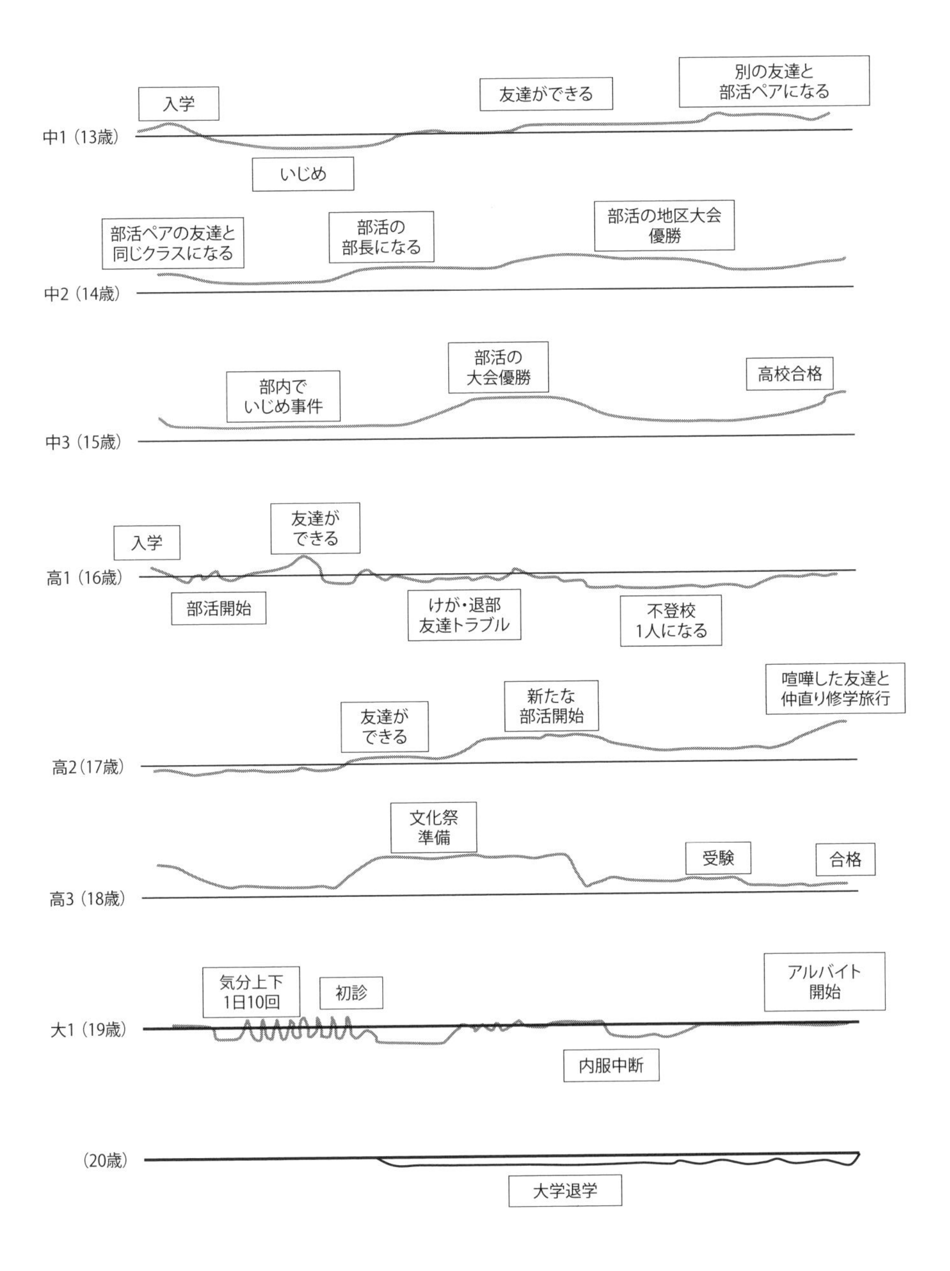
10）幼児期より発症の双極性障害例のグラフィング
中1（13歳）
入学
いじめ
友達ができる
別の友達と
部活ペアになる
中2（14歳）
部活ペアの友達と
同じクラスになる
部活の
部長になる
部活の地区大会
優勝
中3（15歳）
部内で
いじめ事件
部活の
大会優勝
高校合格
高1（16歳）
入学
部活開始
友達が
できる
けが・退部
友達トラブル
不登校
1人になる
高2（17歳）
友達が
できる
新たな
部活開始
喧嘩した友達と
仲直り修学旅行
高3（18歳）
文化祭
準備
受験
合格
大1（19歳）
気分上下
1日10回
初診
内服中断
アルバイト
開始
（20歳）
大学退学

10）幼児期より発症の双極性障害例のグラフィング（続き）

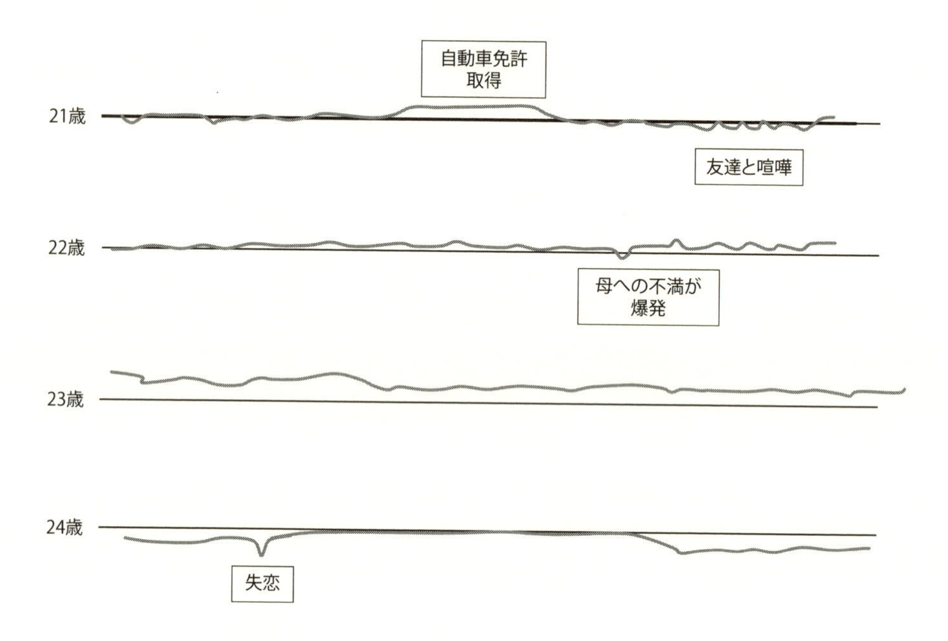

11）ADHD（注意欠如多動性障害）とされていたが、双極性障害であった例

状態の概要

先の症例 10 で述べたように、行動面では、ADHD と躁状態は同じに見えることがある。しかし、治療法や対応方法は全く異なるので、鑑別診断は大事である。本例は、薬物に対する反応性から、気分調整剤、精神病薬により改善が見られた。あと 3 年間、発症はないことから、躁病と考えるほうが妥当であった例。

症例の概要

ADHD と思われていた双極性障害例（初診時 H17.11、10 歳男児）。

主訴

小学校 5 年生の 2 学期になり、友達への暴言・暴力、授業中の荒れた態度・勉強の遅れが目立つ。注意をすると、そのときはすぐにはよい返事をするが、しばらくすると同じことを繰り返す。家庭では強制場面がないため、これらの問題が判りにくいが、強い情動変化のあるときは兄が我慢している。

家族歴

両親・兄（2歳上）の4人。遺伝負因は否定している。家族関係には、特筆すべき所見はない。

発達歴

満期安産。保育園は、1歳3か月より6歳まで在園。いたずら（女子の髪の毛にのりや粘土を付けた）好き、先生の言うことを聞かない、じっと座っていることができないことがあった。小学校1年時は落ち着きなく保健室・校長室によくいた。2年生になり少し落ち着き出し教室にいた。

3年生時は「物忘れ・整理整頓・自分勝手・約束を守らない」と付けられている。「進んで運動する」は年間通じて「大変よくできた」となっている。火遊び（家から新聞紙を持ち出し、川で燃やして芋を焼いた、楽しかったという）をしたことがあった。3年まで夜尿あり。けいれんなし。

4年生では、ほぼ同じ項目で注意を受けているが、半減した。「真面目にする、進んで運動する」が「大変よくできた」になっている。

病前行動性格特性

母親の陳述では、怖がり、心配性だが強がる。例えば友達の家ではトイレに1人で行けない、自宅でも夜は親を起こしてトイレに行く。人懐っこく誰とでも仲よくする。

現病歴

5年生9月より、不眠（寝つけない）を訴え隣家の祖母宅へ行って寝ることがあった。学校では、それまで受けていた補習（算数・国語）を嫌がり拒否する、その他主訴で述べた内容が生じた。家庭では自分の思い通りにならないとすねる・わめくので、兄が我慢をしている。友達の髪の毛を面白半分で焼くことがあった。

５年生４月より１人で寝ていたが、10月より添い寝を要求するようになった、母親にべたべたと寄ってくることが多いなど甘え退行が出現した。その前月よりチック（目と音声）が出現したが一過性であった。

学校では担任は「同時期より急に落ち着きがなくなり、激情しやすく、落ち着くまでに時間がかかる。気に入らないと椅子を投げる、他の先生が止めに入ると殴る・蹴る・ののしる、高いところに上り（ベランダ・窓枠・体育館の屋根）危険など、様子が変わり始めた。授業は15分が限界で飛び出す」と言う。友達とのスキンシップを好み、追いかけるが度を越す。ガラスを割り、その破片を持ち友達を追いかけたこともある（本人は寝ているような状態でこの状態から覚めたとき、何がなんだか判らなかったと言い、夢幻様の意識変容があった）。本人は、自分でもどうにもならなくなるときがあると訴えた。気分の変動を聞くと、寂しくなる、悲しくなるなどがあるという。このような状態のため受診となる。

初診時所見

▪ 学校生活の様子

楽しさは……普通、勉強が。

友達は……おる。木登り、木の上からジャンプ、ブランコジャンプ。たまにサッカー、ドッジ、もう（他は）しない。

勉強は……国語ダメ、算数普通、社会あかん、理科あんまりしない、体育好き、歌好き、図工……結構いい、家庭（科）、作るの好き。

国語……漢字苦手。今まで抜け出していたから覚えてない。

算数……割り算苦手。

36÷9 ＝は……エーっと、筆算でいい……（結局できず）。

喧嘩は……する。気に入らんことあると初め言葉、急にエスカレートし喧嘩になる。

例えば……「押して」言うて、「いやや」言うと、命令してしまい、「何で命令する」と言われると、「何でや」と言い喧嘩になる。戦いごっこも遊びが喧嘩になる。

▪ 家庭生活

何する……焼きソバ、卵焼き、焼き飯できる。お母さんに聞いて自分で作る。

プラモ……買うけど、作るけど、壊れやすい。

誰と遊ぶ……兄・父・母、自転車乗り、美容院に行って、JUSCOまでいって疲れた。

近所の友達……おる。たまに夜近所のお母さんとカラオケに行く。秘密基地作ったり狭いとこある。

喧嘩……する。

理由……おぼえてない、判らん。

印象としては元気よく、よどみなくやや多弁に答える。子どもらしく楽しそうである。

臨床評価・心理検査所見

1．うつ症状：悲しくなる・寂しい・人恋しい・気まぐれ気分・怒りやすく切れやすい・学校が楽しくない・迷惑をかけたと思うし少し自分が悪いと思うといううつ症状が認められた。

2．ADHD評価：ICD-10研究用診断基準の症状Grading（案）での評価

1回目（受診前の状態（小学校5年生10月）を受診時にチェック）

	不注意	衝動性	過活動	合計点
母親	15点	4点	2.5点	21.5点
担任	32点	14点	16点	62点

であった。学校と家庭とのずれが大きい。学校状況で特に、本児は困難を抱えている。家庭での対応が受容的で優しいことがこのずれとなっている。

2回目（5年生3学期時）

	不注意	衝動性	過活動	合計点
母親	10点	1.5点	1点	12.5点
担任	30点	11点	15点	56点
本人	21点	10点	4.5点	35.5点

この時点では改善は乏しい。

3．WISC-III
検査態度：すばやく反応する。結果を気にして、「何歳くらい」と、検査が終わると聞く。
検査得点：FIQ 78（VIQ79　PIQ82）。知識・類似・算数が低い（SS3–4）が、理解は高い（SS13）。PIQ の下位検査は差がない。

4．Coopersmith の自尊感情得点：治療経過中（6 年生 1 学期）に実施。
結果：肯定的回答数は 51 項目中 26 項目で平均範囲内。プロファイルは仲間関係が低く、家族関係がやや低かった。

診断

幼児期より 5 年生までは、注意の困難・持続困難・落ち着きのなさなどが目立つ ADHD に見られる行動特徴があった。5 年生 9 月からの様子は、不眠・些細なことでの感情の爆発・友達への攻撃的行動・などが、いったん 4 年生で落ち着いたあと、見られた。

診断としては、ADHD、適応障害、気分障害（躁病）が疑われる。横断的には 3 疾患とも基準をある程度満たすと思われるが、発達経過から ADHD はいったん収束しつつあったことから、適応障害は、気分障害が疑われることから除外し、気分障害と考えた。気分障害は、横断的には多弁・爽快・行動抑制のなさ・気分の高揚が見られたこと、不眠の身体症状、うつ症状の混在などから疑われた。ただし、爽快気分は持続的ではなく、家庭での様子と学校での様子が違うことなど、典型的な症状・経過例とは言えない。治療としては以下の手順で薬物療法を進めた。

治療経過

▪ 治療開始より 2 か月半：鎮静化を目的として quetiapine（QUE: クエチアピン）25 ～ 150mg まで増量した。
▫ 小括：あまり怒らなくなった、勉強時間が 10 分から 30 分ほど長くなったなどの変化はあるが、イライラしやすい、猫を蹴飛ばすなど乱暴、精神状態（気分の不安定さ）に動揺があるなどが見られた。時間限定の登校を始めたが、我慢しているものの、喧嘩をしたり（その後、友達に「来るな」と言われ、泣いていた。落ち着いてからは自分から謝った）、後ろから前の女児を叩くなど効果に限界があり、変薬とした。

▪次の２か月：変薬し、risperidone（RIS: リスパダール）１～4mg に増量した。その後 VPA（バルプロ酸）600mg 追加した。

▫小括：家庭では言葉使いが丁寧になり、話にまとまりが見られるが、些細なことで、気分が高揚する。学校では給食の「頂きます」が待てず、こそこそと食べ始める、掃除をしないなど集中力や落ち着きがない状態が多かった。ほぼ同じ状態が持続した。体重が 4kg 増加したため 2mg に減量し VPA 追加とした。

▪次の１か月半：RIS 2mg、VPA 1,000㎎。

▫小括：全体としては安定しているが、べたべたした甘えが多い。少し注意すると泣く、何かにつけ自信がない、お化けが来ると思い怖がる、疲れやすいなど、上記に加えて、軽うつ状態が混在し出した。その日により状態が変わる不安定さが見られた。学校は登校できない。安定している日には家庭では何の問題も見られない。

▪次の２か月間：VPA 効果か自然経過による改善と考え、うつ症状も見られたことから、RIS を中止し、VPA（バルプロ酸）1,000㎎に QUE 100mg を追加した。

▫小括：状態は安定した日には登校可能（１日２時間とする）となる。しかし１日の中でも状態は変化し、授業中気分高揚しふざける、夕方には先生に謝りたいと言い、すっきりした表情で学校に再度来て穏やかに謝る。気分は１時間の間でも変わることがある。吃音が軽度出現。

▪次の１か月半：VPA 1,000㎎＋ QUE 100㎎に carbamazepine（CBZ: カルバマゼピン）600mg まで追加。

▫小括：症状改善が不完全であるため CBZ を追加した。怖い・家から出ない・考え事をする（襲われたときの対処法や、喧嘩のときの必殺技を考えている）という。頭痛・泣き虫になっているなどうつ基調となる。ときに母親に「（母親が）死んだらどうしよう、僕が嫌いなんや」と言ったりする不安が見られた。

　このため、母親にあせりが出始めたので母親に依頼し、１日の様子を克明にチェックしてもらった。本人はいくつかのパターンがある（うつ・躁・うつ・躁・うつ・躁）（うつ・普通・うつ・普通・うつ・躁・うつ・躁）（躁・普通・躁）（うつ・躁）など述べ、状態理解は、十分に進んだと思われる。

▪次の２か月半：QUE 中止、その後再開。

▫小括：学校には１日２時間程度、登校できている。このため経過良好と判断し、QUE 中止した。その後、躁状態がやや強くなり出すため再開した（やはり躁状態に効いているため）。

▪次の２か月半：VPA 1,000mg、CBZ 600mg ＋ QUE 150mg に増量

▫小括：軽症慢性遷延化状態が持続している。

対応法

状態が許せばできるだけ登校をするようにしている。しかし、無理をさせると、友達関係が悪化し、本児の評判を下げ、本児も自尊感情が低下すると考えられることから、無理な登校は避けるべきと判断している。また、学科教育に集中することが困難な状態のときには、学校担任の協力を得て訪問教育の実施をしてもらっている。学校の対応は十分と思われ、教育的配慮は十分な対応ができている。

本児は説明と指導により、自分の精神状態をよく把握できるようになった。治療に対するコンプライアンスもよい。保護者も、同様に、理解よく、かつ協力的である。ただ、遷延化状態が長くなると不安が高くなることがあり、訴えが増えた。

表 2-29　臨床検査所見：薬物血中濃度

H18	3.27	5.30	7.21
投与量			600mg
CBZ（μg/ml）			9.7
投与量	600mg	1,000mg	1,000mg
VPA（μg/ml）	49.5	97.9	84.1

予後とまとめ

小学生中学年までは気分の変化としての認識より、行動上の問題が重視されADHDとみなされてきた。しかし、爽快気分がはっきりしていること、気分の変動性が見られ、躁うつ症状が混在していること、薬物効果の結果から小児期発症の気分障害（躁状態が優勢）と考えられる。

治療経過は、非定型向精神病薬に反応を示すが、完全寛解に至らない。気分調整剤は有効血中濃度では、ある程度の効果があると思われるが寛解には至らない。その後、慢性遷延化状態が１年あまり持続した。中学入学以後は安定し、時折気分の動揺が見られるものの卒業までの３年間ほぼ安定していた。

12）激しい情動反応から人格の未熟性が疑われた双極性障害例

状態の概要

躁状態では抑制欠如のために、未熟な反応と思われる行動が見られる。しかし経過を見ていると態度や行動が変わるので、持続する人格変化とはみなされない。横断的な見方では見えないが、よい状態のときの診察でこれまでの経過と詳細な現症が判り、正しい診断に至る。

症例の概要

激しい情動反応から人格の未熟性が疑われた双極性障害例（初診時H20.7、15歳高校１年生女子）。

主訴

数週前から過呼吸発作などが出現し情動が不安定。

家族歴

10年余前に両親は離婚、父（長距離トラック運転手）と父方祖父母と生活している。母は市内に在住し２年前から交流がある。母親（自営）はこの数か月前から３～４回子ども２人と食事をしていたと言う。父の不在が多く、本人は祖父母が寝てから外遊びをして帰宅することがあった。

病前性格特性

甘やかされて養育されていたが、父、祖父母からはよく注意を受けていた。社交的であるが、わがまま、自己中心的で気持ちが変わりやすい情緒不安定な面がある。

生育歴

2歳下の弟が生まれた際に、赤ちゃん返りが強かった。4歳時に両親が離婚。その頃に不眠、食欲不振が見られた。小学校時代は特変なし。

中学生時代学業成績は下。クラブはバスケットボール部のマネージャーをした。3年生時は学校を休むことや保健室登校が多くなった。親への反発が目立つようになる。

現病歴

H20.6.16　2日前、門限を守らなかったことから父、祖父母と口論になり、殴られもした。祖母から母に連絡があり、本人が「家にいたくない」と言うので、母方に引き取られた。その際に、過呼吸、手のしびれ、泣き叫びの情緒的不安定が強く夜間救急受診となる。

本人は「小学校5年生のときから父、祖父母は自分をほったらかしで、怒るときだけ怒る。ちょっとしたことで反発すると怒られる、暴力を振るわれる」と述べた。

その1週間後、学校内と電車で過呼吸発作を起こす。家では大きな音を立てたことをきっかけに父親に叱られたことでフラッシュバックし、「お願いだから叩かないで、嫌なら殺せばいいのに」と興奮状態となる。母は「落ち着かないので24時間トイレ以外は抱きしめていた」と言う。

翌日家出し、しばらく探したが見つけられず捜索願を出す。その後、本人から電話あり、父・母で迎えにいくも再び逃げて、どこにも行きたくないと言うので、明け方、某精神科病院救急入院（1日）となる。退院後、夜中に起き出し落ち着きなく興奮し「生理が来たからトイレに行く」「家族会議を開く」と言い出し、せん妄状態と思われる状態に陥ることがあった。3日に1回は不穏興奮状態になった。このため受診に至る。受診時は安定し診察に応じることができた。

約1週間後（H20.7.5）本人は、家から黙ってフラーっと出かけた。あとで理由を聞くと「友達に電話したら会いたいと言ってくれたので会って話をした。探しに来ていた父の迎えの車を見て、嫌になり逃げた。母には迷惑をかけていると思うが、どうしてよいか判らない。母が手に負えないと自分を突き放したのは嫌。お前中心に行かんと言われた」と、興奮と困惑状態が見られた。

初診時検査

社会不安障害尺度（LSAS-J）: 恐怖不安感28点（話し合い）、回避42点（意見・報告・話し合いで高い）と高い。

父からの暴力（H20.6.16の出来事）によるトラウマ症状はIES-R50点（再想起、回避、不安で高い）であった（検査日H20.6.28）。

トラウマ面接（H20.6.28）では、「直後はボーっとしていたが、父に腹が立ったので怒りを爆発させた」と言う。学校は休み、泣きと甘え・退行を起こし、気分は沈むし、自己嫌悪感は生じるしといった状態となり、親子関係はさらに悪化した。再想起症状と集中低下があるため、家出、自傷行為に至った。自分は人が変わってしまった気がするという。「今回の出来事は母親に相談できたし理解してもらえている」と述べた。

うつ症状のチェック（H20.6.28）では、睡眠障害、特に怖い夢、考えは悪いほうに考える、希望がない、死んだほうが楽、死にたい、死のうとしたこともある。気持ちは泣き、沈み。寂しい、罪業感、わびしい、自信がない、ダメな人間だ、そばにいて欲しいが何か言われるのは嫌。行動では集中できない、好きなことをする程度だが動作は遅い、気分が不安定。身体症状は頭痛、嘔吐がある。その他の症状では、甘えが強くなり、べたべたと寄っていくことがある。今後の希望を聞けば、母は判ってくれているので家族（父、祖父母）を治して欲しいと言った。

治療

うつ症状とトラウマ症状軽減のため薬物治療はルボックス100mgで開始するも不穏興奮状態は持続するため入院治療とした。薬物はRIS 4mg/dに変更して安定し2週間後（H20.7.21）には「気分が落ち着いた。振り返ると、どう心配してくれるのかと思い家出をしただけで、愛情の確かめ方を間違っていた。結構愛情もらっていると思った」と述べ、外泊を繰り返し安定が見られた1か月後（H20.8.4）退院とした。

退院後の経過

夏休みはアルバイトし学校登校もしたが、弟と喧嘩し母宅へ行くことや家を飛び出しそうになることがあった。

Coopersmithの自尊感情検査の肯定的回答数は51項目中、29点と高い（H20.7.15）。うつ、後悔があり、仲間関係はよくないが、その他は得点が高い。退院後検査2回目は34点でうつ、仲間関係の項目が改善したためだが、むしろ高すぎる。これまでの経過をさらに聴取すれば、気分の変動が長期にわたり見られたのでグラフィングを行ったところ、うつが主であるが躁状態が単独で、ないしはうつに混じる形で見られている（次頁のグラフィング）。治療薬をリチウムにしてフォローしているが、その後約3年間、前述のエピソードのような激しい情動の変化はなく安定している。

ところがさらに詳細に聴取すれば、日によって状態が変わることや日内でも変動が見られることから毎日その変化を記録してもらった。記録はH22.11.12からH23.4.25までの165日間で、記録の方法は天気表示のように晴れ（気分の楽しい日、アルバイトも元気に行ける）、曇り（1日中ぼんやりしている、まあ普通と思える）、雨（泣いていることが多い、出ることなく寝ている）、雷（リストカットする、イライラが急に来る）などで示した。表2-30に示したが5日と同じ状態が続かず、まさに天候不順のときの天気予報のようにめまぐるしく変わった。

先のグラフィングの関係で示せば、グラフィングではよい状態の多いときには躁病相期とし、気分が沈み泣いているといううつ状態の多いときにはうつ病相期としたが、変動の強いときは両相が混在して見られる。

まとめ

当初、情動の不安定さから精神病理は、母親に対する見捨てられ不安（とその解消を求める行動）、父親（祖父母）からの暴力の恐怖感とフラッシュバック、母親への庇護欲求もある。本人の事態収拾のできなさと、両親からの愛情確認のための注意獲得目的行動であると考えた。つまり家族関係による一過性の反応性の家出

12）激しい情動反応から人格の未熟性が疑われた双極性障害例のグラフィング

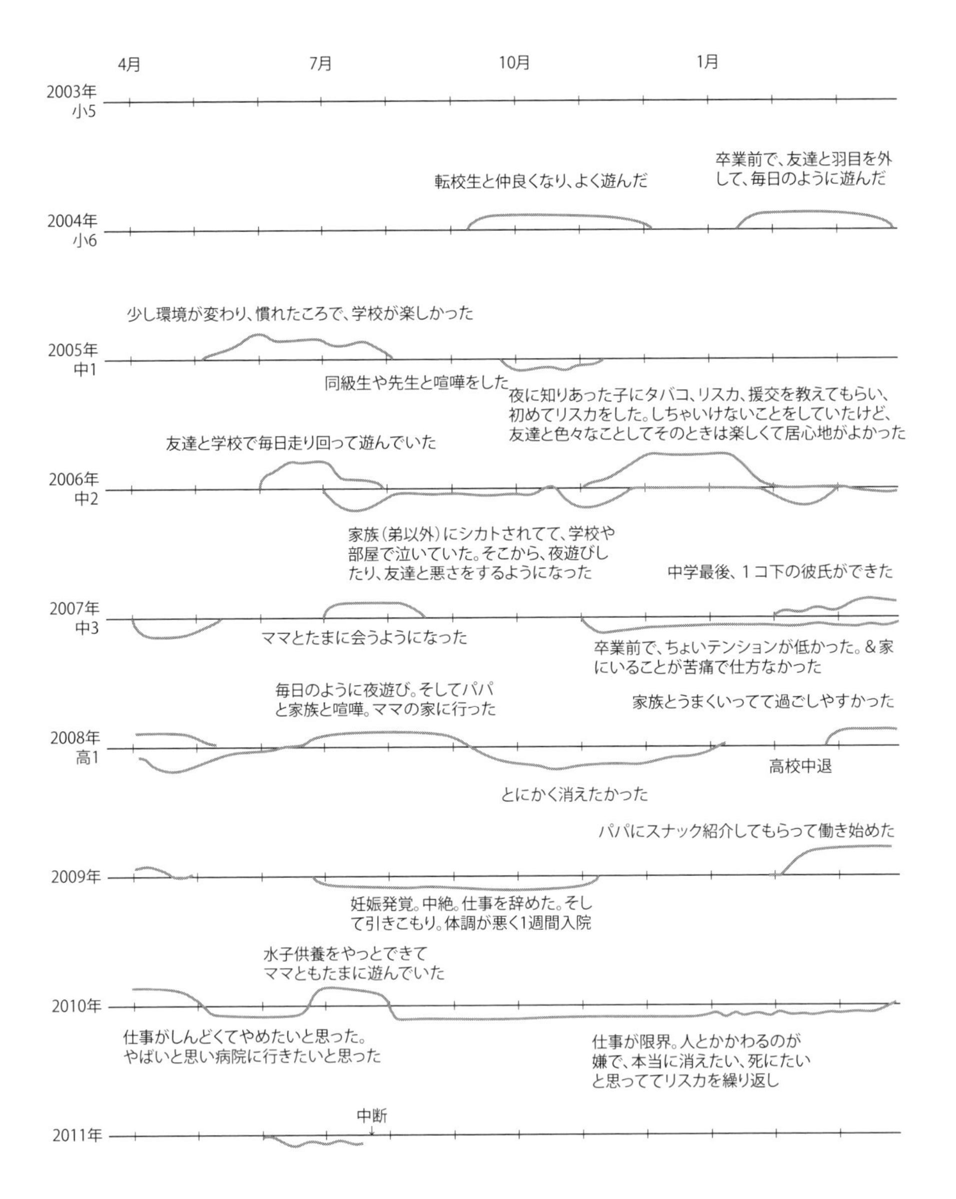

表 2-30　日替わりの変動性が強い症例の記録・気持ちのお天気表

晴れ：A　曇り：B　雨：C　雷：D

日＼年月	H22 年 11 月	12 月	H23 年 1 月	2 月	3 月	4 月
1		A	A	B	D	B
2		A. B	A. D	B	B. C	A. D
3		B	A	B	A	C
4		B	B	C. C	A	A
5		A. C	C	B	B. D	A
6		C. C	A	A	A. B	A
7		D. B	A. C	B. C	C. A	B
8		B. C	B. A	C	A. B	A
9		B. C	C	A. D	C	B
10		C. B	D. C	A	C	B
11		A. C	C	A. D	B. D	C. A
12	B. A	A. C	A	C	A	A
13	C. A. B	B. C	B	D. C	A	C
14	A	C	B. C	A. D	A. D	A
15	C	A. D	C	A	B. D	C
16	B. C	C	A	B	C. A	A. B. C
17	B	D. A	C	C	A	A
18	A	A	C	C	C. A	B
19	B. A	A	A	C	A	B
20	A. B	A	E. A	A. D	A	B. D
21	B. A	A	C. D	B	C	C
22	B	A	B. D	C. A	B	A
23	A	A. B	B	C	B	B. A
24	A	A	C	A	A. C	A
25	A	B. C	B	C	C	A
26	B	A	A	B	B. B	
27	B. C	B. C	B	B	C	
28	A	B. C	A. B	B	A	
29	A	C. A	B		B	
30	A	A	A		C	
31		A	A		C	

パターン	日 数
A	49
B	29
C	28
D	1
A. B	6
A. C	5
A. D	8
A. B. C	1
B. A	9
B. C	15
B. D	5
C. A	4
C B	3
D. D	1
B. A. B	1
	165

や泣き叫びと考えた。

しかし、その行動と情動の激しさ、繰り返しと、間歇期の落ち着きのよさから、心因による外在化行動ではなく、短期に症状が変化する気分障害と診断した。その気分の変動は図、表で示したように、毎日がどうなるか判らないほどの強い変動性であった。経過が安定している軽度慢性遷延化状態時でも、日替わり変動を示すこともある。この変動性には規則性は認められないようである。

13）双極性障害の長期経過不安定例

状態の概要

気分障害は慢性化することが多い。このために性格とみなされていることがあるが、長期観察をすると、本当の姿が判る。初診時成人期であるが、それまでの長い病歴があり、長期経過が記録されておりグラフィングが可能で、薬物療法、精神療法療が有効であった例。

症例の概要

双極性障害の長期経過不安定例（初診日 H21.12、34 歳男性）。

発達歴と現病歴

学校の通知表などの客観的資料は紛失していたが、本人の記憶が確かでエピソードをよく覚えており、少しずつではあるが幼少期より 36 歳まで記憶をたどることができた。以下にその概要を示す。

6 歳（年長）：幼稚園の入園後、特に人が嫌（いや）とか嫌（きら）いというわけではないのに登園が嫌になったことがある。1 ～ 2 か月間続いた。

8 歳（2 年生）：学校で人に親切にできない、机の中の持ち物が整理整頓できない時期があった。特に大きな気分変化はなかった。

10 歳（4 年生）：2 学期に眠れず困ったことがあった。

11 歳（5 年生）：2 学期に家や学校で、親や先生にタメ口をよく言っていたことがある。しかし 3 学期には元気がなくおとなしくなっていた。

13 歳（中学 1 年生）：いじめが原因で 2 学期より不登校になる。このいじめに関しては、カバンを持たされたといういじめとは言えない程度であったが、むしろ集団での行動が嫌になり避けるように登校不能となっていた。

14 歳（中学 2 年生）：3 学期に元気がなくなったが、2 か月ほどで回復した。

16 歳（高校 1 年生）：高校合格するが、6 月頃より学校はつまらないと感じ始め、間もなく退学した。その後、北海道に転居し 1 人で仕事をして生活していた。非常識（飲酒、タバコ、16 万円の電子ピアノなど高価な買い物）な生活で躁状態だった。

17 歳の 5 月に自宅に帰り学校に復学した。7 月より 2 か月間は躁状態となり、市民プールに泳ぎに行った際、ATM 機より金を盗み、補導された。

20 歳（大学 1 年生）：秋に、サークルの人間関係でもやもやすることがあった。気分的には 4 か月間ほど、不安定であった。

21 歳（大学 2 年生）：学校を休学し浜松に転居し自活する。

22 歳（大学 3 年生）：気分が落ち込んでいた時期があった。大学は出席が足らず除籍される。一時回復するが、その夏に、再度気分が落ち込み自傷行為を繰り返した。その直後1か月間ほど、ふと旅行に出かけたが、気分の落ち込みのため帰宅。3か月間ほどうつ気分が続いた。いったん気分が戻るが再度落ち込み、翌年には4月から復学するも留年を決めた。

23歳（大学4年目）：前年同様、夏から気分の落ち込みと自傷行為が強くなる。3か月ほどで回復し、その12月にはふと旅行に1か月間出かけた。

24歳（大学5年目・3回生）：12月に1か月間旅行に出かけた。

25歳（大学6年目・4回生）：最後の1月より落ち込みと自傷行為が増えた。この状態は4～5か月間続いた。

26歳：埼玉で8か月間仕事をする。このときは軽躁状態であったが、2か月後に軽度のうつになるも、なんとか仕事は続けていた。その後、気分が高揚し休暇をとり、セブ島に1か月あまり旅行した。その後は気分が動揺しつつ年度末に会社を退職した。

27歳：その後すぐにバンコクに旅行し6か月を過ごした。その後、気分は通常に回復したが、3か月後に再び躁状態となり6か月間持続した。

29歳：年末から気分が高揚し韓国に1か月旅行した。

30歳：8月に気分の高揚が見られ転職した。2か月後、職場の人間関係で悩みうつになるも1か月後、躁転し再度韓国へ旅行する。

31歳：8月に躁状態となり韓国へ旅行する。いったん躁状態は治まるが、その年末より再度躁転し衝動買いをする、転職し愛知へ転居した。この躁状態は3か月で改善。

32歳：7月、仕事の悩みで軽いうつ状態になるが、1か月で改善。その1月に気分高揚し転職をする。

33歳：ほぼ1年間安定し仕事を続けるが、1月から躁状態となり退職して中国へ旅行する。帰国後障害者支援のNPO法人を立ち上げる。

34歳：8月に躁状態となるが、このときに連帯保証人を引き受けた。その後衝動買いをする時期があったが、年末からさらに焦燥感も加わり、台所の陶製品を割るなど荒れていた。連帯保証人の関係で自己破産せざるをえなくなる。このため当院に受診に至る。

35歳：加療（リチウム、CBZ）により、躁状態の持続は減るが、数日の躁気分は２回起きたことがあった。その９月より躁うつ混合状態と見られる気分の強い不安定な状態が見られたが、社会的な不適応問題を起こすことはなく、自分でも「自分で止められているのが判る」状態が続いた。

36 歳：家族の勧めもあり自宅に帰省し地元で作業所の指導員の仕事を見つけた。通院は続けている。

まとめ

予防投薬の効果は十分とはいえず、症状の動揺は大きいが、その症状の対処法に関しては、うまく対処できるようになってきている例である。言い換えれば、

1. これまでの経過をあとで振り返り、自分の行ってきた行為を、自分の内的な気分の変動状態の反映として捉えられる。
2. このため、行動化に対するブレーキのかけ方、次への意欲的取り組みのタイミング、対人関係の持ち方、運び方が、精神状態を基に考えられている。
3. つまり、現実にとる行為を気分の変化のなせる業と捉え内省に役立てている。症状はあっても超自我的にブレーキがかけられる。専門家（精神科医など）に相談すべき内容として捉えられ、その都度の相談が可能となっている。

13）双極性障害の長期経過不安定例のグラフィング

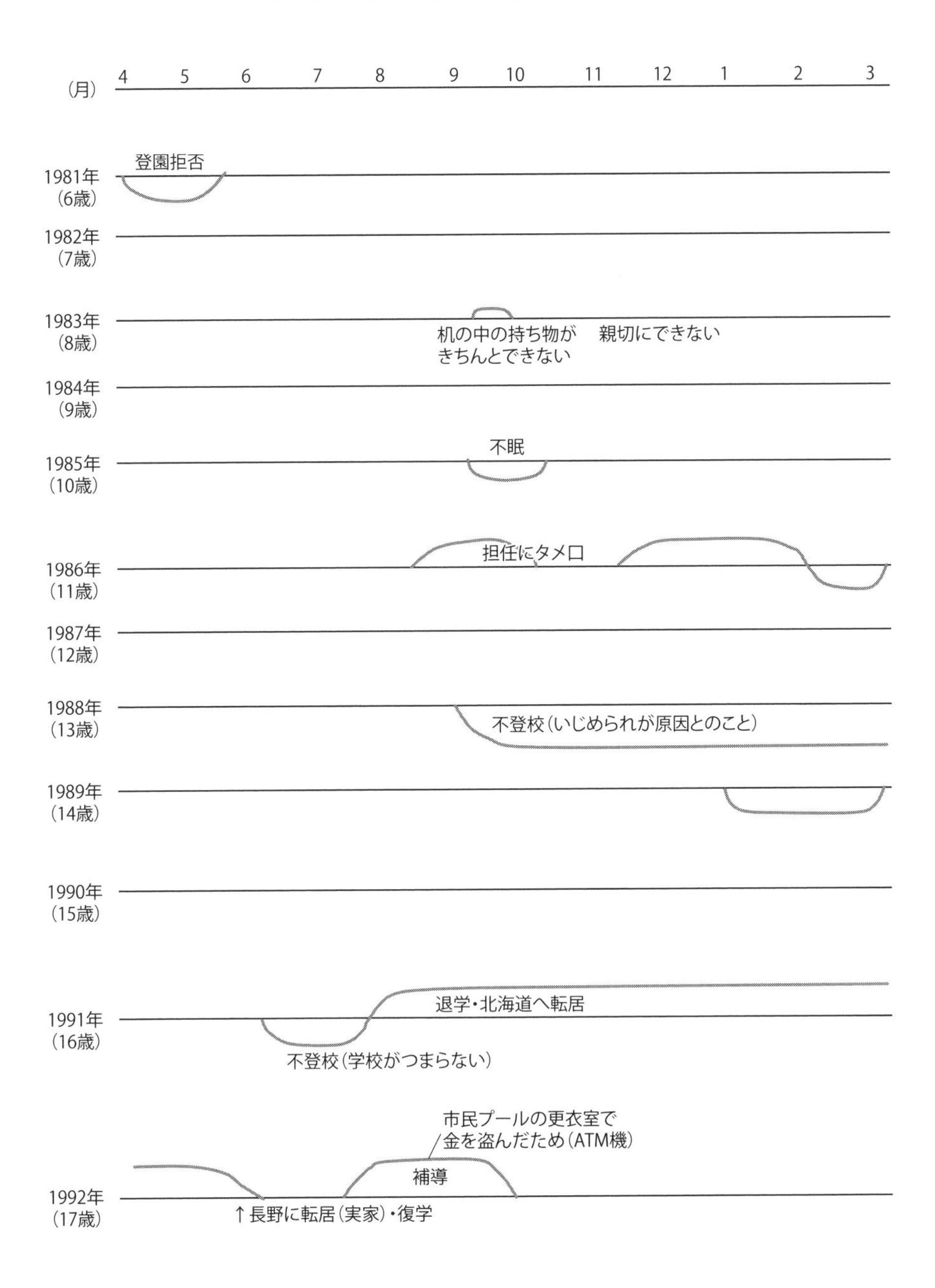

13）双極性障害の長期経過不安定例のグラフィング（続き）

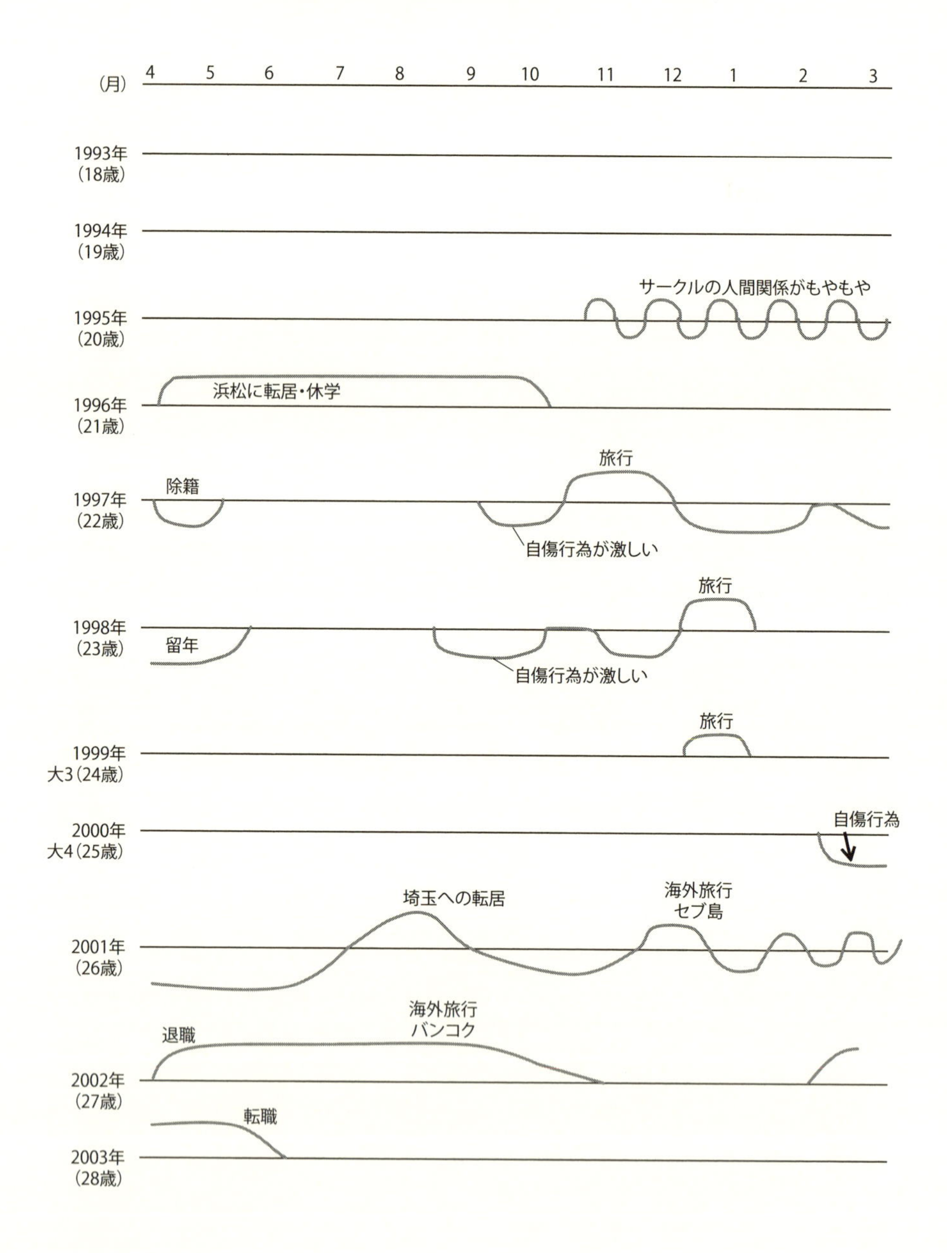

13）双極性障害の長期経過不安定例のグラフィング（続き）

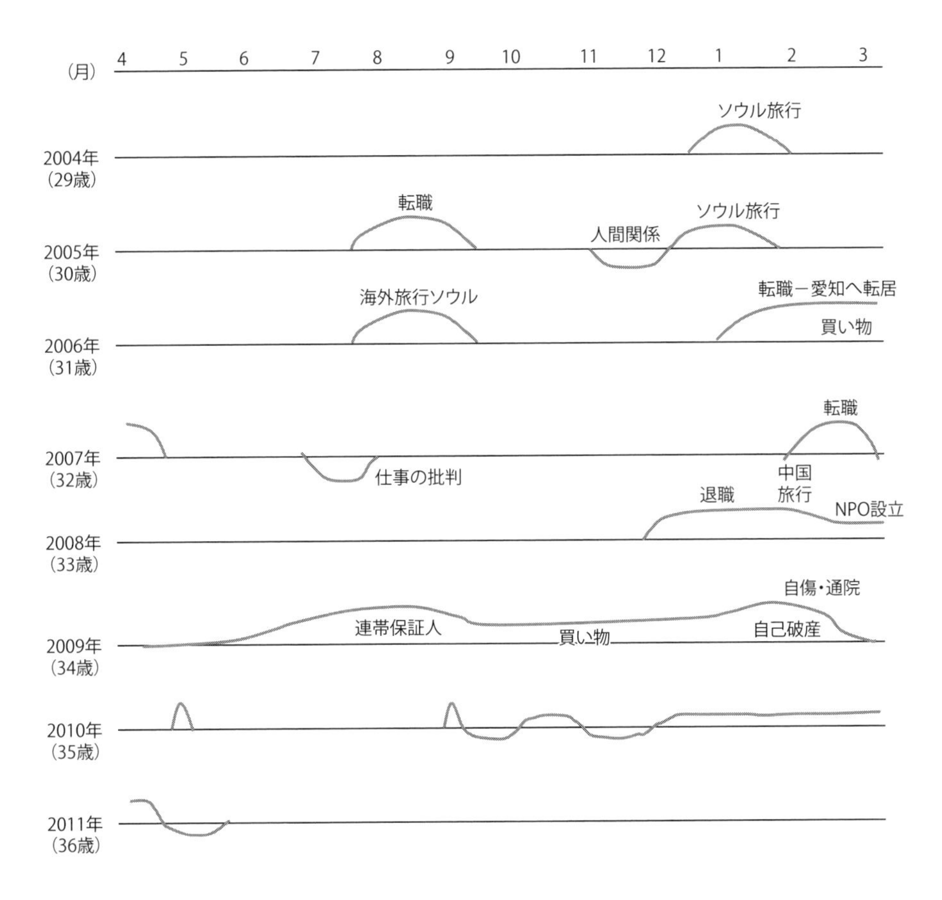

14）幼児期発症の躁病例

状態の概要

急性な言動の変化をきたしたが、その内容が性的虐待であったので、母親は混乱し、警察、弁護士を巻き込む事態となった。しかし、警察、弁護士の冷静な対処で、大きな事例化には至らなかった。薬物は効果があったが、母親が継続投与を拒否した。経過を見ていたが、１年３か月後に、初回よりは軽度であるが、症状の再発と思われる状態が見られた。再投与で落ち着けている。

症例の概要

４歳９か月の女児。家庭での様子と診察での様子（以下に詳述）から躁病が疑われた。母親はそれが受け入れられずに、いったん改善後に拒薬した。今後も行動や様子を見ながらフォローを続ける予定である。

主訴

1．母親：幼稚園で性的虐待があったかもしれない。
2．母親：子どもの様子が、かなり混乱している。
3．父親：母親も子どもも混乱している。

成育歴

両親と本児の３人家族。本児は満期安産。始歩１歳３月、始語 10 か月頃。その後の発達も良好。身辺は３歳６月時で自律。夜泣きの激しいときがあった。性格は、最初は人見知りするが、明るく人懐っこい。幼稚園には年少時より登園。友達作りも上手だった。知的・発達検査は２～３回受けたが、いずれも平均以上。

現病歴

年少児の終わり頃、幼稚園に行きたくないが、先生は好きという、他児とのトラブルが増える（先生が関わり改善する）、過食気味になることがあった。年中児の６月中旬（４歳９月）頃より、夜になるとテンションが上がり、話し続ける。本人は、「何でも聞いて」「楽しい気持ち」というも、行動はとりとめのない（お腹を出す、股を広げる）奇行があった。日中は気分の上下があり、話をしたがらないときもある。幼稚園は、休ませている。

母親が幼稚園の様子を聞いても答えず、行動は落ち着きがなく、まとまりがなく、自分の腕を噛む、舐める、服をハサミで切ろうとする、指しゃぶり、ハンカチ噛みなどの行為をした。言葉では木の葉っぱを「カラスの羽根」、タイヤを「アジサイ」、グレーを「ピンク」と言うなど想像力が豊かなのか、単なるファンタジーか、観念奔逸なのか、紛らわしい行動があった。

外出をしても、車の後ろに行って隠れる、車中ではじっとできずあちこちを触るいたずらが多い。帰ると、洗濯機に登る、入浴時に、入ったとたんに母親に水を浴びせる、母親の眼鏡をとるいたずら、ボールペンで腕に字を書くなど、衝動的で突発的な抑制のない行動が見られた。

本児は自分から、幼稚園で、おちんちん遊びをした（担任の男性先生と男児のおちんちんを舐めた。他の女児も舐めたことがある、「おちんちん遊び」は数回した)、担任から注射をされた痛みがあったと言い腕に絆創膏を張っていた、給食に変なものが入っている（パンに魚の骨、おしっこ、うんちが入っている)、いろいろな色のシロップを飲んだ、先生が持ってきたおやつも食べた（園ではおやつ類を出していない)、などと話した。

この虐待ないしは性的虐待と思われる行為について、本児は、K ちゃん、しゃがんで、「おちんちん舐めてみて」と先生に言われ、先生が見本を見せた。自分では、「C 君と、先生のおちんちんを舐めた。カーテンのおちんちん舐めた」と言う。「H ちゃん、K ちゃんと 3 人で、おちんちん遊びしたことある」と言う。

話は、あまりにも具体的で、母親は驚き、園で先生のマインドコントロールを受けているのでは、薬でも飲まされて様子がおかしいのでは、虐待が本当にあったのではと疑い、警察、弁護士に相談する。

警察の聴取の際、本児は、幼稚園のことを聞かれるたびにトイレに 5 回行った。聞かれても、先生の名前を言わなかったなど、いつもの様子と明らかに違った（警察は捜査して虐待の事実はないことを確認、本児の薬物反応も 8 種がマイナス反応であった。弁護士は、精神的問題が優先すると懸念し、まず当院への紹介となった)。

母親の混乱ぶりは強かったが、父親は落ち着いて対応ができていた。

初診時の様子

落ち着きなく、質問に対する応答も気まぐれで、診察机の下に隠れるなど指示に従わなかったが、園の給食の話はし出した。

園で給食はあるの……ある。給食におしっこはいっててさー。水曜日はパンで魚の骨はいっていたしー、うんちとか、服も。

書いてみて、これに……（応じる）これ。（パンと骨の絵を描く）

本当の大きさは、どう……これがそう（骨だけ別に描く）。服もここに（と言いパンの中に描く）

他には…ピンクの電気が入っていた。

（A4 判の紙に合計 4 枚描くが、パンの絵は、説明のたびに段々と大きくなり、一部がはみ出すくらいに大きくなる。「なぜか鉛筆が入っていた、鉄砲が入っていた、黒い卵も、病院のマークもと描き出し、エスカレートする。観念や妄想が誇大化する様子であった）。

次の機会には、「絵を描く」と言い、描き出すが、最初のウサギの顔を描いた後は、殴り書きとなり、持続集中力が途切れる様子も見られた。落ち着けば、ひらがなで自分の名前、アルファベットが 10 数種書ける。

経過

躁病が疑われたが、まず鎮静も必要と思い、RIS 0.5mgから始め、1mg投与で、症状は改善した。幼稚園へもスムーズに登園し始めた。その後、精神症状も改善した。母親は、よくなったので、薬を飲ませたくないと拒否しているので、通院のみで様子を見ていた。

1 年 3 か月後（年長）、甘えが強くなり、いたずら、落ち着きのなさが見られ出す。その後、小学校入学前には気おくれしたように他児に話しかけられない、自己紹介ができない選択性緘黙に近い状態になり、再投薬を開始した。現在（小学 1 年生）はクラスでも学童でも他児と一緒に過ごせている。

まとめ

幼児期の躁病は稀である。そのために診断が難しい。本児を診断した理由は、

1. 突然の行動変化、しかも、もかなり激しい。会話内容が観念奔逸ないし誇大妄想的。何より爽快気分を述べていることなどの状態像が躁病に一致する。2. 持続期間が少なくとも２週間以上ある、その回復後に再発が疑われること、3. 症状の最盛期には投薬の効果がある。RIS 少量で有効。4. 効果は早く出て、落ち着いたときは精神状態がきれいに安定していることによる。

【文献】

Angold. A, & Costello E.J. (1993) Depressive comorbidity in children and adolescents: empirical, theoretical, and methodological issues. *Am J Psychiatry.* 150, 1779–1791.

Axelson. D.A. & Birmaher, B. (2001) Relation between anxiety and depressive disorders in childhood and adolescence. *Depress Anxiety.* 14, 67–78.

Biederman, J. et al. (1991) Comorbidity of attention deficit hyperactivity disorder with conduct, depressive, anxiety, and other disorders. *Am J Psychiatry.* 148, 564–77.

Biederman, J. et al. (2009) Risk for switch from unipolar to bipolar disorder in youth with ADHD: a long term prospective controlled study. *J Affect Disord.* 119, 16–21.

Birmaher, B. et al. (2007) Practice parameter for the assessment and treatment of children and adolescents with depressive disorders. *J Am Acad Child Adolesc Psychiatry.* 46, 1503–1526.

Birmaher, B. et al. (2010) Psychiatric disorders in preschool offspring of parents with bipolar disorder: the Pittsburgh Bipolar Offspring Study (BIOS). *Am J Psychiatry.* 167, 321–330.

Black, B. & Uhde, T.W. (1994) Treatment of elective mutism with fluoxetine: a double-blind, placebo-controlled study. *J Am Acad Child Adolesc Psychiatry.* 33, 1000–1006.

Black, B. & Uhde, T.W. (1995) Psychiatric characteristics of children with selective mutism: a pilot study. *J Am Acad Child Adolesc Psychiatry.* 34, 847–856.

Carlson, J.S. et al. (1999) Sertraline treatment of 5 children diagnosed with selective mutism: a single-case research trial. *J Child Adolesc Psychopharmacol.* 9, 293–230.

Costello, E.J. & Shugart, M.A. (1992) Above and below the threshold: severity of psychiatric symptoms and functional impairment in a pediatric sample. *Pediatrics.* 90, 359–368.

Dummit, E.S. et al. (1996) Fluoxetine treatment of children with selective mutism: an open trial. *J Am Acad Child Adolesc Psychiatry.* 35, 615–621.

遠藤辰夫，ら（1992）セルフエスティームの心理学――自己価値の探求．ナカニシヤ出版.

Erikson, E.H. (1959) *Identity and the life cycle.*〔小此木啓吾（訳編）：自我同一性――アイデンティティとライフ・サイクル．誠信書房．1973．pp. 111–118〕

Fergusson, D.M et al. (2005) Subthreshold depression in adolescence in mental health outcomes in adulthood. *Arch Gen Psychiatry.* 62, 66–72.

Fergusson, D.M. & Woodward, L.J. (2002) Mental health, educational, and social role outcomes of adolescents with depression. *Arch Gen Psychiatry.* 59, 225–231.

Gallerani, C.M. et al. (2010) The temporal relation between depression and comorbid psychopathology in adolescents at varied risk for depression. *J Child Psychol Psychiatry.* 51, 2–9.

Golwyn, D.H. & Weinstock, R.C. (1990) Phenelzine treatment of elective mutism: a case report. *J Clin Psychiatry.* 51, 384–385.

ゴーブル，フランク（1972）マズローの心理学．小口忠彦（監訳）．産業能率大学出版部．〔原著：Frank G Goble (1970) *The Third Force: The psychology of Abraham Maslow.* Thomas Jefferson Research Center〕

Goodwin, R.D. et al. (2004) Early anxious/withdrawn behaviours predict later internalising disorders. *J Child Psychol Psychiatry.* 45, 874–883.

Harrington, R. (2002) Affective Disorders. In Rutter M. & Tayler E. (eds.) *Child and adolescent psychiatry.* 4th. Blackwell. Oxford. pp. 463–485.

Jonsson, U. et al. (2010) Mental health outcome of long-term and episodic adolescent depression: 15-year follow-up of a community sample. *J Affect Disord.* 130, 394–404.

柏井美穂（2012）中学生用自尊感情尺度標準化の試み――臨床場面における尺度の活用からの検討．武蔵野大学大学院．平成 23 年度修士論文．

北村陽英（1972）思春期に関する心理学的考察　Ⅰ．横断面的に見た思春期．思春期精神医学（辻悟・編）．金原出版．pp. 13–26

Klein, D.N. (2009) Subthreshold depressive disorder in adolescents: predictors of escalation to full-syndrome depressive disorders. *J Am Acad Child Adolesc Psychiatry.* 48, 703–710.

長尾圭造，ら（1998）「学童期の精神疾患をめぐって」小学生における PTSD 症状――腸管出血性大腸菌 O-157 集団発症のアンケート調査を中心として．児童青年精神医学とその近接領域．39, 176–190.

長尾圭造（2009）いじめの危機管理．藤森和美（編）．学区安全と子どもの心の危機管理．誠信書房．pp. 33–44.

長尾圭造（2012）児童青年期の閾値下精神障害状態の意味．第 107 回日本精神神経学会学術総会．S41「教育における精神保健ネットワークの構築を目指して」精神神経学会誌．SS591–SS598.

Pine, D.S. et al. (2001) Emotional reactivity and risk for psychopathology among adolescents. *CNS Spectr.* 6, 27–35.

Sundelin-Wahlsten, V. et al. (2001) Traumatic experience and post-traumatic stress reaction in children from Kurdistan and Sweden. *Acta Paediatrica.* 90, 563–568.

Vidair, H.B. et al. (2011) Depressed parents' treatment needs and children's problems in an urban family medicine practice. *Psychiatr Serv.* 62, 317–321.

Wong, P. (2010) Selective mutism: a review of etiology, comorbidities, and treatment. *Psychiatry (Edgmont).* 7, 23–31.

Wright, H.H. et al. (1995) Case study: fluoxetine in the multimodal treatment of a preschool child with selective mutism. *J Am Acad Child Adolesc Psychiatry.* 34, 857–862.

Ⅲ 治 療

治り方、治し方の基本戦略

うつ病の治療は、簡単に言えば症状の軽減である。しかし、どのような症状でも、軽減すればそれで治療がうまくいっているわけではない。うつ病の重症度症状一覧表（表 2-4）で見たように、うつ病時の症状は多岐にわたるし、重症度によってもいろいろと異なった症状が出現する。特に自殺・希死念慮は生命の危険があり、最も注意を要する症状である。

したがって自殺を避ける治療法が大事である。このためには、治療の順番がある。うつ病症状のうち、第一に軽減すべきは気分と考えの症状である。次に意欲の改善を待つ。その後、行動の改善へと進む。うつの重症度一覧表で言えば、症状が一様に下のほうに来るよりは、左下がり（右上がり）の形で、下に降りてくることが、自殺リスクの回避にとっては望ましい治療の流れとなる。というのも、この逆で、行動面が先に回復し、考えていることを行動に移すことができる状態であれば、死にたいと思っていると、それを実行しやすくなる。仮に死にたいと思っていても、行動面や意欲面が重症であると、それを実行に移す行動力がないために、実行しない。

うつ病患者は、どこかで死にたい、死んだほうが楽ではないかと思っているので、これが治療の最優先課題である。したがって、治療経過の進展は、うつ病症状の各側面（思考、気分、意欲、行動など）の治り具合を見ながら、全体としては、左下がりになっていることを確認しつつ見守ることが必要である。この考えは、子どもでも成人でも同じである。

2 治療時のガイダンス

悪いときの治療法、よいときの治療法、薬物の管理

治療の進め方は状態によって異なる。

(1) うつ状態があるときで状態が重症時のガイダンス

1) 症状が軽減することを伝える

1. 必ずよくなる。現在あるその症状はいずれ軽減、消失する。いつまでもこの状態は続かないとはっきりと伝える。特にうつ的な考えで、悲観的、否定的、絶望的な考えにあるために、改めて伝えておく必要がある。
2. 持続期間は長くはない。このようにつらい同じ状態がいつまでも続かない。治療をすることで、わずかでも上向いてくるので、そうなると楽になる。いつまでも続くと思うと、誰しも我慢ができない。いずれ間もなく終わりが来ると思い続けておくことが大事。
3. このための治療法がいろいろとある。診察での面接、認知療法、薬による薬物療法、その他の他の方法（環境調整：転校、周りへの理解）などがある。希望通りの進め方で開始することができる。

2) 自殺、転校、試験と留年や、離職・転職、つらい友達関係、つらい家族関係などの重要な症状への対応

これらの考えのほとんどは、うつ病による苦痛や苦悩からの回避反応である。回避反応だから、一次的には楽になることがある。しかしながら、これらの行動をとったからといって、うつ病は治らない。また、うつ病により生じた問題も解決しない。個々の場合を考えてみる。

自殺防止

希死念慮（死にたい、死んだほうが楽と思う）、自殺願望（生きていても仕方がな

い、つまらない、死ぬほうが正しいという判断）、自殺未遂（死のうとした、過量服薬、リストカットなどの自傷自損）、自殺既遂（手段が確実な方法をとり自殺する）は、いずれも、うつ病のときには、子どもでも起こりうる。

しかし、これらの考えや気持ちや思いは一過性である。いずれその考えは変わる。またこれまでもそう思ってずっと生きてきたわけではない。だから今の考えは続かない。自分で考え抜いたうえでの考えの結論ではなく病気ゆえの考えである、うつ病の１つの症状として、うつ思考による考えが出ている。それにすぎない。

例えば、人には眠いときには眠いときの気持ちや考えもある。よいことがあると楽しいときの気持ちや考えになる。同様に、うつ病にはうつ病なりの考えがある。治療をすればうつ病は改善するが、そのときにはうつ病の考え方は消え、考えた内容は変わっている。

転　校

学校を休んでいるために、学校に行きにくくなっている。加えて、うつ病時で学校に行くことができていたときに学校内で嫌なことがあったりすると、さらに行きにくくなり、転校したほうが楽と考える。先生との関係が悪くなっているとき、友達との関係も悪いときなど、転校も気分を一新し新しい人間関係を作るという意味では、１つのよい方法と思われる。転校は、抜き差しならなくなった人間関係を、清算するためにはよい。

しかし、その人間関係がうつからきているものであれば、単に回避しているだけである。もとの人間関係を改善できないし、うつ病も改善しない。うつ状態がまだ改善していないときには、転校後の新しい場や人達になじむのが難しい。しかしなじまなければならず、つまり余計に苦しくなる。だから状態とタイミングを見計らう必要がある。

試験と留年

学校生活を送るには試験は避けられないが、うつのときには登校が不能状態である。たとえ無理をして試験だけ受けても結果はよくない。そこで余計に嫌な気持ちになる。しかし高校生になると受けないと、間違いなく単位が足りず留年になる。そうすると、下の学年の生徒と一緒に授業を受けることになる。うつ病を自分で受け入れているときにはよいが、通常はこれが当人のプライドをいたく傷つけることになる。ということで、高校生年齢でのうつ病の発症は、病気に悩み生活に悩むという二重苦の状態にある。とてもハンディは大きい。だからこの悩みを十分に聞いて受け止める必要がある。それは患者が自分のうつ病を受容することにもつながるためである。

私はあっさりと、「風邪ひきと同じ。熱を出して休めば当然欠席する。なんの恥じることも気にすることもない。うつ病で留年するのも、それと同じ。それでも、どうしても留年して1学年下の生徒と一緒に授業を受けるのが嫌なら、他の選択肢がある。（病状が不安定な経過をとるなら）単位制なり、（人に会うことでつらい思いや嫌な思いをする状態にあるなら）通信制なり、（経過がよいときには、新たに1学年違っても気にしないで新しい友達ができると思い）転校なり、選択すればよい」と説明して、当人の意見を聞いている。事態を客体化し、こともなげに受け止めることも必要となる。

仕事の離職・転職

すでに仕事をしている場合と、これから仕事を探す場合とがある。すでに仕事をしている場合、「もうできない」と判断し、すぐにやめてしまうことが多い。自責の念や仕事に対する責務感が強いので、こうなりやすい。やめることを思いとどまるように言うとかえって苦しがる。回避するほうが楽と思われる。それだから経済的に自立していない場合は、両親の保護下にあり、あっさりとやめてもよいように思うが、「うまくできなかった体験だけが残る」やめ方は自信のなさや自尊感情の低下につながり、あまりよくない。共に考える機会を持つことが大事になる。

新たにこれから仕事に就く場合、当人のうつ状態からの回復度による。最初は、短時間の週2日程度のアルバイトからがよいようである。

つらい友達関係

うつ病時には友達関係に悩む。よく思われたい、孤立防止といった関係維持の場合と、友達関係を避けたい回避の場合がある。関係を維持するときには、うつ状態では、対人関係に過剰な緊張や不安や敏感さを示すので、あれやこれやと悩みやすく、とても苦しくなる。このような場合は、友達と少し距離を置く対応がよい。

対人関係を避けたい回避の場合は登校不能状態となり、安らぎを得る。これでよいが、問題は長期化してきたときである。誰とも接触をしない引きこもり状態となるので、状態が回復してきたときの社会復帰に影響しないような配慮が要る。ごく少ない友達とでもよいので、連絡はとれる程度のわずかなつながりは保っておくほうがよい。

つらい家族関係

子どもにとって家族関係が一番の困難であることが多い。家族関係の良し悪しは、両親、祖父母の子ども理解による。一見したところ元気に見え、熱が出ているとか痛いとかの苦しい状態が見られない場合は、サボり、怠けとみなしやすい。そして、子どもに頑張れ、もっとすべきである、他の子やきょうだいは頑張っている、学校に行けるはずだ、休んではいけないなどの言葉が多くなる。その理由は、うつ病の子どもを、病気扱いしないことがすべての原因である。うつ病は病気である。しかし子どものうつ状態は両親、祖父母にとって、とても判りがたいので、医師が説明をしないと子どもを苦しめる（Ⅱ 2⑵「両親の理解への対応」のところ〈65 ～ 77 頁〉を参照）。この際は先述の「うつの重症度　症状一覧表」（表 2-4；別添）を必ず用いる。そして、苦しさやしんどさを、風邪をひいたときの体温になぞらえ説明すると、よく理解される。表の左欄にある温度は、うつ症状時の苦しさの程度を、風邪をひいたときの苦しさ、しんどさになぞらえてある。例えば、中等度Ⅰ段階の症状に該当する場合は、風邪ひきで 38.5 度から 38.7 度程度の熱のある状態と同じほどに苦しいことを示している。

祖父母が本人に、「早く治って欲しい」と言うことも多い。思うのは当然だが、当人に言うことはプレッシャーになるので、やめてもらう必要がある。何気ない一言が、病気の子どもを苦しめている。

3）薬物療法

治療の中心の 1 つは、薬物療法である。薬物で、今の状態が改善するメカニズムについて、現代精神医学の考え方を子どもに判るように伝えることが重要である。その際には、これまでに出されたうつ病の仮説や考えのうち、最も当てはまりそうな仮説や考えを紹介し、そのうえで薬物の期待しうる効果を説明する。そのうえで、本人の治療標的症状を 1、2 あげ、それに対してどのような効果が期待できるかを説明する。次に、副作用について説明する。次に効果のなかったときについて、説明する。その際は、たくさんの種類のうつ病の薬物があること、だから順次効果を期待できること、効くとしても薬剤により効き方と、効果出現までに時間がどの程度かかるかの説明などをする。

睡眠障害については、うつ状態の部分症状であっても、ともかく眠れるようになることが大事であると説明し、別に処方をすることが多い。三環系では使用当初眠気が出る場合が多いので、睡眠にもよいが 3 ～ 4 日でその効果はなくなり、眠れなくなるので、その際には不眠時薬を服用するように伝えておく。両親によっては睡眠障害が改善され、過眠状態になっても、怠けている、規則的な生活ができていない、寝すぎるのはよくないと判断されることがある。この際は「それはよくなっている証拠です。寝すぎてうつ病が進むことはありません。また治りかけには過眠が見られやすいです」と伝え、理解を得る。

4）治療間隔

重症度が高いときや、希死念慮などの場合は、2 ～ 3 日おきの受診で、臨床上の変化や薬物の効果を見る。中等度のうつ状態の場合は 1 週間に 1 回、軽度の場合は 2 週間に 1 回、改善傾向が持続しているときは 3 ～ 4 週間に 1 回、減薬している場合は 4 週間に 1 回、安定しており、予防投薬をしているときは 2 か月に 1 回程度が大体の目安となると考えられる。おおよその目処は、最初に登校可能となれば 3 週間に 1 回、定期的に登校可能となれば月に 1 回にしている。

(2) うつ状態が改善したときの治療と、寛解期、間歇期へのガイダンス

1）登校、勉強、クラブ、仕事、などの作業

どの程度回復したら、何ができるか、何をしてもよいかの判断も求められる。本人の思いや判断が、大体、正しく適切である。それは、人間はできることしか

しないからであろう。しかし子どもの性格特性によっては、アドバイスが必要となることがある。その特性とは、義務感が強い子ども、元々も活動性が高い子ども、自責の念が強い子ども、融通が利かない決まり切ったパターンを実行しなければならないと思っている子ども、いつも焦り気味で、追い立てられるように活動する子どもなどである。また、治療途中で、一見回復しているように見えるが、それほど回復していない場合もアドバイスが必要である。知的能力が低い子どもは状態の自己感覚がうまく表現できないうえに、周りの圧力に影響を受けやすくなっているので、診察医の判断と指示が必要になる。

改善傾向にあるときに取り組む順番は、当人にとって、気楽な事柄から始めるとよい。クラブが楽しいならそれから始めるとよい。勉強が苦にならず、習慣になっている子どもは勉強がよい。高校生年代では、アルバイトを始めたいということもある。その後、次第に、実行するには努力を要するもの、取り組み方を考えなければできないものに変えていくとよい。ネバナラナイと思っている事柄ほど、回復が進んでから取り組みを開始するほうがよい。このように進めていくと、登校刺激をしてもよいときは、おおよそ80％程度の回復が認められるときであることが判る。回復の度合いが60～80％のときは、学校のクラス環境や保健室・特別室などの環境、家庭の疾患理解の程度、友達関係の程度などにより、学校に行ける場合と行けない場合がある。

2）安定期の治療（グラフィング作業など）

症状が改善し安定してきたら、これまでの経過を振り返る作業が大事となる。このときにグラフィングを実施する（グラフィングの作り方〈54頁〉を参照）。

この作業を通して、これまでの自己の経過を振り返る。このときは、出来事とうつ症状との関係を自分なりに考える機会となるので、病気と出来事の関係を整理できる最もよい機会となる。例えば、因果関係が、出来事が先かうつ症状が先かを考えられるし、出来事とうつ病の関係を考えることにより、これからのうつ病の再発防止にも役立つ。例えば、うつ病が始まると自分はこうしやすいとか、このような出来事があると、うつが始まりやすいか悪くなると知ることができる。こうすることにより、うつ思考に陥らないための方策も立てることができるので、診察では必要な治療の1つとなる。

3）予防薬物の選択

再発防止に向けた取り組みの最も大事な部分である予防薬剤の選択、薬物濃度の血中モニターなどを実施していく。特に再発しやすい場合や、双極性障害の場合には重要である。薬なしの経過観察がよいことも多い。

4）治療に対する力の入れ方

グラフィングと薬物効果により、当人はうつ病理解と治療への力の入れ方を知ることができ、治療コンプライアンスを高めることができる。そのため、ストレスの少ない生活や気持ちのよい治療を考えることができる。

（3）薬物の管理

投薬する場合がほとんどであるので薬物管理への配慮が要る。基本的には薬物の管理は両親にお願いしている。理由は子どもが一見しっかりしているように見え、薬物管理は問題なさそうな場合でも精神状態が変わることにより、薬物管理にまで注意を払えなくなることがあること、過量服薬やまとめ飲みのリスクがあること、両親が服薬状況を把握しやすくなるためである。親に自分のことを知られたくない場合や、子どもが自己決定の強い子の場合は自分で管理したがる。その際でも、薬の管理は20歳までは親の仕事と言い納得してもらえるように話をしている。両親には、「しっかりしている子どもでも薬の管理は20歳までは無理です。これは親の仕事と思ってください。そのほうが薬の服薬状況も判ってよいですから」と説明している。そして食事のときにランチョンマットの上に置くようにして食後には必ず飲み忘れのないような配慮をしてもらっている。不眠時の服薬は本人に渡して服薬する時期は任せるが、翌日に確認してもらい過不足のないように配慮をする。それでもため込む場合がある。診察時に、残薬があるかないかを確認する。

どうしても管理したがる場合は、「きっちりしてね」と言い、次回に服薬状況を確認する。それでコンプライアンスの悪い場合は、やはり難しいから親の仕事にしようと言い納得をしてもらっている。大人でも難しい服薬管理は子どもにさせないほうが安全である。

最近の抗うつ薬は安全性が高くなったとはいえ副作用は見られる。副作用については先に伝え、診察時には毎回確認をする。副作用を聞くことにより、子どもは「飲んでない。ときどき忘れている」など、服薬を確認できるときもある。

予備薬については、受診の１回分程度を予備として確保しておくように勧めている。というのも、思わぬ災害などで地域によっては交通の寸断や何が起きるか判らないためである。児童精神科医の少ないところでは遠くから来られる場合もあり、交通事情、道路事情、家庭事情により、保護者がついてこられないときには受診できないときもある。特に薬剤の種類が決まれば、簡単に変えることもないので無駄になることも少ない。また、予備薬があると安心もできる。

3 精神療法

(1) 治療方針の立て方

ガイダンスのあとは治療となる。精神科治療で精神療法は必須であるが、大事なことは、どの精神療法をするかではなく、どの精神療法が本人にうまく合うかどうかを決めることである。これまで見てきたように気分障害は、程度も様々、併せ持つ問題も様々、うつ症状の中でも行動か気分か対人関係か身体症状かといった抱える問題も様々である。

まず精神療法を始めるまでの作業を述べる。最初にすべきことは、できるだけたくさんの情報を集めることである。このためには初診時に時間をかける。通常の予診情報、学校の通知表やその他の資料、Coopersmithの自尊感情検査、うつ症状チェックは診察までに揃えている。さらに個人の事情に応じてこれまで述べたその他の検査を行い、資料は揃えておく。そのうえで最初の診断面接となる。これらの資料と最初の診断面接で、うつ症状の多くの表面的に見られる症状が病態形成（pathogenesis）にあずかるものか、症状形成（pathoplastics）にあずかるものかの検討を行う。

つまり同じうつ症状による登校不能状態があるにしても、うつ症状の行動抑制のために身体が動かず、行くに行けない状態のこともあれば、普通のときなら学校に行けそうだが、学校が荒れていてその喧噪の中では過ごすにはつらすぎるために学校に行けない状態なのか、学校には行けるがチョット嫌な友達が話しかけてきたときに話を合わせたり、何を話せばよいのか判らない対人関係のために行けないのか、授業時間中に考える作業を集中できず聴くことが苦痛なために行けないのかなどはそれぞれ違う。うつ病自体から来ている症状か、その他の関係や事情から作り出されている症状かの区別が必要となる。

これは極めて個別性の高い作業である。これによりどこに問題があるのかが判る。家族関係に問題があるのか、自信がなく不安が強いのか、行動上の問題が中心か、悪いほうにしか考えられない思考の問題か、自己決定などができない混乱や思考の渋滞か、学校での人間関係に問題ありか、自殺を考えているのかにより、治療としては何を優先させていくかが決まる。例えば、友達関係などの人間関係に悩んでいる場合は人間関係療法を適用することになる。自殺が切迫している場合には支持療法や必ず改善するといったうつ病の説明自体をその場ですることと本人のその内容の理解と納得の程度といった心理教育が大事になる。自信がなく不安が強ければ、それが一過性の問題であっても、本人の性格特性の一部とみなしうるときであっても、自尊感情を高めるプログラムを開始する。人前で緊張しやすいといった不安のあるときには、折を見て自律訓練法を併用する。何とか登校はできるが、少しの時間しかいられないときはその苦痛を和らげることのできる抗不安剤を朝に服用することを勧めることもある。悪いほうに考えてしまう思考の問題であれば認知行動療法が合いやすい。

このようにして、すべき内容や方向性が決まったところで、今は、それを治療の対象とするのか、今はしないで後回しにするほうがよいのかなどを考えないといけない。

次に、最初に立てた治療方針は本人にとって受け入れられるものか否か、そのままの形で使えるのかを考える。大まかな方針を立てることができても、今・ここの場での診察では別の課題のほうが大事になるので、それを先に行うこともある。

(2) 通常の診察での精神療法

日常の診察では、何かに焦点を当てた精神療法ばかりを行うわけではない。まずは、前回の受診から今日までの様子を聞き、これまでの治療の流れが、予定通りに進んでいるのか、治療にとって障害となる出来事や、本人にとってよい出来事がなかったかを聞く一般的な面接も重要である。それにより、その日の治療の進め方が決まる。

先に行った精神療法は日常生活の中でどのように活かされたのか、有効な面があったのか、不十分であったのか、効果がなかったのかなどは、通常の診察の中で判断される。例えば、うつが改善しつつあり電車に乗って通学する際の電車の中の緊張感がつらいので自律訓練法をしたが、うまく行かずに使えていないとすれば自律訓練法の仕方がどの程度うまく進んでいるかが大事となる。そうであれば診察の中でやり方を再指導することができる。

薬物についての診察も必須である。まずは副作用が出なかったのかどうか、服薬はできたのかどうか、管理はうまく行っているのかどうか、次に薬の効果は見られたのかどうか、効果があるとすればどのような変化がどの面で見られたのかなどを聞くことにより、これまでの治療を続けるのか、変更する必要があるのかを決めなければならない。

同じ「朝遅くまで眠れた」と言われても、それはよいことなのか悪いことなのか、薬を変更すべき問題か、薬の説明をさらにすべき問題かは、さらに聞かないと判らない。例えば薬の効果がありこれまでの不眠が解消したのであればよい意味である。過眠状態であれば治療が進み改善しつつある段階に達していると考えられる。遅くまで眠れずに起きていたため入眠時間が遅くなり朝が起きられないのであれば薬の効果がないか、入眠時間が遅くなる日常生活の過ごし方に問題があるのではないか、夜になると気分がよくなり眠るのがもったいない気がして起きている場合などが考えられる。薬物の効果は精神療法に影響するし、精神療法は薬物の効果に影響する。このため毎回の通常の診察は精神療法と薬物療法を効果的に進めるためには、必ず必要となる。

個々の精神療法の進め方や技法は、すでにたくさんの指導書やガイドブックが出ている。ここでは触れないが、それらの内容を患者さんに説明し、治療を選択してもらう必要はある。そのうえで、どのような精神療法を選びますか、という質問をする。子どもは、これまでの診察情報の中で本人にも使うことのできそうな3つくらいの治療法を提示すれば、自分のやれそうな方法を選択できるだろう。たとえその中で今はしないということであっても、いくつかの治療法を説明して選択肢を与えておけば、いずれの機会にはやろうとするかもしれない。また知っているだけでも治療に対する不安が減る。だからガイダンスとして、心理教育的見地からいくつかの方法を知ってもらうことは必要であろうと思われる。

いろいろと工夫をしていても、うつ病の子ども達はあまりクリニックに来たがらない。面倒くさい、億劫、面倒という行動抑制があるためや、聞かれるのが嫌、話したくないという対人関係面での消極性、意欲の低下のためである。このため、どういった精神療法をするかということより、通院自体を続けるモチベーションを維持することが、実は一番大事な精神療法と言えるかもしれない。

まとめると、精神科の治療とは１枚の絵を描くようなものである。いろいろと画材を揃え、どの画材を使うか、どの色を使うか、それとの配色の組み合わせは何がよいか、次にはどのような色を重ねると色合いがよいか、さらに相手の見る角度により、次にはどの色を使い、どう変えていくかなど、患者さんの気に入った絵を仕上げるために、工夫をするようなものと思っている。出来栄えのよい絵を書くには時間と根気が要る。

(3) 個別の治療法──悪夢の治療（怖くない夢の見方 Lucid dream 法）

うつ病時に睡眠障害はほぼ必発するが、入眠障害、断眠、熟眠感のなさなどとともに悪夢を見ることも多い。この悪夢は、過去の嫌な思い出やいじめられたときや叱られたときの内容や、そうかどうかは判らないこともあるが、怖くて目が覚めるか、苦しいので入眠自体が不安で寝ること自体が嫌になることもある。

そのような場合「怖くなくなり、嫌な夢を見ない方法」というのを教えている。子ども達は、最初は、「えー、そんなのあるの」と言い、関心を持って聞いてくれる。特に女児はノリがよい。方法は以下の通りである。

①夢の内容を聞く。通常、恐怖のあまり途中で目が覚めるので、そのときの様子までをあらかた聞く。次に、若干の補足としてどの程度怖いか、それはこれまでの何と関連しているかなどを聞く。

②最初は、思い出すのに時間がかかったり、話をためらうことが多いので、怖いにもいろいろある。追いかけられる、襲われる、犯される、いじめられる、殺されるという自分が困ることなのか、大変な出来事や事件が起きて、世の中がどうなるのかと思うようなことなのか、それとも、家族や、友達に関することなのかというふうに、選択肢法で進めるほうが、答えやすい。

③次に、「実はその夢には続きがある。君はそれを最後まで見ずに途中で目が覚めたので嫌な思いをしている」と言う。その夢の続きとは、その恐怖が減ずるような展開となるように進める。そして夢の最後には、自分が助かり、あるいは大事件は解決し、あるいは家族や友達は無事であったとい

うハッピーエンドの話を創る。そして、この夢は見ても「よかった」という展開にする。最初の説明時はあらすじのみの簡単なものでよい。具体例3例は後述。

④次にその物語を寝る前に2回、できれば3回でもよいが、先に作った夢を最初から最後まで自分で読んでみるというリハーサルをする。最後に「今日もし夢を見たら、最後まで見るぞ」と思い、眠る。

これだけのことであるが、子ども達は結構創造豊かな夢を考え、その恐怖から逃れ「ばっちりでした」と報告することがあり、1回で7～8割はうまくいく。

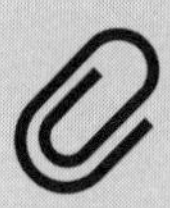

具体例 1

悪夢やうつ病のきっかけは自分では判らないうつ病例

（14 歳女児）

主訴：学校へ行けない。眠れない。小学校 4 年生より、生きているのがつらく、死んだほうが楽と思っていた。特に理由があったわけではない。6 年生のときには、生まれ変わりたいと思っていた（これらの思いは誰にも話したことがない）。

中学校 2 年生頃より、学校生活が楽しくなく、嫌々行っていた。考えがまとまらないし、何もかもが嫌だった。

性格特性：我慢する。感情を表に出さない。大人が期待することを先回りしてやる。甘えない。学業成績は中の上程度。

初診時所見：Coopersmith の自尊感情は肯定的回答が 51 項目中 6 項目と低い。うつ症状チェックは、すべての見出し項目にチェックがある。

悪夢の内容：誰か、たぶん鬼 2 匹に追いかけられる。逃げるがつかまったところで、殺される。殺し方は、頭から食べられる。全部食べられて、自分が消えて、目が覚める。

夢の続き：鬼に食べられそうになったときに、たくさんの友達（女）が来て、助けてくれる。鬼をみんなで倒す。そして助かる。その後はみんなといつものように、買い物に出かけたり、プリクラをとったり、カラオケに行ったりしている。

結果：1 週間後、週に 2 回ほど悪夢を見ていたが、「これをしてから、なしです」と、もともと表情の乏しい子であったが、ほっとした表情で話した。

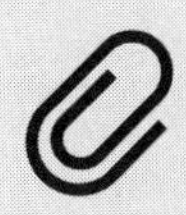

具体例２
友達関係でのトラウマから、悪夢を見た例
（14 歳女児）

これまでの概要：中学校入学時に、元の小学校からの４人グループと別の学校から来た７人グループと合体し 11 人グループとなる。そのうち、同じクラスの仲間から、スリッパにゴミを入れられる、スリッパの向きを逆にされていた、エラそうに睨んでくる、後ろの席の子が仲間のいじめの中心人物で行きにくいなどのため、学習室登校をしていた。そのときも学習室に 10 人で来て、「久しぶり」と言われて嫌味に感じたと訴えた。同時に、腹痛、動悸、声のチック、めまいが出現した。精神的には家庭では感情の爆発が生じ、怒り出すと物を投げる、暴言、イライラが激しく、コントロールできなくなる。

病前性格：おとなしく人の様子を見るタイプで、思い通りにならないとすねるが、反抗的ではない。いじめ開始後５か月後に初診。初診時、トラウマチェックの IES-R 57 点で、再想起、回避、過敏状態であるが、解離症状はない。Coopersmith の自尊感情は肯定的回答は 51 項目中９項目で低い。内容は、仲間関係が消極的で、自己は否定的、混乱を生じやすい状態であった。学業成績は中の下から下の上段階。学校には、初診後３か月目で通学は週３回ほどは行けている状態での診察であった。

悪い夢の内容：いじめグループの悪い子が３人出てくる。自分と喧嘩している、言い合いをしている。現在の現実の続きを夢の中でしている気がする状態である。喧嘩の理由は、特にない。内容も判らないが、お互いにムカついている（現実にはこれまで、仲直りをしたときもある。お互いに、「ごめん」などと言っていた時期もあった）。ボスの子と言い合い、私が勝つ。相手は怖がって自分についてくる。私は転校する。よかったと思ったとき、相手の子も転校して自分についてくる。私が友達と話をしていても、中に入ってきて仲間に入る。私が「ついてこんどいて」と言ったときに目が覚めた（夢での言い合いは、勝つときもあるが、負けるときもある）。

続いて、夢の見方を説明した。本人は、「判った、やってみる」と言い、次回に聞くと以下のように報告した。

物語の続き：実は、みんな集めて自分が他の子達に謝らせる。そして、ついて来らせないようにした。みんなには、これから何かあると私を助けると約束させた。みんなでキャンプに行きポテトサラダを作って終わったところで目が覚めた。結果は「ばっちりでした」と喜んでいた。単純すぎるくらい単純な展開であるが、この程度でも、効果が見られることもよくある。

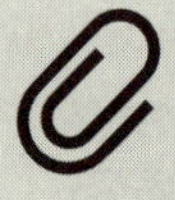

具体例３
うつ病だが依存と退行が強い例
（19 歳女児）

主症状：両親に暴言がある。父親は穏やかなタイプだが、子どもと喧嘩すると「お前は私の子じゃない」と言うこともある。これまで母が忙しくて甘えられなかったので今甘えたいと思っているが、少ししか甘えられない。今は幼児のような気持ちですと言う。

病前性格：幼児期より争いごとが嫌いで、ままごとでも母親役の取り合いに参加したくなかったのでいつもペット役だった。友達が怒るのも見るのが嫌だった。一方、いじめられている子にも近づいた。友達はおとなしい地味なグループに入っていた。

悪夢の内容：目が覚めるまでの内容はいろいろある。
①拷問を受けている。首を押さえられて、手足を縛られていて、怖いことをされる。痛いことされるとか、釘で手を打たれる。
②人間のお化けに追いかけられる。人間は、全裸の男で、髪の毛がない。顔

は気色悪く、はっきりとは判らない。私のことが好きで、追いかけてくるので逃げた。私が変なことを言うと、首を噛みつかれて殺される。
③手の皮を、バールのようなもので剝がされる。逃げられるところに行ってもダメで、最後に捕まってしまう。

悪夢とその続き：本人が書いてきた上記③の夢の続きは以下の通りだが、「願望もかね、と書きました」と言った。

意識のある私の目の前で、左腕の皮が、私を襲った。人が、笑いながら、先の赤い、黒いバールで、（私の皮膚が）剝がされているとき、「何をやっているんだ !?」「大丈夫か !?」と警察官の人が、拳銃を持って、２人やってきて、その私を襲った人が取り押さえられ、あとから来た警官が、救急救命士を急いで呼んできてくれて、「もう大丈夫だからね」と、優しい言葉をかけてくれた。救急救命士の人が、「大丈夫ですか !?」「しっかり !!」「聞こえてますか !?」と声をかけてくれながら、タンカで救急車まで運んでくれて、ほっとして、意識を失う。

気がついたら、病院のベッド上で、点滴や酸素マスクをつけた状態で、目が覚め、母親や父親が泣きながら、私が目を覚ましたことを喜んでくれて、抱きしめてくれながら、「よかった、よかった」「助かってよかった」「○○ちゃんがいなくならなくてよかった」「助かってよかった」「もう大丈夫だからね、もう１人にしないよ」「もう怖い思いをさせないよ」「ずっと一緒にいるからね」いろいろな言葉を、泣きながら私を抱きしめて、言ってくれた。

それを聞いて、私は安心して、涙が出てきて、それを見た母親が心配して、大慌てで、「○○ちゃん、どこか痛いの？」「今から、すぐにお医者さんにきてもらうからね」と父が医者を呼びに行ってる間も、母がずっと私の手を握って、「大丈夫！」「もう大丈夫だから」と言って、身体を優しくなでながら、また優しく抱きしめてくれて、とても安心しているところに、父がお医者さんを連れてきてくれて、「もう、皮膚は綺麗に元通りになったよ」と伝えてくれた。父は、「あの犯人はちゃんと捕まって、終身刑だから、刑務所からは出てこれないよ」と伝えてくれた。

それから毎日、母と、仕事を休んだ父が来てくれて楽しい話をしたり、トランプをしたりと遊んでくれた。そして、毎日、母が、私の体を優しく拭いてくれた。リハビリはつらいけど、病院内の人も私にやさしく話しかけてくれるようになって、病室でも友達ができて、私の両親と私とで、トランプをして、ワイワイと、ほとんど毎日遊んで、ものすごく充実した日々を過ごしていて、退院もあと２か月ほどで、このまま、楽しくリハビリしながら退院まで過ごす。

退院してからも、入院していたときの友達とメールをしたり、遊んだりしながら、母や父とも遊んだり、褒めてもらったり、抱きしめられたり、楽しく会話をしながら、お互い思い合って、楽しくシアワセに暮らしている。

結果：本人は「もう大丈夫です」と言う。なるほどこれなら怖い夢ももう見ないだろうと思える。両親への甘えはこれまでの生活歴の反映でもあるが、一般的に子どもがうつ病の場合、甘えや退行を起こし、依存や庇護欲求が高まる状態となることもよく判るような気がする。

4 気分障害との付き合い方

典型的うつ病時や典型的躁病時、重症時は精神医学的治療が優先されるので、病気との付き合い方を考える必要はない。患者さん自身が、病気と長くうまく付き合うときとは、気分障害では軽症慢性遷延化状態ないしは軽うつ状態、軽躁状態の場合である。

(1) 軽うつ状態ないし軽症慢性遷延化状態の場合

思考障害では突き詰めて考えてしまう傾向が出現する。気楽に決定ができない、何度も繰り返してこれでよいのかと思ってしまう、逡巡してしまうことがある。その場合、自分のうつ状態で出現する症状をよく知り、今の自分の考え方はごく軽いうつ病状態にあるために、このような思考に陥っていると思えることが大事である。そうすることにより、周りとのやり取りや軋轢を減ずることができる。かつ、今の自分はごく軽いうつ状態にあると気づくこともできる。

これらの場合の気分の状態では、人から言われたいつもなら何気ないことが、気になったり、腹が立ったりする。別に相手に対してそう怒りがあるわけではないのに、そのために口論や反論となり、反抗や気分の不安定と受け取られることもある。自分の気持ちにゆとりがないためである。このような状態のときには、すぐに反応を示さず、「今日言えることは明日言う」と決めておけば、余分なトラブルを避けられる。逆に人から言われたことを被害的に受け取り、いじめが始まったと思い、脅え敏感になり言い返しや反論ができなくなることもある（このタイプのいじめはⅡ 3（3）3）「いじめに関連する気分障害」での「2. 性格特性と動揺したメンタルヘルスによるダイナミズム崩壊型」で示した）。この場合は、友達関係は回避するほうがよい。

学校には行けるが集中できない、意欲が出ない、頑張れると教室にもいられるが帰ると疲れるということもある。意欲や集中力が低下している、時には頭の働きが悪くなった、能力が落ちていると思うときがある。このような場合は、軽い意欲の低下にあるので、自分のできる範囲以上の取り組みを避けることが大事となる。というのも、やればやるほど自信がなくなる、できないと思い劣等感が強くなる、周りの勢いに負けてしまう、気が弱くなったと思い、自尊感情の低下を招きやすいからである。

行動面では、いつもできていたことがまだできない、しなければならないことはできるが、やれば疲れる、いつもほどの勢いがない、好きなことはしていられるが時間つぶしにやっているだけといった状態の場合は、まだ十分な復帰状態に達していない。このような状態のときにゲーム依存的な状態に陥りやすい。

対人関係では、何かと気遣いをしてしまう。例えば、友達と会話をしていても「自分はこの場にはじゃまではないか、無理に付き合ってくれているのではないか、無理に話を合わせてくれているのではないか。失礼なことは言わないように、子どもっぽいことを言わないように」と気を遣う。家で手伝いをしていて褒められると、「次を期待されているのではないか」と気を回す。緊張して追いつめられている感じがすることがある。このような場合も、この状態が元々の自分ではなく、うつ病の軽い完全回復前の神経質さだと思うことが必要である。

その他の症状としては依存退行がある。詳細は「うつの重症度 症状一覧表」（表2-4）を参照していただければよいが、このような状態は両親にとっての心配事となる。これまで病気として本人の言うことを聞いてきたため甘えが強くなり元に戻らないのではないか、このまま甘えさせるとさらに子どもっぽくなるのではないか、厳しくしつけたほうがよいのか、このままがよいのか心配となる。この場合は、うつ病の治療中の一時期のことであり、長くはかからない、甘えさせておき、甘えなくなってきたらさらに改善してきているとみなせると伝えている。

身体症状に関しては、頭痛、腹痛、吐き気、食欲不振、動悸、胸痛、不眠、皮膚病変など、様々な症状が出現する。多くは一過性で、器質的な身体所見がなく、症状はいろいろと変わる。うつ病の重症度がやや軽いときに、こういった身体症状が出やすい。

いずれの場合も、うつ病の一段階として捉えることができるようになることが大事である。本人にとっても周りの人にとっても病気として捉えること、しかも病気経過中でその次の段階への一過性に見られる出来事（それが多少長期にわたるとしても）として捉えることが大事である。

(2) 軽躁の場合

本人にとって有利に働く場合がある。軽度の気分高揚や意欲の亢進があるために、すべてに積極的で活動的で社会性があり協調的でもある。このときに学校の成績が上がることも、クラブで活躍することも、クラスで模範生として評価されることも、明朗快活でアイディアが豊かな親切な人物と評価されることも、何事にも熱心に取り組み裏表のない人物と評価されることも、楽しく愉快な人物と思われていることもある。本人も快調そのもので何事も肯定的に捉え陽気である。生徒会役員や学級委員に突然立候補して熱意を評価されることもある。学習塾に行くと言い勉強熱心に見え親が喜ぶこともある。

結構なことだが、気持ちの赴くままに続けていると気分状態が続かず、うつに転ずることがある。この場合は、できることをできるまで仕切らないでブレーキをかけ、できる状態であってもゆとりを持ち、仕切らずにとどめておくことが、その取り組みを長く持続しやすいのでよいであろう。

不利に働く場合もある。社交性が高じていつも以上に友達の世話を焼き、疎ましがられることもある。気のついたことを黙っていられずズバズバと言うためその相手と喧嘩になったり、周りのクラス友達から批難され、皆が自分をいじめると思い、いじめられたと訴えることもある（このタイプのいじめはⅡ 3（3）3)「いじめに関連する気分障害」での「5. 口出しなどの性格特性と、周りとの軋轢からいじめられ結果型」で示した）。

対人関係では積極的ではあるが、あまり好きでもない相手と交際し、積極的にデートに誘うこともある。誘われると断ることはない。女子の場合、男子を積極的に誘えば性体験に至ることはほぼ必定なので後悔することがある。この特性を知っておくために、診察では「君は男に傾きやすいほうか、誘うほうか」と聞いている。その傾向があると言えば、注意を促している。

気持ちの高揚は衝動買いにつながることがある。多少の買い物なら愛嬌で済ますことができる。友達へのおごりとなることもある（付き合いとしては大きな問題となることはない）。正義感が強くなり喧嘩の仲裁に割って入ることもある。いじめられている子の味方になり喜ばれることもある。何事にも関心があり瀬戸際体験も経験のうちと思い、誘われるとアルコールや薬物に手を出す、性的な非行やいたずらや蛮行をしてしまう機会となりやすい。この状態は治療が必要となる。

これらの特性が気分障害の症状の動揺として表れていることを知っておく必要はある。躁転の始まりの場合であるときや躁状態による行動上の変化なので、長続きせず、いずれ気分が変われば行動も変わることを知っておくべきである。

一次障害と二次障害の捉え方

気分障害による一次的症状と二次的症状は区別がつきにくい。よく言われることは、素人は出来事にまつわる心因や環境因がその出来事の原因とみなし、玄人はその反対でうつ病や躁病の始まりがあるために、そのような心因や環境因に強い反応性を示した結果、その出来事が生じたと考える。

実際は1つひとつの出来事を分析するしかない。その際の分析法であるが、先に述べたグラフィングを行っていれば、考えを整理しやすい。また両親や本人への説明も説得力があるものとなる。最もよくある場合はいじめられ体験である。「このときにいじめがありました」とよく話すが、経過を見るとすでに気分の低下ないし落ち込みがあり、気が弱くなっていて、友達とのやり取りでも反論もせず受身的に流されている。このときに些細な出来事があると本人はいじめと受け止める。「あとでゆっくりと考えると今はどうか」と問えば、「先生の説明の通りとも考えられる」と言うことが多い。友達関係にも影響するだけに、また人間関係のあり方にも影響するだけに、これまでの出来事をトラウマ化させないこの見直しは重要である。

このようにして一次障害と二次障害を判別する習慣や考えが身につけば、この病気の経過中に起きる出来事のストレスは軽くなる。

薬物療法

子どもの薬物療法の基本、基本的な進め方、薬物の選択、薬物の変更

ここでは気分障害の薬物療法を述べるが、子どもの精神科の治療法には、どの障害の治療法にも当てはまる治療原則と、薬物療法に当てはまる治療原則と、気分障害に当てはまる治療原則とがある。そこでまずどの治療法にも当てはまる治療原則から説明する。

(1) どの障害の治療法にも当てはまる治療原則

精神科受診には、病気と言えるかどうか判らないことや、それ自体は些細な問題と思われるが、しかし受診者・家族にとっては、臨床的には大きな問題となっていることもある。例えば、幼児の自慰行為のために将来への心配や障害児の夜間不眠で家族全員が不眠など。一方で、生死に関わる重大な問題での受診もある(強いうつ状態の自殺念慮、自殺企図、解離状態での激しい興奮や錯乱、ADHD幼児の道路への飛び出し、高いところからの転落)が、その原因が周りから気づかれないこともある。いずれにせよ、最初に受け止める際の治療原則は次の5つとするとよい。

①どのような主訴でも、完全復活を目的とすること：治療には将来への希望と再生が必ず含まれていないといけない。つまりどのような問題であっても、避けない・かかってこいという気持ちと、症状や問題はいつまでも続かず必ず変わるという信念が要る。あるとき、「とはいえ精神遅滞や自閉症は変わらないではないか」と言われた。そんなことはない。彼らの持つ問題も、必ず解決法はある。そもそも人が悩むことは、人が解決できると思えないと精神科の治療なんてありえない。

②即時対応：何をするにしても、同じするなら対応はできるだけ早くスタートする。タイミングも治療の要素の1つである。同じ効果があるとしても、いつ始めても同じ効果であるとしても、問題を抱えたときには少しで

も早く楽になると感じることができればうれしい。そういった時間効果を考え、容易にできる問題から解決することで信頼獲得もできる。

幼児期にADHDと診断したが年齢も低いので、「少し様子を見ましょう」と言って帰したところ、次回受診までの間に、道路に飛び出し交通事故に遭ってしまった例もある。いったん診断したならその危険性を十分に保護者に伝え、即日より子どもを守る態勢をとる必要がある。うつ病でも同様に、自殺の危険性があるので即座の対応が要る。

③話題の拡散をしない：診療ではいろいろな情報を得るので問題点がいくつかあることに気がつくこともある。しかしそのすべてをいきなり課題としないで、当初の問題の1つ2つに焦点を絞りつつ、拡散は避ける。何でもかんでもうまくいかないし、一気に治療にかかる必要もない。

母子家庭で母親がうつ病で入院となり、妹、弟に暴力を振るうので児童相談所に一時保護されたが、行動は攻撃的で激しかった。また要求も多かった。家族関係、きょうだい関係、個人病理に問題があったが、ある一時保護所での1つの約束だけに問題を絞り薬物療法（RIS 1～2mg/日）だけで当面を切り抜けた。子どもにも回復能力があることを期待してよい。

④話題を個人病理に深めない：主訴となった問題は、個人の病理の反映であることもある。しかし、いきなりそれを個人病理として捉え追及しない。というのも、その当人にその個人病理は受け入れられないものであるから。問題となった事柄それ自体を取り出し、いわば客体化し、その個人との関連とは別の次元で捉えるようにする。それが当人の抱える問題の受け入れも容易にすることに役立つ。個人病理の話は落ち着いたときにすればよい。

例えば、学校での友達との些細ないざこざから登校不能状態に陥り、うつ状態となり受診した。原因は気分変調症の発展した状態でのうつによる出来事と診断されたが、それには触れず、友達とのいざこざ問題に話題を限定し、話を聞いた。その気持ちが解決したわけではないが、2～3回目の受診後から、うつ病の話も出し、全体像の流れが理解できるようなオリエンテーションに代えた。この時点では、受け入れができるようになっていたが、最初から同じ説明をしても、失敗したと思われる。

⑤理屈より感情優位の対応：おかしげな理由や理屈が語られることもあるが、まずは受診行動に敬意を表し、“今・ここ”の瞬間の患者の感情に対応する。治療は1回で済むことはまずない。長期間かかることもあるが、長期戦略は別もので、あとでゆっくり考えればよい。例えば、いじめられの問題で受診したときには、とにかくいじめる奴は理由のいかんを問わず悪いという前提で話を聞き、理屈はあとで考える。

実はこの5原則はトラウマ治療の原則として、どの教科書にもよく出ているが、トラウマに限らず、いずれの場合にも当てはまる。たとえ、長い精神分析療法をするときでも、一生付き合うような障害児受診の場合でも、姿勢は同じである。というのも、受診行為自体が、受診者にとってはいずれ“受診行為自体がトラウマ”になるかもしれないような問題を抱えてきているのであるから。

このように見てくると、治療目標の第一段階は、子どもとの信頼関係の確立である。教科書では次のように教えている。

①態度は、友達のように、信頼が置けると思わせる、一定の感情態度を示し安定感を持たせる、面白い面があると思わせる、頼りになる存在であると思わせること。
②観察は本人だけの場面、親と一緒にいる場面、その他の人（友達）のいる場面、など幾通りかの場面を作り、観察する。
③子どもと一緒に語り遊ぶ態度が要る。
④些細な約束事を作り、必ず守ると、後々、いろいろと都合がよい。
⑤子どもに共感する（共感とは相手の言い分にもっともらしいと納得することである。自分の気持ちがそれと同じである必要はない。また、自分の気持ちを言うことは直接すぎるので、言う必要はない）。「今の君の話を聞いていると、それはそうだよね。もっともだよ」と言うのはよいが、「先生も、そう思っている」とまで言う必要はない。
⑥他人の回復成功例や克服話を示したり、一緒に見たり聞いたりはよい。

そのようにして、主訴となった出来事について、子どもが感じている・知っている・思っていること、すべてを語らせる。これは子どもの面接でとるべき態度とされている基本姿勢でもある。

ちなみに、この第一段階がうまく行ってるかどうかの確認は、以下のようにする。

①子どもの言語的行為やあそび活動を賦活できているか（その気にさせて、抑制なく活動的にさせているか）。
②子どもの言ったことを書き止めておく（些細なことと思っていても、あとで大事だと気づくこともあるので、必ず記録しておく）。
③同じ話を何度させてもよい。何度か出る話は、長期に抱えるメインテーマであることが多く、その話は次第に深め、賦活化する必要がある。
④子どもが出来事・事態を、空想的な次元で扱えるほどまでイメージを広げているとよい。柔軟な思考が持てるようになることは、認知の拡大化を示しており、さらなる別の治療法を付加したり、取り組みやすくなっていると考える。
⑤些細なことや具体的なことは、基本的には支持的に受け止めておき、解決に向けては、行動療法の原則・認知療法の原則を用いて対応しておく。

この段階はトラウマ治療の１つとしてTerrが教科書に書いている（Terr 2001）。ここでは判りやすく説明加筆した。子どもにとって精神科クリニック受診はトラウマになるかもしれないことであると考えると、この対応法の意味がよく判る。

(2) 子どもの精神科治療の特徴

精神科の治療の特色は、統合療法・オーガナイズドセラピーである。精神科の治療法は、１つの疾患に対して、薬物療法、精神療法（分析的・力動的・行動・認知・心理教育・その他）、環境療法などたくさんある。精神状態に応じて、入院療法、通院療法、訪問治療（看護）などもある。これらのすべては独立して存在しているのではなく、そのとき・その場で、必要になって治療の中で展開されるものである。特にオーガナイズドセラピーや統合療法という言葉はないが、実際の臨床は、この原則に従って進んでいる。

そこで、例えば薬物療法そのものをどのように位置づけるかということは、経験の中で精神医療全体の理解が進むうちに出来上がる。具体的に気分障害における薬物療法の位置づけを料理にたとえてみると、フルコースの場合、薬物療法はメインディッシュであり、精神分析および精神療法や行動療法は料理の隠し味となる。家族とのこれまでの生育歴は前菜やスープであり、薬物療法を開始するまでのインフォームドコンセントは最初のアペリチーフである。グループセラピー、デイケア、適応指導教室、学習塾の利用などの生活を支え社会復帰をスムーズに進めるためのプログラムはサラダのようなもので、メインディッシュをおいしく食べるために必要なセット物である。主治医との個人的（相性）などの関係はフルーツや飲み物である。セカンドオピニオンが要る人の場合はさらにワインやビールなどの飲物が要るときとも言える。おいしい食事には食卓やテーブルにも配慮が要るが、それは集団力動や家族精神医学の領域で考えられる側面である。レストランの建物などの物理的・社会的環境は地域・社会精神医学の視点に沿って環境を個人の関係になぞらえることができる。

患者さんに薬物療法を考える場合、その後の領域をこのようにしてバランスを考えるようにしている。もちろんいつも、フルコースで考えられないこともあり、味噌汁と一品、ファストフードのときもある。

表 3-1 気分障害のフルコース治療

最初のアペリチーフ	治療に乗せるまでのインフォームドコンセント
前菜やスープ	家族歴やこれまでの生育歴と、現病歴
メインディッシュ	薬物療法
料理の隠し味	精神分析療法および精神療法や行動療法
飲み物の追加	セカンドオピニオン（教育的療法）
サラダ	グループセラピー、適応指導教室、学習塾など
フルーツや飲み物	主治医との個人的（相性）などの関係
ワイン、ビールなどのリカー	セカンドオピニオン
食卓やテーブル	集団力動精神医学・家族精神医学
レストランの建物・場所	地域・社会精神医学の部分（環境療法）

さてレストランではリピーターとなってもらえるためには、あとどうすべきか。料理人としての腕の見せどころは、素材の選択方法であるが、最近のよい素材は何と言えるだろうか。

さしあたりは、子どもにもフルコース料理の味を経験させておこうと思い、できるだけ贅沢治療をさせるようにしている。

(3) 薬物療法と精神療法の相互関係

薬物療法と精神療法は、相互に影響を与える関係にある。薬物療法を実施することによる精神療法にとっての利点としては、

①内省的な精神療法が行いやすくなる（激しい興奮時は無理だが)。
②精神療法の効果が上がりやすい（軽症化により、薬物では無理な部分に関与できる患者が精神療法・心理教育などに関心が持てるようになる)。治療が進み安定してくると、安定時の治療法があるが、それに移りやすい。

欠点としては、

①症状の意味が判りにくくなる（薬物による、大きな副作用とは言えない程度の身体へのわずかな影響（modify）がある、このために、身体症状のシンボリックな意味を薬の影響と考えてしまい内省のじゃまになる)。
②副作用が出ると精神療法も信頼されなくなる（特に両親に)。
③抗うつ薬には抗不安作用もあるので、精神療法の効果が曖昧となる。
④治療者が都合によりどちらかの治療法に頼ろうとする、ことである。

精神療法を実施することによる薬物療法への影響としては、

①精神療法は身体症状にも好影響を与える。精神療法により軽症化しても（精神療法のためではなく）薬物の影響とみなしてしまう。あるいは精神療法の効果とみなし薬物効果を低く評価する。

②患者にとって、精神療法での受け入れがたい対応・解釈は、身体症状を悪化させる。このように、2つの治療法が同時になされるときの欠点がある。しかし同時になされないと治療効果は上がらないという自己撞着がある。

(4) 子どもの薬物療法の特徴

Heymanらは子どもの薬物療法の特徴を次のようにまとめている（Heyman et al. 2002）。

1．そもそも子どもでは実験的研究が困難であるという理由から、薬物の効果に関する多くの知識は成人の研究から推定されたものである。しかし、小児は発達学的にも薬理学的にも成人とは異なるので、小児において適切な効能の研究がなされるまで、小児における薬物使用には慎重さが求められる（Tosyali & Greenhill 1998）。

しかし、薬物の子どもへの使用は成人よりも危険であると一般に信じられている考えは必ずしも真実ではない。例えば、抗精神病薬によるアカシジア（静坐不能症）は子どもでは成人より起こりにくいが、しかし急性ジストニアは青年期男子により多い（Keepers et al. 1983）。

2．薬物の効果判定には偏りを避けるため、臨床治験はランダム化二重盲検法でなされなければならない。Jensenら（1999）は小児において向精神薬の有用性を支持する証拠を3つのレベルに分類している。すなわち治療効果のエビデンスに関しては、

レベルAは2～3件以上のランダム対照群が設定された治験でエビデンスがある。

レベルBは少なくとも1件以上のランダム対照群が設定された治験でエビデンスがある。

レベルCは対照群が設定されない治験ないし臨床的印象での効果を示している。

8種類の向精神薬群のために開発されたこれらの評価尺度は、薬物が処方される頻度の多さに従って比較検討される。ところが中枢神経刺激剤が注意欠如多動性障害（ADHD）の治療に高い有効性で用いられてい

るという例外を除いては、薬物の使用頻度と臨床治験による治療効果との関連性についての知見は、まだ非常に少ないのが現状である。最近出された15種類（14薬物とプラセボ）の子どものうつ病の薬物相互比較試験の結果は、効果、副作用に関して、注意を促す悩ましいのもとなった（Cipriani et al. 2016）が、逆に、薬物選択と薬剤の変更に工夫のいることを示している。

3．成人と子どもの薬理学上の違いがある。薬物動力学 pharmacokinetics[注1] に関しては、子どもの向精神薬については成人より判っていない。一般的には年齢・性・体重・精神状態・吸収・分布・代謝・排泄により異なるが、大体成人と同じとみなしてもよい。ただ、吸収は子どものほうが早いので、最高血中濃度に早く達する。吸収はまた投与方法によっても異なり、液体のほうが錠剤より早い。肝臓での代謝は1～6歳で最も高く、6～10歳で成人の2倍で、15歳で成人と同じとなる。このため体重当たりの投与量としては子どもで多くなる。逆に、思春期徴候発現の2～3か月前では、薬物により代謝が落ちるが、性ホルモンと肝臓酵素の競合によるとされている。

薬物のタンパク結合と血中および組織内分布量は代謝の薬物動力学に影響する。例えば、薬の効果が発揮されるタンパク未結合で active な薬剤部分は、子どもにより異なるので、実際の臨床上の問題に影響が生じる。また、体脂肪は生後1年で増え、その後次第に思春期まで低下する。実際の脂肪組織への蓄積は脂溶性薬物の排泄を低下させる（例：fluoxetine〈最初の SSRI〉、pimozide など）ことが知られている。

4．薬物力学・薬効学（pharmacodynamics[注2] 薬物の作用機序）に関しては、薬物は1つ以上の分子への結合により、代謝や反応に影響する薬物特性を示す。それらの分子は受容体、イオンチャネル、酵素、キャリアなどである。発達と共にこれらの分子がどう変化するかは、まだ十分には知られていないが、子どもの神経系の発達は段々判り、子どもは大人とは異な

注1　組織や体液での薬物濃度についての動態に関する分野。

注2　生理学的・生化学的な薬物効果。薬物濃度とその有効性について。

る標的分子分布やサブタイプ（同位体）があり、段々と大人に近づく。

よく知られている臨床的な謎の1つは、三環系抗うつ薬（TCA）がうつ病の子どもには成人ほど有効でないことである（Hazell et al. 1995）。この考えられる理由として、感情（情動）のコントロールに関与する神経伝達系の発達が子どもではまだ未熟であることや、脳がホルモンの影響を受けやすいことなどがあげられる。今1つは臨床例となっている子どもの気分障害の重症度の問題もある。もう1つはいずれ双極性になる症例が含まれていることがある（そうなると対象が不均一となるうえに、時期によっては治療効果が見かけ上、上がる可能性もある）。

心臓毒性：もう1つ心臓の自律性の発達がある。迷走神経（副交感神経）の発達が10歳までにあり、20歳でピークに達する。交感神経の発達も生じるが、迷走神経と同じではない。さらにこの発達には個人差がある。TCAと関連する迷走神経の調節低下が、このような成長要因のため心臓毒となり、伝導障害となる子どもがいる。

今は、あまり使われなくなっているが、クロルプロマジンは一定量与えていると血中濃度が低下するが、肝臓の酵素誘導が働く（他の薬での報告はない）ためである。つまり薬慣れが生じる。

5．子どもの薬理の特徴として次のことが知られている（Riddle 1991）。

吸収：6回の半減期を経ると一定の血中（血漿）濃度に達する。だから、ほぼどの薬も1週間服用すれば、血中濃度は安定する。血中濃度と組織濃度は異なる（例：脂質に溶解する場合は、いったん組織に吸収され、その後ゆっくりと組織からリリースされる）。経口の場合、血中への移行はphによる拡散と胃の空腹時間と関係する。組織への吸収は血漿濃度に比例する。組織吸収に影響するのは総体液と細胞外体液の比率で、細胞外体液は乳児で40～50%から10～15歳で15～20%に減る。つまり最初は組織内より、組織外（血中など）に多い（特にリチウムの場合）。

初回服薬特性としてfirst-pass-effectと言い、最初は血中に吸収されると肝臓で代謝をされてしまう。つまり効果が出にくい。

分布：脂溶性薬物（向精神薬や抗うつ剤）は体脂肪の量による分布をする。年齢と共に変わり子どもでは高いが、大きな影響はない。吸収され肝臓代謝を受けた薬物は、2つの方法で全身に移行する。1つはフリーでもう1つは血漿タンパクに結合した状態であるが、フリーのみが神経の細胞膜を通るし、体外に排泄される。子どもではタンパク結合が少ないが、大きな差はない（imipramineという抗うつ薬でその結合率は78～86%、大人は77～95%である）。

代謝：脂溶性であることが吸収・分布・受容体での活性に必須であるが、代謝されるためには水溶性であることが必要である。代謝はほとんどが肝臓で、あとは小腸壁・骨格筋・腎臓・肺でなされる。代謝の最初の段階（水酸化や還元や加水分解）は排泄を行いやすい形にする。この形は活性が乏しく毒性がある。つまり効果が出にくい（これにも例外がありimipramine〈トフラニール〉を脱メチル化したdesipramineは薬理作用がある）。

次の段階はグルクロン酸抱合・硫酸化・グリシン結合であり、この形で排泄される。子どもに比較的大量投与が要る理由は肝臓の活性が子どもでは大きく、そのため代謝されてしまうとされている。1～5歳でピークに達し15歳で成人と同じとなる（子どもは肝臓の割合が大きい。2歳で基礎体重の40～50%、6歳で30%である）。

思春期はゴナドトロピンが肝臓マイクロゾーム（チトクロームP-450の酵素活性）と競合するために、血漿濃度が一時的に上がる。

排泄：排泄は腎臓でなされる。幼児期に機能（糸球体のろ過や尿細管の再吸収機能）が完成する。その後は成人と同じである。例外があり、リチウムは腸から大便中にも排出される。

6．子どもの薬物療法に関しては、Heymanらは投薬に際し次の7つの原則を検討すべきであるとしている（Heyman et al. 2002）。

①その子どもに薬物療法に対して反応することが判っている標的症状があるか？

②その症状はどれだけ重度であるのか、またその子の治療目標は何なのか？

③どの症状が薬物によって改善されそうなのか、またどの症状が改善されそうにないか？

④治療への反応の見込みはどうか？（これまでの治療実績とその症例に

ついての判断から）
⑤薬物療法の利益と危険性（副作用）のバランスはどうか？ 短期使用と長期使用でどうか？
⑥治療への反応と治療成績はどのように評価されているのか？
⑦薬物の危険性（副作用）のモニター（血液検査など）は必要か？

（5）気分障害の薬物療法

1）抗うつ病薬の原理

多くの抗うつ薬の原理は脳神経シナップスでの神経伝達物質 NE、5-HT、DA の濃度を増加させる。それはこれらモノアミンの再取り込みを抑制するか、モノアミン分解作用を持つ酵素活性を抑制させることによる。しかしこれら神経伝達物質の濃度とうつの臨床症状が比例するわけではない。神経伝達物質の濃度変化をきっかけにして、神経終末（Adenylate cyclase、MAO など）と受容体側（受容体、セカンドメッセンジャーなど）の機能に関連し、いずれかの代謝段階カスケードで作用している。今では薬物の作用による経験的分類だが、将来はこの代謝機能に応じた分類がなされる時代が来ると思われる。

2）子どものうつ病治療薬

子どものうつ病に対してエビデンスにより有効性が示されている薬物は fluoxetine だけである（日本では未発売）。

citalopram、paroxetine、sertraline、venlafaxine も有効性が示されているが、否定的な結果もある（Cipriani et al. 2016）。児童青年期の治験では、プラセボ効果が高いこと、治療のための投与量が有効とされている臨床使用量より少ないことから、抗うつ剤による大きな効果は得られていないとも考えられている。

Bupropion は、うつと ADHD の併存患者に有効というオープン試験の報告もあるが、わが国ではこの薬は発売されていない。

わが国では fluvoxamine の二重盲検治験がなされたが、プラセボよりも有意に有効性を示すには至らなかった。ただし、有効性はないわけではないので、使用適用に含まれている。

3）治療有効性の根拠

通常、治療有効性の判定は有効性を知りたい某薬物と、プラセボや比較される別の薬剤との治療開始後の週数での改善率の違いを計算して示されている。そして有意に違いが生じたときに比較薬と比べ有効と判定される。

ところが、治療効果を示す根拠となるエビデンスの示し方にも問題があると思われる。プラセボであっても治療後、症状の改善が見られている。例えば、プラセボの効果発現を2週間ほど早めるほうにずらせる（つまり治療後2週間目から数え始める）と、治療を検討した薬剤との差はほとんどなくなることが多い。つまりプラセボは効果発現が2週間ほど遅くずれるだけで、この時期を無視すれば治療効果に差がなくなることが多い。だから本当は治療するという行為自体に、治療効果があるとも言える。これは薬物の効果を否定しているのではなく、判定には微妙な側面があることを知る必要がある。

何よりも、薬理作用のある薬物投与は、長期に投与すればするほど、寛解率や再発率にプラセボとの差があり、有効であることが示される。また治験で対象となる症例には併存障害のある複雑な例や重症例は含まれないことが多い。臨床的にはこのような場合に少しでも効果のあることに意味があるので、そういったことも知っての薬物使用が大事と思われる。

4）副作用

自殺関連事象：抗うつ薬服用時、自殺関連事象がプラセボより高率であった（薬剤4％対プラセボ2％）という。しかしこの調査によると自殺企図は比較的稀で既遂例はなく、自殺関連事象は治療初期に起こりやすかった。Paroxetine研究での自殺関連事象の予測因子は、初診時に自殺の考えがあること、焦燥感があること、女性であることであった。その他の要因（薬物代謝の影響、服薬不遵守、退薬症候群、躁うつ混合状態、アカシジア、SSRI誘発の脱抑制など）も関係していると考えられている。

その他：その他の抗うつ薬の副作用としては、睡眠障害、鮮明な夢、嘔気、消化器症状、焦燥感、アカシジア、不安、頭痛、セロトニン症候群などがある。また、躁転への注意は常に必要である。

5）有効性に影響する要因

抗うつ薬の反応性に関しては一様ではない。初診時の家庭内不和、併存障害があること、初診時に重症であること、慢性化していることは、効果がよくない予測因子となる。子どもであることは、成人よりも代謝が速いために効果が出にくい（fluoxetine はそうではない）ので、高用量が必要とされる。

（6）実際の薬物療法の進め方

1）薬物療法の適応と薬剤の選び方

初診時に、薬物療法を始めるかどうかは、本人の意思、自殺念慮の有無、重症度による。本人が薬物療法を好まず、重症でない場合は精神療法から始める。

うつ病か不安障害かの診断に躊躇する場合、本人に説明してから、最初に抗不安薬を投与する。うつ病の場合は、この方法では効果がないので、次に抗うつ薬に切り替える。不安障害であった場合には効果があるので抗うつ薬の必要はない。抗うつ薬は不安にも効くので投与でこの逆、つまり先に抗うつ役を投与するとこの判別ができない。

臨床的には最初は副作用を起こしにくい薬物、効果出現が早い薬物、過量服薬での生命危機が少ない薬物を選択するほうが治療を進めやすい。例えば、sulpiride 150 ～ 200㎎ /d を投与する。薬を飲み慣れるようになってから、効果が十分なければ、他の薬物に切り替える。

薬物の管理は、子どもの場合は必ず、親にしてもらう（うつ状態の子どもには無理な作業であるから）。

睡眠障害がある場合は、同時に少量の睡眠導入剤も用いる。十分な睡眠が得られないと抗うつ薬も効かない。

自殺念慮がある場合、子どもは親に言ってないことが多い。また知られたくないと思っていることも多い。この場合は、子どもとよく相談して、親に伝える内容を決め、病気の説明をどのように親に伝えるかを検討する。親には、子どもにとっては、「このことは秘密ですよ」と言い、子どもに対して適切な距離感を持って、見守ってもらう。

重症の場合、薬物治療だけでは不十分なときもある。入院治療を検討する必要があるし、家庭でケアをするにしても十分配慮が要る。

2）薬物の選択

伝統的な抗うつ薬である三環系抗うつ剤（TCA）の有効性は二重盲検治験では証明されていないが、効果がないわけではない。第一選択としてはふさわしくないという意見があるだけである。成人に効果のある治療薬は、基本的には効果があると期待されている。わが国でこれまで用いられてきた薬物はTCA（imipramine、nortriptiline）、fluovoxamine、paroxetineなどがある。

薬剤選択より大事なことは、ある薬物の治療効果が、うつのどの側面、つまり考え、気分、意欲、行動、対人関係、退行症状、身体症状のどれに効果があるかである。例えば、死にたい気持ちがあるのに気分が改善していないで、行動だけが「思ったことは実行できる程度」に改善すると危険な行動につながるからこの治療薬は使ってはいけない。

双極性障害のうつに対する対応はまた異なる。これには、①少量の抗うつ薬を慎重に投与する、②抗うつ薬は投与せず、気分調整剤を主として用いる、などが考えられる。

最近では新たにsertraline（ジェイゾロフト）とmirtazapine（リフレックス、レメロン）とduloxetine（サインバルタ）が使用可能となった。使用し始めているが、わが国での経験がもう少し積み重ねられるまでの間、私は以下の方法も、十分な経験を踏んでいるので、行っている。

最初はsulpirideを100～200mg（1日1回、朝か昼）投与する。理由は、副作用が少ないこと、抗うつ効果を有すること、効果発現が早いこと、半減期が短いことによる。加えて、睡眠障害がある場合が多いので眠剤を眠つける程度くらいを追加する。経過を見て、次の段階は、三環系抗うつ剤、SSRI、SNRI、NaSSAを使用している。

しかし、イライラ感や罪業感の強い場合は、鎮静作用を期待して、三環系のclomipramine、amitriptylineを、少量より投与する。投与方法は、少量より開始し次第に増量していく。そして、成人使用量に近づけていき、効果が見られた段階で、増量をやめる（詳しくは「発達障害に併存する気分障害」の項〈118頁〉を参照）。攻撃性や焦燥感が強い場合、希死念慮が見られる場合は、メジャーな抗精神病薬を優先して使用する。

治療経過を見るには、最初に気分や思考が改善し、次いで意欲が改善し、最後に行動が改善するように、見届ける必要がある。

3）躁病、躁状態に対して

薬物療法の推奨されるアルゴリズムがいくつか示されている。ここでは各薬剤の使用法を中心に述べる。

1．躁状態の治療：Nierenberg らによる方法（2007）を参考にする。

リチウム投与は、600 ～ 2,100mg を開始時 1 日 2 ～ 3 回分服し、安定すれば 1 日 1 ～ 2 回投与にする。副作用（中毒量）を知るため血中濃度を複数回測り、本人の投与量を決める。有効量は 0.5 ～ 1.5mEq/l であるが、急性期は 0.8 ～ 1.3 m Eq/l となるように投与する。0.8mEq/l 以上であれば、躁・うつの再発防止も期待できるが、副作用が出やすく外来などでは、結果として服薬コンプライアンスに問題も生じる。したがってこのような場合は、経過が安定している場合は 0.4 ～ 0.6mEq/l の血中濃度で維持することもある。

効果の出現の仕方は、window 効果（投与量と有効量が正比例するのではなく、ある投与量のときにのみ有効性が出現する）のため、0.4 以下は効果はない。副作用は、震顫・消化器系症状・白血球増多・多飲多尿・皮膚症状・錐体外路系症状・倦怠・筋力低下・ECG 上、T 波の平坦逆転 U 波の平坦化など、長期副作用は、体重増加・甲状腺機能低下（5 ～ 30％）・DI・GFR 低下・甲状腺機能亢進・副甲状腺機能亢進などがある。血中濃度が 2.0mE/L 以上で中毒量（意識障害・構音障害・錐体路系症状）となるので、注意が要る。高齢者には副作用が出やすいとされている。

催奇形性は、心奇形は低い。代謝は母乳排出・胎盤通過で 0.64mEq/l 以上は APG スコアの低下などあり、出産 24 ～ 48 時間前は投与を控えること。ただこの薬剤の血中濃度は水分摂取量、排便状態で変わる。排泄は 95％が腎臓からの排出と腸管循環による。血液中の Na イオン濃度が下がると再吸収率が上がる。有効性としては 60 ～ 80％あり、無効例の場合の関連因子は、不機嫌な躁状態（dysphoric manic episode）、不安の強い躁状態（anxious manic episode）、急速交代性の躁状態（rapid cycling）とされている。

CBZ（カルバマゼピン）の場合は、半減期 13 ～ 17 時間で 80％はタンパク結合している。代謝は肝臓 CYP2D6 系代謝されるが酵素誘導があるので、この系(避妊薬・テオフィリン・ハロペリドール・TCA 系・SSRI・フェノバール・フェニトイン・プリミドン）の血中濃度を下げることがある。一方、CYP 抑制剤（EM・イソニアジド・Ca ブロッカー）は上げる。躁状態での有効血中濃度は 0.8 μ g/ml とされている。催奇形性は spina bifida 1％、低出生体重（LBW）、頭囲短縮、心伝導・AV 閉鎖遅延がある。その他、低 Na 性抗利尿ホルモンの変調、TSH の変化のない甲状腺ホルモン低下、肝障害が報告されている。眠気、ふらつきなどの副作用も出やすいため漸増がよいが、このためにやや使いにくい。

VPA（バルプロ酸）の場合は、躁状態の治療には有効であるが、予防には FDA では有効性はエビデンスが不明とされている。半減期 6 ～ 16 時間、90％はタンパク結合される。代謝は CYP2D6 だが、酵素誘導はない。有効血中濃度は 80 μ g/ml 以上とされている。催奇形性も報告されている。

２．アメリカ版アルゴリズム（Jobson et al. 1995）によると、DSM - Ⅳ双極 1 型および急性躁病の場合、第一選択薬はリチウムで、副作用やその他の理由で適切でないとされた場合は、CBZ ないし VPA を使用する。興奮が強い場合、付加薬（抗精神病薬・ベンゾジアゼピン）を考慮する。血中濃度はリチウム 0.8mEq/l、CBZ 0.8 μg/ml、VPA 80 μg/ml 以上である。効果発現までの投与期間は 2 ～ 3 週間は必要。この段階ですべきことは、有効性のチェックと血中濃度の測定確認である。

無効か、やや有効の場合、2 つ目の薬剤を選択する。有効であれば、維持量とする。維持量はこれまでの治療反応、薬物耐性、患者－医師関係で決める。この段階でも無効の場合、週 3 回の ECT または次の薬剤投与をする。やや有効の場合、その薬剤を追加するか、次の薬剤を投与する。ECT の効果は 6 回してから判定する。薬物の際は、血中濃度の定期的測定を行い、有効性の判定は 2 週間待つ。

さらに無効の場合、ECT の再開、ないしは追加薬を投与する。またはまだ治療有効性のエビデンスが確かめられていない、新しく開発された抗けいれん薬を追加するとされている。

（7）症例

症例 1

VPA（バルプロ酸）とリチウムで再発予防できている経過 11 年目例

男児／H1.8 生／初診 H17.4 ／ 15 歳／入院歴 H17.5.2 ～ H17.6.24

家族歴：あり。母親は夫がガンのため死亡時うつとなり 3 ～ 4 か月間通院した。母方おじが 35 歳で家庭内に引きこもり中。

性格特性：控え目、穏やかで温和でにこにこしている。やさしい、真面目、人のあとにくっつくタイプだが依存的ではない。年齢に比し、子どもっぽい。成績は中の下。

生育歴：小学 3 年時、父親死亡。小学 4 年生では、活発で積極的に手をあげたり大声で返事をしたりの模範児童であった。通知表：笑顔が多く誰とも仲よく、何でも挑戦し、国語・数学能力も改善とされている。先生との関係もよかった。しかし 6 年生時、気分が落ち込むことがあったが、自然に回復した。中学 2 年生時、塾でいじめにあい塾をやめる。その後、個人塾に代えたが、1 ～ 2 か月ほど気分の高揚が見られた。

現病歴：初回発症時は地元の公立高等学校に入学直後より早朝覚醒となる。登校開始後「女子にモテル」と言い積極的に近づくが、からかわれやすく、うとましがられる。手や竹刀で叩かれる。空手クラブに入部するも、平気で遅刻し規則に従えない。練習後、皆は疲れているが、1 人「疲れない」と言い、終わってからも走りに出かけるなど、気分の高揚・活動の昂進が見られた。通学列車内でも空手のまねをしてウロウロする。誰かれなく近づき、相手にホームで突き飛ばされ線路内に落ち、落とした生徒が謹慎処分になるなど、周りも振り回されることとなった。授業中もじっとできず抜け出し、校内を 1 人でウロウロするなど逸脱行動が目立った。同時に多弁で会話はまとまりなく、気分が不安定となり、泣きやすく、怒りやすく、教室では女子生徒にも「殺す」という言葉を吐くため受診となり、1か月半入院して軽快退院した。

その後の経過：退院後、登校は可能。H17.11とH18.6にちょっとイライラ、そわそわすることがあるが、日常生活は登校も可能であった。その後、H18.10多弁となり、友達から、「死ね・うざい・帰れ」と言われたという。H18.12全体に元気がない。H19.6多弁・落ち着きのなさ・おおざっぱで、友達の嫌がることを黙っていられず言ってしまうことがあった。学校を休むことはなく、2年生・3年生は欠席0で成績は次第に上がった。

高卒後は就職し勤務は稀に休むことはあるが、H28.6現在続けられている。

薬物の効果：入院中はVPA 1,000㎎、ハロペリドール12mg、リボトリール2mgで症状改善に達した。その後、VPA 1,000㎎（72.2〜98.5μg/ml）年2〜3回検査で経過を見ていたが、軽度の躁状態と、うつ状態が見られたため、2年後よりリチウムを追加し1,000〜1,200㎎（0.9〜1.07mEq/l）で経過観察している。その後は気分の変動はさらに9年間安定している。母親は家族負因あり予防投薬の継続を希望しており継続中である。

症例１のグラフィング

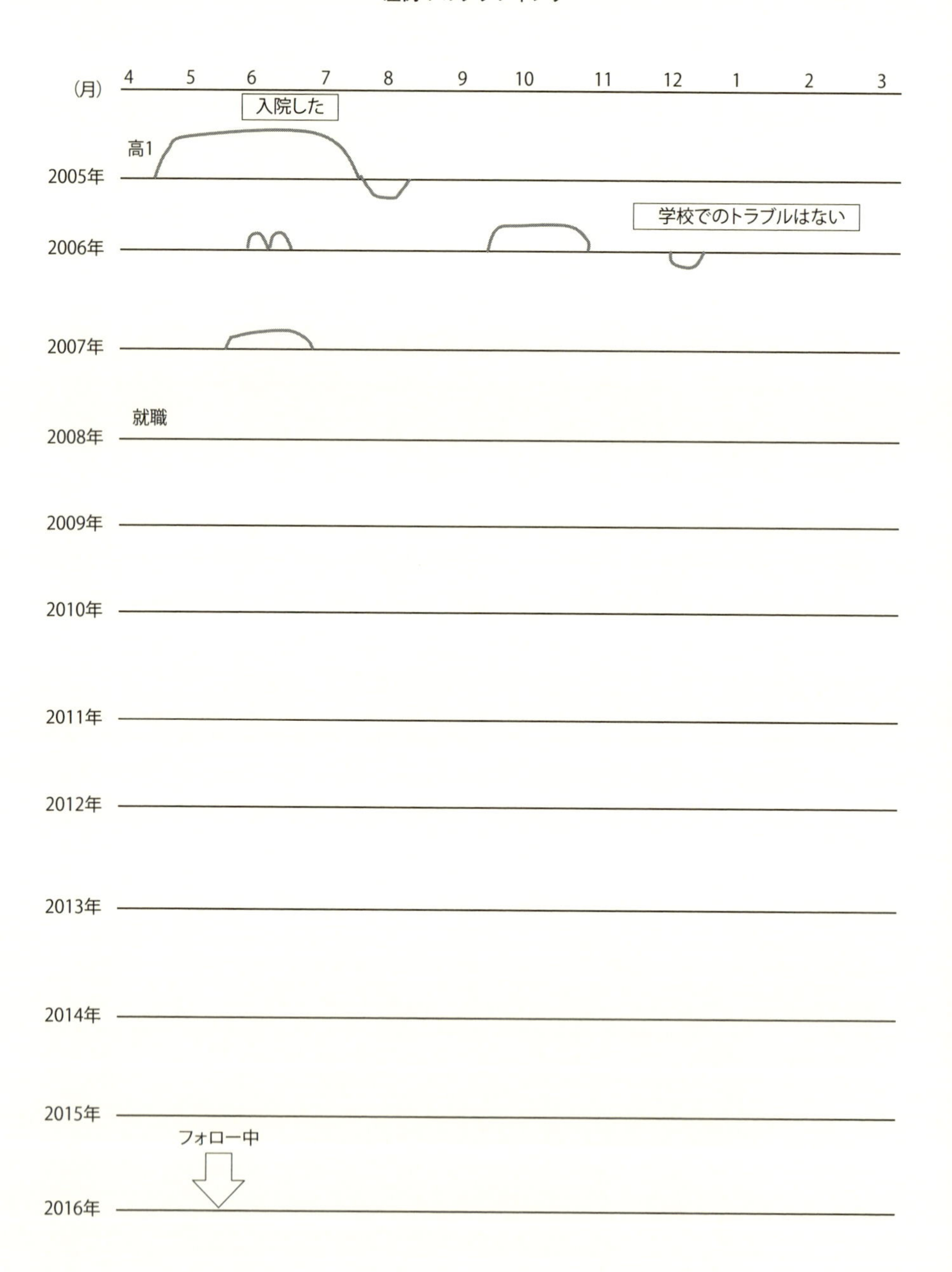
（月）
4
5
6
7
8
9
10
11
12
1
2
3
入院した
高1
2005年
学校でのトラブルはない
2006年
2007年
就職
2008年
2009年
2010年
2011年
2012年
2013年
2014年
2015年
フォロー中
2016年

症例 2

VPA と CBZ でコントロールされている例

H2.1 生／初診 H16.11、中学 2 年女児

初診時主訴：本人：死にたい気持ちになる（死にたくない気持ちも同時にある）。

両親：多弁で感情の起伏が激しい。友達と遊んでも面白くない、勉強に集中できないと訴える。不安とイライラのため、家で包丁を持って「死ぬ」と興奮する。高校進学のあせりもある。頭痛・めまいがあり、学校を休むこともある。

性格行動特性：明るい、従順、短気、カラオケが好きな子。成績は元々、中の上。最近は下の中となる。

発病前エピソードと現病歴：中学 1 年（H15）の 9 月より、家庭で 4 歳上の姉に対して偉そうな口をきく、母の言うことを聞かないで、かえって命令する生活となった。

中学 2 年（H16）の 4 月より女子ばかり 5 〜 6 人のヤンキーグループに入り、学校内で何度も爆竹を鳴らす、友達をいじめる、泣かせる、他人とちょっと触れ合っただけでも、「クソ」「死ね」と言ってた。先生に注意されても「むかつく」など口答えしていた。本人は当時は「楽しい、充実感があった。多弁で何でもやってみる気分、空も飛べるような気持ちがあり、友達に明るくなった、性格が変わったと言われていた」と述べた。

2 年生の 9 月に躁状態が終わり、うつ状態となり、このグループを抜けたいと言い出したところ、仲間からリンチにあい殴られ全治 20 日間の怪我を負い、警察沙汰となる。以後、音を怖がる、人がそのときたくさんいたので、その状況も嫌など恐怖を伴うトラウマ症状を訴えた。「勉強ができず、恋愛ができず、登校しないか、しても早退が多く、これで人生が狂ったと思う。死にたいとも思うようになった」と言う。さらに不眠、絶望、悲哀、抑うつ感情、自尊感情の低下、運動と行動の抑制が見られ、感情的には不安定であった。中学２年（H16.6.30）近医受診し、抗うつ薬を投与される。少しよいときもあったが、上記主訴出現のため、当院入院依頼となる。

入院時の様子は、上記うつ症状に加え、やや多弁、要求過多で、落ち着きなく、感情的に不安定（泣き・従順・要求過多）、ころころ要求が変わり、退院・診察の詰め所訪問が多く、感情的にはスグに相手の言動に左右されるなど、躁うつ混合状態であった。数日後より状態が変化・改善し、落ち着きが出てきた。以後安定し、次第に勉強にも取り組み出し、安定した状態が続く。学校を訪問し、登校の相談後、退院とする。

経過：入院後投薬はRIS ２～4mg/d、VPA 1,200mg/dを投与して経過を見ていたが、軽い気分の変動と家から出ないが、家庭内では寛解と言える状態が１年見られた。そのためその後、CBZを投与し始めたところ安定し、アルバイトを始めて現在まで３年間続けることができている。血中濃度はVPA 85.6～119.3μg/ml, CBZ 7.9μg/mlで安定している。経過は安定しているため、いったんフォロー終了とした。

症例２のグラフィング

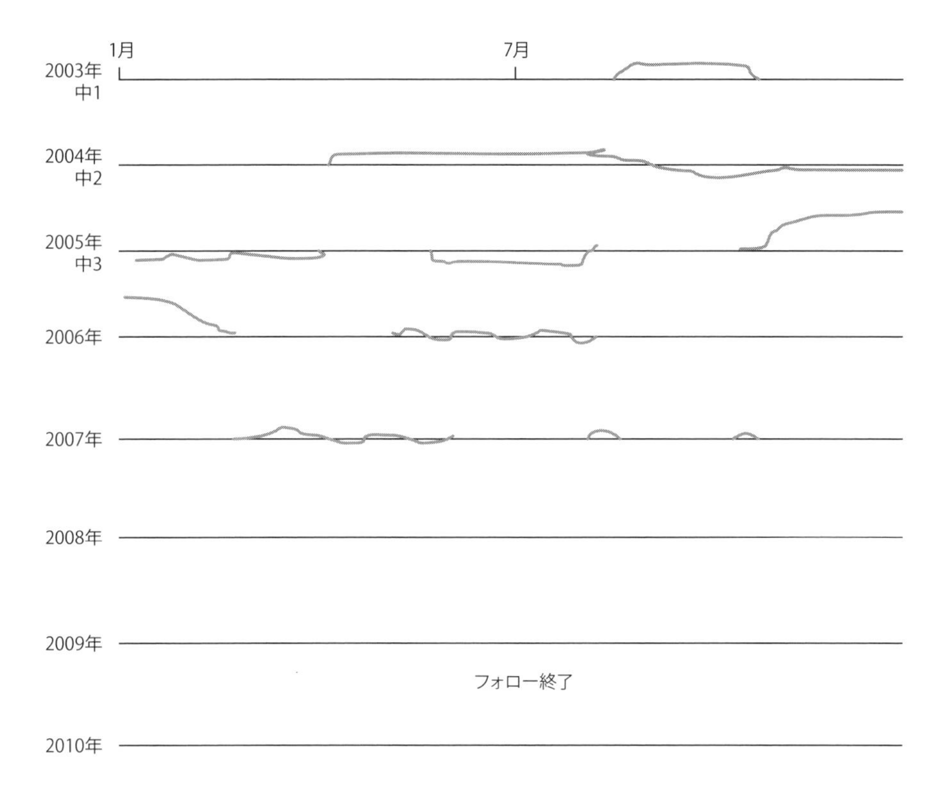
1月
7月
2003年
中1
2004年
中2
2005年
中3
2006年
2007年
2008年
2009年
フォロー終了
2010年

症例３
ラピッドサイクルであったが、VPA で症状消失と再発防止となる。完治とみなし休薬後も１年間再発がなかったが、再発したため投与を継続している例　男児／ H5.6.11 生／初診 H17.4.28

発育歴：生後８か月時、川崎病に罹患しフォローを受けている。

家族歴：父方祖母、母方祖母が、うつ病で入院歴がある。

病前行動特性：誰とでも親しくでき友達多い。明るく、真面目で活発。学業成績は中の中。

現病歴：小学６年４月、不眠（途中覚醒）・食指不振・動悸を訴え出し、気分が沈む・友達から言われたことを気にし、昔つけられたニックネームが嫌なのが気になると言い出した。学校ではボーっとしていて、元気がない、動作がのろい、話が少ないが登校はする。休むこともあるが２～３日のみで、この状態は約１週間で軽快した。その約１週間後、元気いっぱいとなり楽しそうで多弁、外出を好み、友達との付き合いが増えた。気分高揚し、人の話もふざけて真面目に聞けない状態となったが、約１週間で消失した。このような状態が１年間で、うつ７回、躁６回繰り返した。投薬後、中学１年時は、躁・うつとも軽症化したが、うつ５回、躁４回見られた。中学２年生以後、病相期はない。

４年間、一度も発症しなかったので完治とみなし休薬としたところ、１年半後に軽度の躁状態を発症した。このため、再度予防投薬を続けているが、これまで４年間、発症していない。

経過：入院歴はない。VPA で軽症化した後消失し、再発はない。休薬後も再発はない。薬物の血中濃度は 80 ～ 84μg/ml（700㎎ /d）で維持できている。

表 3-2　VPA 投与

VPA	投与量（mg/d）	血中濃度（μg/ml）
H18.2.10	400	48
H18.8.18	700	80
H19.2.10	700	84
H19.8.10	700	

症例３のグラフィング

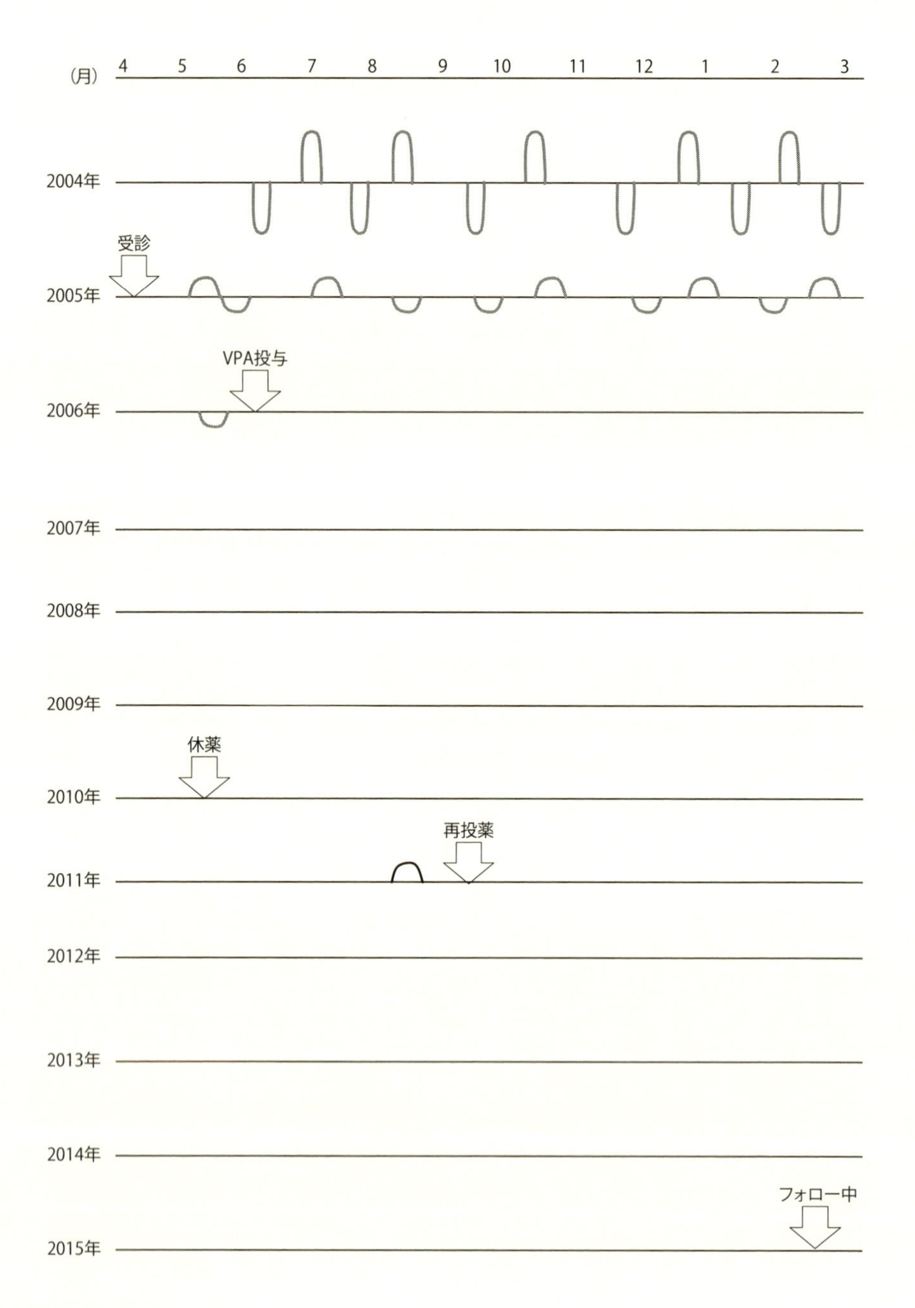
(月)
4
5
6
7
8
9
10
11
12
1
2
3
2004年
受診
2005年
VPA投与
2006年
2007年
2008年
2009年
休薬
2010年
再投薬
2011年
2012年
2013年
2014年
フォロー中
2015年

【文献】

Cipriani, et al. (2016) Comparative efficacy and tolerability of antidepressants for major depressive disorder in children and adolescents: a network meta-analysis. *The Lancet*. doi: 10.1016/S0140-6736(16)30385-3.

Hazell, P. et al. (1995) Efficacy of tricyclic drugs in treating child and adolescent depression : a meta-analysis. *BMJ.* 310, 897–901.

Heyman. I. & Santosh, P. (2002) Pharmacological and other physical treatment. pp. 998–1018. In *Child and Adolescent Psychiatry* 4th, Blackwel Publishing Ltd., Oxford.〔星野仁彦、工藤朝子（訳）：薬物療法とそのほかの身体的治療．児童青年精神医学．明石書店．2007〕

Jensen, P.S. et al. (1999) Psychoactive medication prescribing practice. *J Am Acad Child Adolesc Psychiatry.* 38. 557-565.

Jobson, K.O.& Potter, W.Z. (1995) International psychopharmachology algorithm project report. *Psycopharmacol Bull* 31(3suppl). 457–459.〔本橋信高（訳）：双極性躁うつ病の治療アルゴリズム．pp.127–132．精神分裂病と気分障害の治療手順――薬物療法のアルゴリズム．精神科薬物療法研究会（佐藤光源、樋口輝彦、山脇成人）編．清和書店．1998〕

Keepers, G.A. et al. (1998) Initial anticholinergic prophylaxis for neuroleptic–induced extrapyramidal syndromes. *Arch Gen Psychiatry.* 45, 1127–1130.

Nierenberg, A.A., et al (2007) Antidepressant and antimanic medications. In *Treatment of psychiatric disorders* 4th ed. pp. 385–407. Gabbard, G.O. (ed.). American Psychiatric Publishing, Inc., Washington DC.

Riddle, A.M. (1991) Parmachokinetics in children and adolescents. Lewis, M. (ed.). *Child and adolescent psychiatry-a comprehensive textbook*, pp.767–770. Williams & Wilkins, Baltimore.

Terr, L. (2001) Childhood Posttraumatic Stress disorder. In: Gabbard,G.O. (ed.). T*reatment of Psychiatric Disorders.* 3rd ed, pp. 293–306, American Psychiatric Press Inc. Washington DC.

Tosyali, M.C.& Greenhill, L.L. (1998) Child and adplescent psycyopharmachology: important developmental issues. *Pediatr Clin North Am.* 45, 1021–1035.

Ⅳ　予防的取り組み

この10年間の学校メンタルヘルスへの取り組みから、うつ病予防とその対応への取り組みを考える。

はじめに

これまで見てきたように思春期・青年期のうつ病の発症率は6%前後ある（16頁）し、また私の中学生の調査でもうつ病の年間有病率は8%ある（23頁）。「死んだほうが楽と思う（10%）」「死にたくなる（9%）」「実際死のうとした（3%）」「自傷行為をした（2.5%）」とする生徒がいた（24頁）。

さらにうつ病と躁病を合わせた気分障害には、登校不能状態（不登校）、様々な原因によるトラウマ（PTSD）、いじめに関連する問題、性的逸脱行動の併存があるし、発達障害のある子どもには、特に高率で気分障害が見られることを示してきた（89頁〜）。長い経過をとる場合には、その期間での生活上のトラブルも多く見られる社会的機能障害を示すことも、症例で示してきた（147頁〜）。さらに彼らの状態が、診断閾値以下のうつ状態であっても、その臨床的意味はうつ病の場合と同様の配慮が要ることも示してきた（81頁）。

果たして、このような状況で予防的な取り組みは可能だろうか。それとも一次的な発症予防はあきらめて、二次予防の早期発見・早期治療に焦点を当てるべきだろうか。ここでは三重県医師会と三重県教育委員会で試みてきたこれまでの「学校メンタルヘルス活動」を示し、やろうと思えば、かなりできるのではないかと思われることを明らかにしたい。そのうえで、皆さんのご批判をいただきたい。

2 学校メンタルヘルス活動でできること

三重県医師会では県教育委員会との協力で2005（平成17）年度より、全児童生徒を対象としたメンタルヘルス活動を目指してきた。そのコンセプトは、学校で取り組むのだから全児童生徒を対象にすること、しかし保健室のメンタルヘルス対応だけを強化するような学校のクリニック化はしない・避けること、学校（教師）は児童生徒のいろいろな問題を行動面や外に現れる外在化問題として捉えるのではなく、児童生徒の内面問題として捉えること、児童生徒は自分の内面状態への気づきを高められることの4点であった。いわば児童生徒のメンタルヘルス状態のかさ上げや向上が目的となった。

このために、この活動を希望する学校を募り、少しずつ経験を積み、形を整えてきた。そして現在では、1つのパターンが整っている。大きくは3つの作業がある。第一に、子どもの内面状態を知ろうとするのだから、子どもにそのためのアンケートを実施することで、実際3種類の質問紙法を実施している。次にこの資料を基に学校（教師）と専門家（児童精神科医）とで児童生徒の事例検討を行うことであり、私が学校を訪問して事例検討会議を持っている。次いで一番大事なことであるが、教師が気になった、あるいは問題点が見られた児童生徒への学校としての対応法を決め実施することである。小学校・中学校・高等学校で実施しているが、中学校での取り組みを中心に以下に概要を示す。

(1) 児童生徒への質問紙法によるアンケートの実施

児童生徒の生活の中心は学校である。そこで、

1．児童生徒が学校で居心地よく過ごしているか（子どもは安心・安全な環境で教育を受ける権利があると言う意味で)。
2．学校生活に意欲があるか。
3．子どもは今の自分自身に対する自己満足感はどの程度であるか。
4．健康を損なうような症状や問題はないか。

といった点を調べれば、子どもの精神的健康度が判るのではないかと考え、これらの内容に関するアンケートを実施する。

具体的には、クラスでいじめ、嫌がらせはないか、すなわち学習に安全な環境が提供できているか、友達・先生との関係・クラスの雰囲気はよいかに関してはQU検査（資料4-1、4-2）を、自分自身の自己満足度はどの程度であるかに関してはCoopersmithの自尊感情のアンケート（資料2-1）を、今困っている健康を損なうような症状や問題はないかに関しては「健康症状チェック」（表1-2）を実施する。

QU検査を実施することにより、児童生徒の1人ひとりのクラスでの居心地、特にクラスのみんなから認められているか、誰かからいじめられていないか嫌がらせはないか、またその児童生徒は学校生活に意欲があるか、特に友達関係、学習意欲、教師との関係、クラスとの関係、進路についての予定、などがどのような状態になっているかが判る。

自尊感情アンケートにより、自分自身の自己満足度について、自分はうまくやれているか（達成感、実行力）、後悔や過去の否定はないか、家族関係は良好か、積極的・意欲的な態度で取り組めているか、否定的・消極的な考えはないか、仲間や周りの人から認められているか、自信を持っているか、幸福と感じられているか、混乱や決心がつきかねることはないかなどが判る。

健康症状チェックからは、健康を損なうような症状や問題に関して、最も頻度の高い不安・抑うつ症状を中心に、過去1年間の状態を聞く。最後に、その今の状態に対して、どのようになればよいか、どうしたいかも聞いている。これは、児童生徒の周りの大人が、それに気づくという習慣、知識、理解、行動がないためであるが、児童生徒にこのような症状チェックをすることで、彼らが自己の内面への探求、関心、内的気づきを開拓させることができるからでもある。

(2) 事例検討会議の進め方

事例検討会の進め方は、クラス単位で行う。だから担任と私がさしで行うが、学年担当教師、養護教諭、教頭、校長などが見ておられることが多い。方法は、児童生徒に実施したアンケート結果と、担任が把握している情報とを突き合わせ、個々の児童生徒について、検討してゆく。実際の進め方は、

1．担任がクラスの特徴を述べる。
2．この特徴から、今年１年間で児童生徒が、このようになればよいというクラスとしての目標を述べてもらう。
3．この目標を実現できる児童生徒およびクラス状況であるかどうかはその後に考えることにして、担任が気になる児童生徒と、アンケート数値上リスクがあると思われる児童生徒の検討を行う。
　次いで、クラスの健康度の高い児童生徒のチェックも行う。これは、このクラス目標を達成しようとするときに、協調性の高い児童生徒を選び出すためである。
4．個々の気になる事例に対して検討会を行う。次いで対応策を検討するが、誰がその役割を担うかに関しては、学校内で、誰が（例えば、担任、クラブ顧問、保健室養護教諭、スクールカウンセラー、学校福祉士など）主として関与するほうがよいのかを決める。このためには、学校内のコンセンサスを得るために養護教諭、学年主任などの事例検討会への参加をお願いしている。それは、問題によっては、教育が専らとする問題かどうかを見極めること、もし、専門家のアドバイス（判断、対応の仕方、予後の見込みなど）を得る必要があるなら、どのような専門家が必要か、教育での問題ではないと思えば抱えすぎないことが肝要だからである。
5．クラスでできることは何かを検討する。詳細は個人、およびクラス全体のアンケート結果と、クラスのその他の児童生徒の能力、様子、などによって異なるために、最後に再度、総合的に判断する。
6．その検討結果に基づき、担任が、その後クラスで、ないしは個人的にどのように対応すべきかを考え、実行する。
7．その様子を約４～６か月間観察し、同一年度で第２回目のアンケートを実施する。
8．その結果を、再度、担任と児童精神科医で検討会を開き、これまでの事例検討会の結果の正否、担任の対応結果などを、アンケート結果も踏まえて検討する。
9．問題点が解決していれば、それはよかったし、できていないならば、なぜできなかったのかなどの検討を行う。

資料 4-1

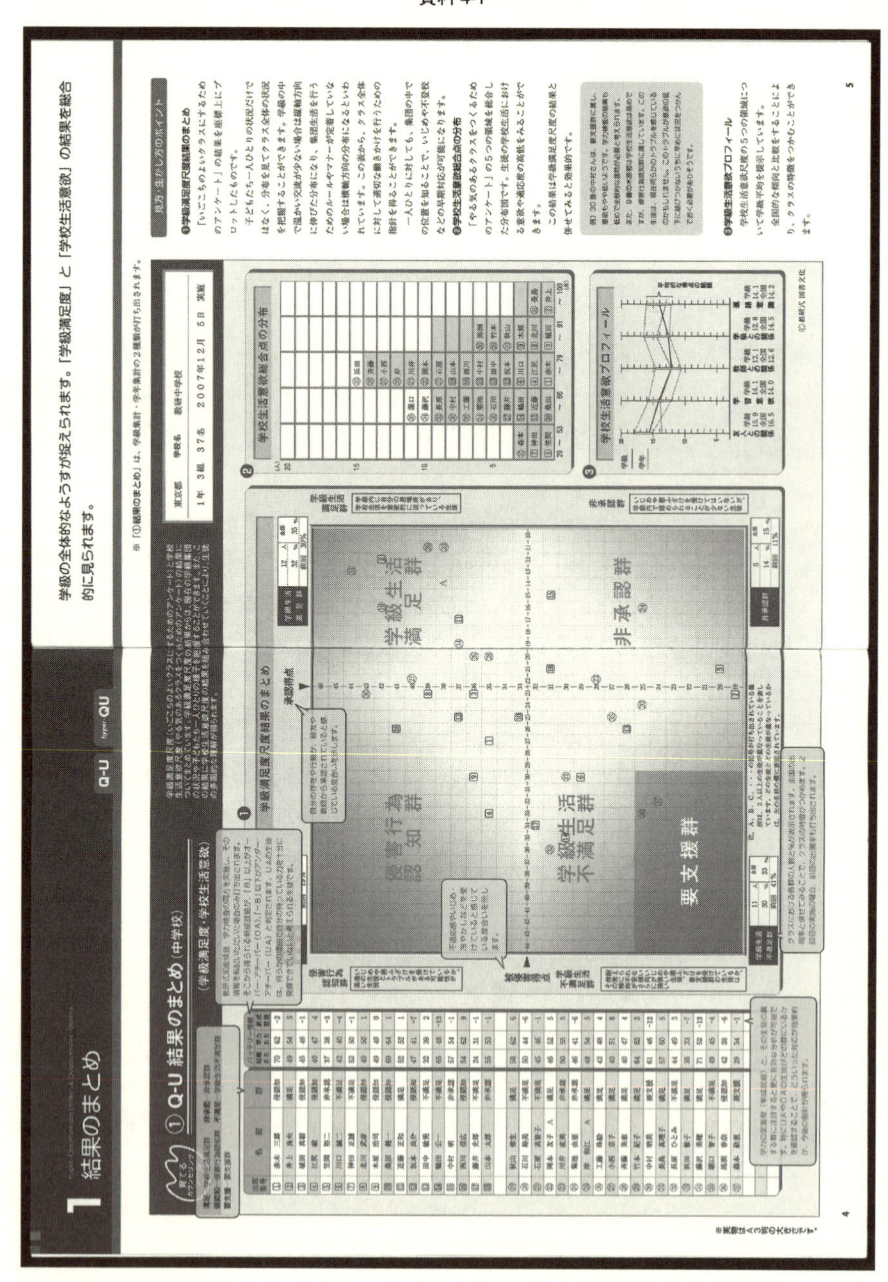
1 結果のまとめ
Q-U
hyper-QU
学級の全体的なようすが捉えられます。「学級満足度」と「学校生活意欲」の結果を総合的に見られます。
① Q-U 結果のまとめ（中学校）
（学級満足度・学校生活意欲）
学級満足度尺度結果のまとめ
承認得点
被侵害得点
学級生活満足群
非承認群
侵害行為認知群
学級生活不満足群
要支援群
学校生活意欲総合点の分布
学校生活意欲プロフィール
見方・生かし方のポイント

資料 4-2

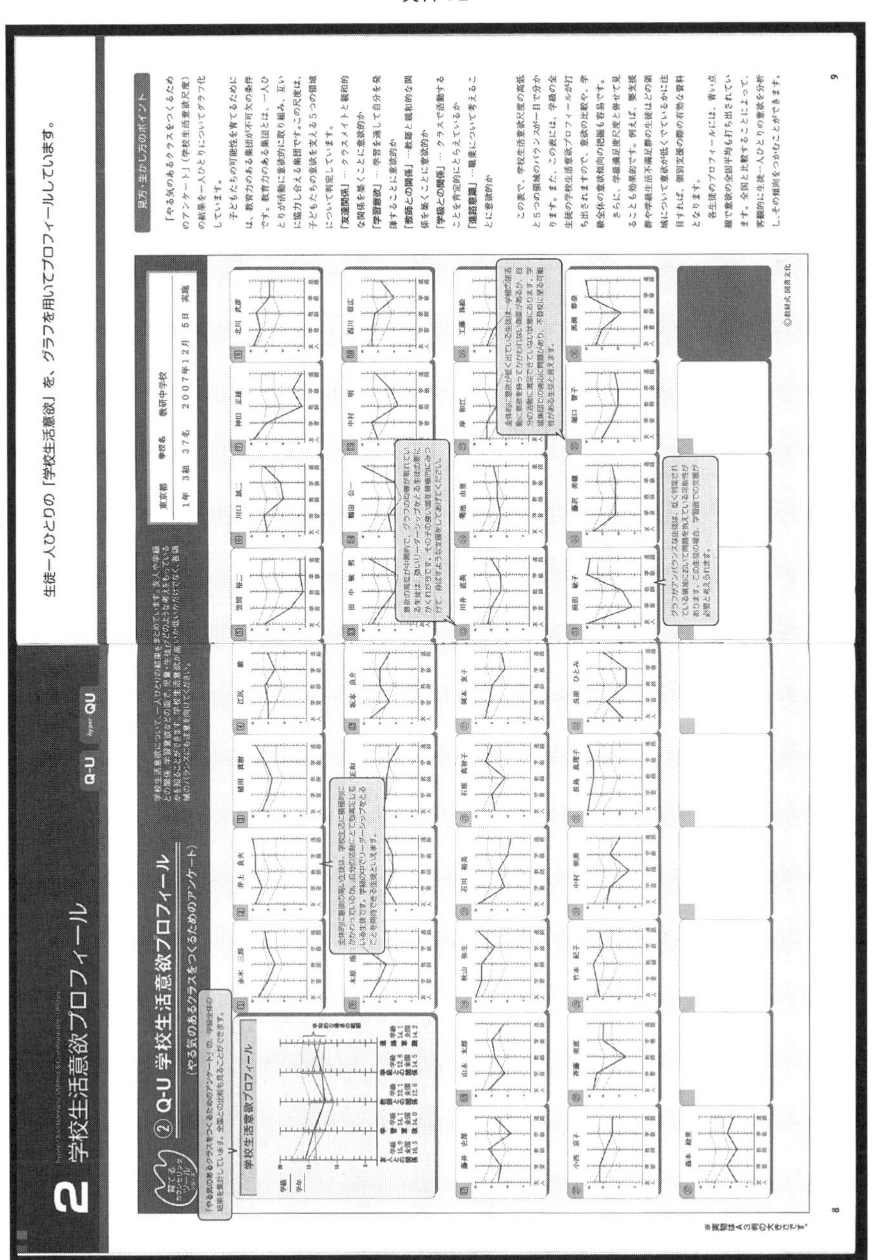

2 学校生活意欲プロフィール

Q-U　hyper QU

生徒一人ひとりの「学校生活意欲」を、グラフを用いてプロフィールしています。

② Q-U 学校生活意欲プロフィール

（やる気のあるクラスをつくるためのアンケート）

東京都　学校名　教研中学校

1年　3組　37名　2007年12月　5日　実施

学校生活意欲プロフィール

全体的に意欲の高い生徒は、学校生活に積極的にかかわっているか、自分の活動にとても満足している生徒です。学級の中でリーダーシップをとることを期待できる生徒といえます。

意欲の高低が中間的で、グラフの均等が取れている生徒は、強いリーダーシップをとる生徒の影にかくれがちです。その子の良い面を積極的にみつけて、伸ばすような支援をしてあげてください。

全体的に意欲が低く出ている生徒は、学級の諸活動に意欲を持ってかかわれない側面があるか、自分の活動に満足できていない状態にあります。学級集団での適応に問題があり、不登校に至る可能性がある生徒と言えます。

グラフがアンバランスな生徒は、低く判定されている領域において問題を抱えている可能性があります。この生徒の場合、学習面での支援が必要と考えられます。

見方・生かし方のポイント

「やる気のあるクラスをつくるためのアンケート」（学校生活意欲尺度）の結果を一人ひとりについてグラフ化しています。

子どもたちの可能性を育てるためには、教育力のある集団が不可欠の条件です。教育力のある集団とは、一人ひとりが活動に意欲的に取り組み、互いに協力し合える集団です。この尺度は、子どもたちの意欲を支える５つの領域について判定しています。

「友達関係」… クラスメイトと親和的な関係を築くことに意欲的か

「学習意欲」… 学習を通して自分を発揮することに意欲的か

「教師との関係」…教師と親和的な関係を築くことに意欲的か

「学級との関係」… クラスで活動することを肯定的にとらえているか

「進路意識」…職業について考えることに意欲的か

この表で、学校生活意欲尺度の高低と５つの領域のバランスが一目で分かります。また、この表には、学級の全生徒の学校生活意欲プロフィールが打ち出されますので、意欲の比較や、学級全体の意欲傾向の把握も容易です。

さらに、学級満足度尺度と併せて見ることも効果的です。例えば、要支援群や学級生活不満足群の生徒はどの領域について意欲が低くでているかに注目すれば、個別支援の際の有効な資料となります。

各生徒のプロフィールには、青い点線で意欲の全国平均も打ち出されています。全国と比較することによって、客観的に生徒一人ひとりの意欲を分析し、その傾向をつかむことができます。

8　9

※実物はA３判の大きさです。

Ⓒ教研式 図書文化

出所：河村茂雄「hyper-QU よりよい学校生活と友達づくりのためのアンケート
Q-U 楽しい学校生活を送るためのアンケート」図書文化社

10. このようにして、再度、児童生徒への残りの学年生活をどのようにすべきかを検討し、対応策を立てる。1回の検討会にかかる時間は1クラス約60～90分となる。

1人ひとりの児童生徒の事例検討は、日頃の児童生徒の様子や家族・クラス情報から見て、その児童生徒のアンケート結果が、予想されたところにあるかどうか。例えば、児童生徒がアンケートであるハイリスク結果を示したときに、なぜ、その児童生徒がその結果になったのかを、担任が理解して、そうなった結果を納得できているかどうかの確認である。結果に対して、もっともらしい蓋然性のある説明があれば、それが正しいと考え、それに対しての対応策を考える。その際は、検討結果から、担任が対応するべき問題か、養護教諭が対応するべき問題か、スクールカウンセラーが対応すべき問題か、学校福祉士が対応すべき問題かのトリアージも行い、担任の負担を明確にする。対応に関しては、問題ごと児童生徒ごとに異なり、個別に対応策を立てている。

(3) 結果の活用法

ハイリスククラスとハイリスク児童生徒の選び出しと、個々の児童生徒の結果の見方とその対応法は次のように進める。

1) QU検査による結果

学校生活では、学習環境が大事である。そのために、QU検査のクラスの全体状態と、児童生徒1人ひとりのクラスでの居心地（みんなから認められているか、いじめや嫌がらせを受けていないか）を見る。例えば、まとまりのあるクラスは学校生活満足群が非常に多いが、学級崩壊を起こしているようなクラスは学校生活満足群が少なく、そのほかの3群（侵害行為認知群、非承認群、不満足群）が多い。この結果と担任の印象や各教科担当の先生から意見を聞き、その原因と対応を検討する。

個々の児童生徒の結果では、原点より遠くにいる児童生徒ほどリスクが高いと判断する。例えば、学力の低いおとなしい子は、普通は認められ度合いの低い承認得点（非承認群）を示すが、居心地のよいクラスではこの位置が高くなっているのでクラスの雰囲気も判る（資料 4-1）。

学校生活意欲に関しては友達関係、学習意欲、教師との関係、クラスとの関係、進路についての 5 軸で示される。クラス全体と個々の児童生徒の数値が得られる。この 5 軸全体が低いか、特定の軸が低いとその児童生徒を検討する。

実際には、資料 4-1 で、ある児童生徒が要支援群にいた場合、それが日頃の児童生徒の様子から、もっともな結果と言えるかどうかを検討する。学力が低く、いつも孤立気味で、ときにいじめられているような子であれば、その位置にいて当然である。そうなると、次に検討すべきことは、その子に対して、クラスでの居心地をよくする作戦を立てることである。これには、例えば、健康度の高い子と一緒の 4 ～ 5 人からなる班にして、誘いかけを増やす、その子の意見を聞いてやる機会を増やすなどを、担任教師が健康度の高い児童生徒に協力を求め、それを実行できるクラス指導を行う。そうすることで、環境からくる落ち込みや意欲喪失を防ぎ、登校不能状態になることを防げる。これは、うつに陥ることを防ぐことになる。またいじめ防止にもなる。

もし、要支援群に、学力のとても高い子で、クラスで信頼されている児童生徒がいたなら、この児童生徒の精神状態を知る必要がある。例えば、うつ状態にあると、自責的に受け止める、被害的に受け止める、自信のなさなどから、そのような位置にいたことになるので、個別に話を聞き、担任がフォローできる状態でなければ、内容によってはスクールカウンセラーにお願いすることが必要となる。この場合は、クラスの問題として考えるよりは、個人病理の問題として対応することになる。以下の自尊感情結果や健康症状チェック結果がハイリスク状態であれば、うつ状態にあるかうつ病が疑われるので、登校していても未病うつ状態へのアプローチとなる。

2）Coopersmith の自尊感情検査の結果

合計得点が低い場合、自己満足感の乏しさが判る。先に述べた（36 ～ 46 頁）が、その結果を基に、ハイリスク児童生徒を検討する。51 項目の合計得点 110 点以下の場合、特定のプロファイルが低い場合に、事例検討対象にしている。

一方、自尊感情検査結果が高い場合、その逆で自己満足感がとても高い状態であるが、これには2通りの原因がある。わがままが強くて自分さえよければよい場合も高くなる。一方、健康度全体にバランスがよく、協調性の高い場合も高くなる。この場合も、担任が捉えている児童生徒の日頃の様子を加味して、判断する。

3）健康症状チェックの結果

このアンケートはうつ病性障害に見られる症状を羅列してある。したがって、チェック項目が多いほど、うつ病性障害の症状が多いと言える。また希死念慮に関する3項目と自傷行為の1項目も含めている。

ハイリスクの基準はチェック項目55項目のうち、強く見られたとしたの◎を2点、経験したの○を1点と数える。結果は、これまでの経験（平均点は約10点であった。先生が気になる児童生徒として取り上げられた問題を有する児童生徒の平均得点は約20点であった）から、合計得点が20点以上になった児童生徒をハイリスク児童生徒として事例検討の対象としている。

このようにして、ハイリスク状態の児童生徒を見つけ出し、学校としての対応策を検討している。例えば、担任が個人的に話を聞くなどの目配りをする、クラスで健康度の高い児童生徒の協力を得て対応する、保健室対応とする、スクールカウンセラーに紹介する、学校としてその他の専門家に相談する、保護者に連絡する、などの対応をとっている。

3 実際の担任とのやり取りの1例

ここでは、中学校の事例検討会の具体例を示す。年に2回検討会を持つが、そのうちの第1回目は担任教師と私との面接で行い、第2回目は結果を基に電子媒体でのやり取りとした。

このクラスは2回目のアンケート時に希死念慮にチェックしていた生徒が4人いた。不登校状態も1人いた。ごく平均的なクラスと言える。この5人に対する事例検討会のありさまを以下に見ていただくが、担任のご苦労は相当なものと推察される。また、このアプローチの有効性はどう感じられるだろうか。これまでになかった新たな取り組みを見ていただきたい。

1年某組：クラス生徒32人 検討会日：1回目　2015年9月24日／2回目　2016年1月22日（電子媒体）

《1回目のクラス検討会》

担任：クラスの様子：外国籍5人、支援学級1人、不登校男子1人がいます。雰囲気は穏やか。外国籍の子、不登校の子で手がかかります。女子で不安定な生徒（自立神経失調症）が1人いて、保健室利用をしています。この子には健康な女子がサポートしてくれています。バイリンガルで通訳してくれる子や面倒見のよい子もいます。男子でもサポートをしてくれる子（不登校に対して1人）がいます。その子が来れば、会話する子が2人はいます。雰囲気としては、悪くはありませんが、わがままな女子が2～3人います。

「思いやりが第一」を年間目標のテーマとしています。

長尾：アンケートのクラス全体としての印象：QUの学級生活満足度結果は、侵害行為認知群に10人（31%）おり、全国平均（17%）より高くなっています。QUの学校生活意欲の5軸の低得点生徒も12人と多いです。自尊感情得点は、110点以下が4人で特に低さは目立たないです。健康症状チェックは20点以上が7人と多いです。メンタルヘルス指標的には、とても大変なクラスのようです。

これでは、担任にはかなりの負担が予想されます。毎日のきめ細かい指導が必要であると思います。

担任：1回目の検討会後、クラス全体として取り組んだこととしては、2学期は、行事を中心に団結を深めようという呼びかけをしました。体育祭と文化祭で、目標を決めました。ただ、運動が苦手な子や、合唱が苦手な子もいるため、得意な人が助け、みんなが気持ちよく取り組めるように話しました。賞状をもらうこともできたため、達成感はあったと思います。

しかし、席次23の特別支援籍の生徒に対する嫌がらせが、男子を中心にして起こっていたため、クラスの問題として考えました。席次26の生徒が中心となり、きたない、くさいなどと言って避けていました（実際に、席次23の生徒の家庭環境も悪いため、悪臭をまとってくる事実もあります。特別支援学級担任にも相談し、改善してもらうことはできました）。指導をすると、改善が見られました。

その嫌がらせには、1回目の検討会であがった、席次3、席次5、席次6、席次14、外国籍の生徒は関わっていませんでした（クラスの雰囲気に無関心か鈍感なのか）。

また、文化祭の合唱コンクールでは席次16の生徒と、席次28（室長）の生徒が指揮者をしました。

《個々の気になる生徒の検討》

席次23女児

1回目の検討会では、担任からはあがらなかった。しかし、特別支援に在籍し学力は低い。家庭的にも問題があり、ケアを十分に受けられていない状態であった。

アンケート指標1回目：1. QU学級生活不満足群、QU学校生活意欲5軸は77点で平均的。2. 自尊感情：合計点127点で平均的。しかしプロファイル上は自己決定傾向と自己主張面が低い。3. 健康症状チェック：69点で著しく高い。自死念慮の3項目と自傷行為にも○を付けている。カウンセリングも受けたいとしており、かなり苦しそうであった。他に気になる生徒が多く、取り上げる機会を逃していた。

担任：2回目の検討会：男子から、先のいじめ対象となりましたが、迅速な対応や特別支援クラス担任の協力がありました。

アンケート指標2回目：1. QU学級生活満足群に改善し、学校生活意欲5軸は教師との関係が得点増加した。2. 自尊感情：合計点146点と19点増加した。プロファイル上は自己決定傾向が改善し、自己主張面が低いままであった。3. 健康症状チェック：11点と著しく低下改善している。自死念慮の3項目と自傷行為も消失。

長尾：いじめ・嫌がらせがありましたが、担任の見事な指導で、本人のクラスの居心地、先生との関係、うつ症状が、いずれも著しく改善し、自尊感情はとても上がりました。これこそ、学校でしかできない見事な成果と言えます。この子がクリニックに来ていても、こんなによい結果にはできないでしょう。学校という集団での教育的指導の賜物と言えます。うつ病と登校不能状態になる寸前で、予防ができたと考えられます。

席次6男児

本人の希望で室長をしている。頓珍漢な子。父は陸上をしている。大会も遅刻する。譲らない、自分の思っていることを言う（例：陸上で、リレーもできると言うが、タイム的には、他に速い子がいて、みんなは他の子がよいと言う。本人はアンカーを希望）。家庭は過保護。新入生代表のあいさつをした。小学校では児童会の会長。学力は普通より上。個別に、話をすると判るが、拗ねる、かっとなることがある。しかし、立ち直りは早い。

アンケート結果：QUの学級生活は強い侵害行為認知群、QUの学校生活意欲は学級との関係、進路意識で低い。自尊感情：合計点は147点と高い。健康症状チェックは7点と低い。

長尾：室長でありながら、周りの子から、嫌がらせやいじめを受けていると強く感じます。この子は、クラスの他児の言うことを理解できるでしょうか。

担任：友達関係は、普通の子には、相手にされていません。不登校の子の面倒を見ます。マイナーグループにいます。

長尾：先生への甘えがあるのでしょうか。高い自尊感情の結果は、無理に自己肥大しているようです。その意味では、今後、下がるほうがよいです。

• ２回目の検討会

担任：この生徒が、リレーの選手として活躍しました。また、マラソン大会でも学年１位になりました。この結果から、みんなから認められた実感を得られたのではないかと思います。

アンケート指標２回目：1. QU 学級生活満足群に改善し、学校生活意欲５軸は教師との関係と進路意識が得点増加した。2. 自尊感情：合計点 120 点と、高すぎた 147 点から平均に改善した。3. 健康症状チェック：５点と低く問題ない。

長尾：この子は、よくなりましたね。自尊感情の高すぎた自己肥大感は改善されましたし、QU の学級の居心地も、満足群となりました。クラスでの被害感もなくなりましたので、普通の子になった感じです。みんなからも受け入れられるようになったのではないでしょうか。彼自身の頑張りでクラスで活躍した結果とのこと。とても納得のいくお話です。学校という集団の中での認められ体験はとても強い力があります。クリニックではなかなかできない状況です。よかった。

考えられるメカニズムとしては、自己中心的な言動のある子が、クラスでの強い孤立感を持ち、それに耐えるために代償的に自己肥大感を持っていたが、走ること（相当頑張ったと思いますが）で、大きな自信と評価を得たために、メンタルヘルスが著しく改善したということでしょう。うつ病になるタイプではないようですが、仲間関係では悩み、苦闘した挙句、自己解決に至った克服例として、印象的でした。

席次７女児

担任：家で、父・母から、きつく言われて叱られています。かっとなり、自分の首を絞めました。父からは、蹴られる暴力もあります。学校では、男子に蹴り返しています。学校では騒いでいます。保護者は、きりっとしているタイプ。本人は、生意気でもあります。だから、親が怒るのも判ります。ひとりっこ。人格特性は、面倒見がよい面があります。しばしば腹痛を訴えることもあります。友達はいます。友達は、この子のことを明るくて楽しい子と言っています。

アンケート指標１回目：1. QU 学級生活満足群で、学校生活意欲５軸は高くて良好。2. 自尊感情：合計点 97 点と低い。特に、プロファイル上は家族関係が悪く、後悔や自己否定が強い。劣等感も強い。健康症状チェックは 37 点と高い。希死念慮３項目と自傷行為に◎を付けている。

長尾：理由はよく判りませんが、感情のコントロールができないようです。クラスの問題ではありません。この子の精神病理の問題です。親は過度の期待があるのかもしれません。あるいは言動を見ていて、言わざるを得ない面があるのかもしれないです。
担任：希死念慮の項目にチェックをした子には、１学期に全員、聞き取りをしました。家族に対しては、学校では、外見とは異なり、内面はナイーブです。よその学校で、似た子がいて、自殺未遂したと伝えました。それで、やっと親が気がつきました。
長尾：アンケート結果の守秘義務も必要ですが、本当のことを伝えないといけませんし……。よい伝え方でした。

• ２回目の検討会
担任：ぼんやりとした不安があるように見えます。学校への登校しぶりがあります。友人関係も周りが思っているより、本人としては希薄に感じています。明るく見えても内面は病んでいるという、長尾先生の診断について、とても納得しました。希死念慮についても、面談しましたが、１学期のような、首を絞めるというような行為には及んでいないそうです。親に叱られたときに、特にそう思うと言っていました。母が激情型で、学校へ行かないことに対して、「携帯を取り上げる」「楽しみごとをさせない」など言って叱責されるそうです。
　今週は家で、もみ合いになったと言って、あざを作ってきました。本人は明るく言ってきたので、大丈夫かと聞き、何かあったらすぐに言うようにと言っておきました。母については、本校の通級教室担当の教員が窓口ともなり、話を聞いています。専門機関などを紹介もしています。
　WISC 知能検査を受け、数学の力が小学校３年生程度と診断されました。数学の時間の取り出し授業なども検討しています。

アンケート指標２回目：1. QU 学級生活満足度は、原点近いが不満足群となり少し悪くなった。学校生活意欲５軸は学習意欲が低下した。2. 自尊感情：合計点 92 点と低い。１回目に加えてネガティブ思考が強くなっている。3. 健康症状チェック：15 点と低くなったが、希死念慮３項目に○をしている。

長尾：この子も、変わっていません。うつ病の状態です。表面的に元気に見えても、内的には、苦しいです。希死念慮の３つとも付けていますので、面接をしておいてください。学力の問題も基本的にあるので学校を楽しめません。このまま変わらなければ、２年生で、さらに悪化しそうです。学校への登校しぶりは、この前触れかと思います。この子の気持ちを受け止めるという態度を、どこかで、誰かが示すべきです。望ましいのは両親が、本人の能力と特性を認め、受け入れることだと思います。今はよいですが２年生、どうされますか。同じ担任がよいと思いますが……。

席次 28 女児

担任：学力もあり、言動も模範的です。室長の１人です。ところが、家では、荒れていることがあります。リストカットをしています。両親は離婚しています。本人の感受性は高いです。親はリストカットのことを知りません。

アンケート指標１回目：1. QU 学級生活は満足群。QU 学校生活意欲は５軸とも高い。2. 自尊感情：合計点 110 点でやや低い。プロファイル上はネガティブ思考で、何かが起きると物事に動じやすい混乱のしやすさが出ている。3. 健康症状チェック：19 点でやや高い。クラス生活や学業はよいが、全体のメンタルヘルス状態としてみれば、「どうも本調子ではないな」と思っている気分変調症状態である。

長尾：理解力の高い子なので、また、将来、同様の状態に遭遇することもあるので、困ったときの電話相談とか、スクールカウンセラーの利用とか、社会資源の利用について教えるとよいでしょう。リストカットは犠牲が大きいので、担任への相談でもよいです。親にあえて言う必要もないので、人には、秘密も要ると言います。本人がアンケートに答えたため聞く機会になったので、よかったと伝えることですね。

担任：２回目の検討会：文化祭の合唱コンクールでは席次 16 の生徒と、この生徒が指揮者をしました。入賞し賞状をもらうこともできたため、達成感はあったと思います。

アンケート指標２回目：1. QU 学級生活は満足群。QU 学校生活意欲は高い。2. 自尊感情：合計点 124 点で平均的になった。プロファイルのネガティブ思考と混乱のしやすさも解消した。3. 健康症状チェック：7 点で平均以下に下がった。

長尾：この子は、メンタルヘルス面が改善し、元気が出てきたようです。もともと、気分の変動というか、波のある子でしょうか。それが強いと、不安定となり、精神的には危ないです。１学期からの変化は、クラスでの取り組みの結果で、成果も出たことが、よい結果になったようです。指揮者、よい経験になったのではないでしょうか。よかったですね。

席次３男児

- １回目の検討会

担任：不登校の子です。学力は低いです。家庭に問題があります。家族背景は、兄２人がいますが、長兄は不登校、低学力で、中卒で就職しました。次兄は優秀で積極性もありますが、兄同様、ホームセンターに就職しました。母親は、赤ちゃんができたので、本児に世話をさせていました。５人きょうだいで下２人が、父親が違います。母親は、この子には学校に行かせたい、行って欲しいと思っています。というのも、この子は家のおやつを食べる、お金を盗むことがあるからです。家は、ネコ屋敷で、10 匹はいます。悪臭をまとってきます。学校で、洗濯をしていますが、本人のためというよりは、クラス環境を考えてのことです。母親の母が、手伝いに行っています。

アンケート指標１回目：1. QU の学級生活満足度は非承認群、QU 学校生活意欲５軸とも極めて低い。2. 自尊感情：合計点 103 点で低い。劣等感とネガティブ思考が強い。幸福感が低い。3. 健康症状チェック：33 点で高い。自死念慮（死んだほうが楽と思う）に◎を付けている。「今の状態を何とかして欲しい」に◎を付けている。SOS を発しているとみなせる。

長尾：課題としては、この家庭を、誰が、どう支えるか。この子に対してはどうすべきか。個人病理と家庭環境の両面が厳しいです。学校環境の問題ではないので、この状態はクラスの雰囲気がよくなっても変化に乏しいです。個別に対応する中で、糸口を見つけることでしょうか。状態によっては福祉機関との連携が要ります。学校福祉士がおられれば、相談をしてください。

- ２回目の検討会

担任：継続して登校することができています。母親は協力的。家庭環境は変わりありません。本人は家庭でゲームなどをしていることが多いです。

アンケート指標２回目：1. QU 非承認群、QU 学校生活意欲５軸とも極めて低い。変化がない。2. 自尊感情：合計点 103 点で低いが、前回と変わりがない。3. 健康症状チェック：10 点で大きく減じた。

長尾：指標的には、うつ指標が減じたので、楽になったと思われます。しかし、前回同様、希死念慮に１か所ですが○を付けています。この子には、優しい保護的な関わりがよいです。学校に継続的に登校できていることは、うれしいことです。当分、絶えず、サポートは要ると思います。

席次 31 女児

担任：希死念慮があります。理由は、家のことと言っていました。弟は双子を含め４人。学校では席次 16 の子と一緒にいます。友達の面倒見がよいです。困っている子にも手を差し伸べます。周りをよく見ている気がつく子。席次１の子とも一緒にいます。小学校からの顔見知りです。部活はソフトボール部で活躍しています。勉強も、判らないことは聞きに行きます。家庭ではきょうだいが多くて、あまりしゃべりません。

アンケート指標１回目：1. QU 不満足群、QU 学校生活意欲５軸は学級との関係と進路意識が低い。2. 自尊感情：合計点 96 点でまんべんなく全体に低い。特に気楽さ（困難を避ける傾向）と幸福感が低い。3. 健康症状チェック：49 点で高い。希死念慮３項目と自傷行為に◎印がある。

長尾：健康度の高い席次１の子がクラスでの蝶番（ちょうつがい）になっているのでしょう。本児も、今の指標は低いが、健康な部分もあります。健康症状チェックの結果からは、対人希求的、甘えたい欲求があることで、人への積極性となり幸いしています。希死念慮は、この子の感受性の豊かさかです。レジリエンス（立ち直り）の強い面もあります。

• ２回目の検討会

担任：希死念慮があり面接しました。家で叱責され、ベランダから飛び降りようとしたということでした。親戚のおばさんに止められたそうです。私からも止めておきました。最近は、勉強を頑張っていて、自主学習のノートも作成し、担当の教師に提出しています。百人一首などの学習にも意欲的で、「これだけ覚えた」「成績の順位が上がった」など、詳しく報告してくれています。その都度褒めています。

アンケート指標２回目：1. QU 学級生活は原点に近いが満足群。QU 学校生活意欲は全体に低いが、教師との関係は少し上がった。2. 自尊感情：合計点 109 点で 13 点増え平均に近くなった。3. 健康症状チェック：36 点で半減したが、希死念慮と自傷行為は相変わらず有している。

長尾：１学期よりは、気分的に楽になっているようですが、変化が少ないです。希死念慮を付けている４人のうちの１人ですので、注意が要ります。希死念慮に３つともチェックしているので、再面接をお願いいたします。席次 16 の子と似た心境にいると思います。また支えになる子がいるので、２年生は、クラスを離さないほうがよいでしょうね。改善するまでは、支える先生も変わらないほうがよいです。

席次16女児

部活はバスケットボール部だが、そこで「へたくそ」などと言われたトラウマがある。本人は2学期にクラブをやめると言ってる。元来、気楽で明るい子。だから、クラスはよいと思っている。不器用ではある。

アンケート指標1回目：1. QU学級生活満足度は不満足群。QU学校生活意欲5軸は友達との関係が低い以外問題ない。2. 自尊感情：合計点114点でやや低目。後悔が強く、自信なく劣等感が強い状態。家族関係だけがよい。3. 健康症状チェック：39点で高い。希死念慮3項目と自傷行為に印がある。カウンセリングを希望している。

長尾：元来不器用で、クラブにはそれなりの雰囲気もあるでしょうから、バスケットボール部をやめて、気楽な子と一緒にいるほうがよいようです。平和な仲間がいますし、歌が好きなので合唱部も選択肢の１つでしょう。

- ２回目の検討会

担任：希死念慮があるので面接しましたが、いらいらすると、お風呂で頭をぶつけたりすることがあると言っていました。兄や母が止めてくれると言っていました。私からも止めておきました。バスケットボール部をやめたので、安定はしてきています。しかし、気に入らないことがあると、すぐに不機嫌になったり、訴えてくるので、その都度話を聞いています。

アンケート指標2回目：1. QU学級生活満足度は変化がない。QU学校生活意欲は友達関係が改善している。2. 自尊感情：合計点110点で変わりない。3. 健康症状チェック：28点で高い。希死念慮3項目と自傷行為に印がある。カウンセリング希望は消えた。

長尾：この子は、変わっていませんね。前回同様です。希死念慮もあるために、面接だけはしておいてください。「大丈夫か」「困ったらいつでもおいで」でよいと思います。本人は今のままでよいというので、緊迫感はなくなりましたが……。

クラブでのトラウマということですが、本人自身の個人メンタルヘルスの側面のほうが大きかったのではないかと思います。先生に訴えにきているのは、救いと思い、聞いてやってください。先生が、これは自分の守備範囲を越えているのではないかと思われたときには、家族関係がよいので親に経過を話してください。受診が必要です。学校生活を気楽に過ごすのも、この子にはよいことです。これで、学校で仲のよい友達がいると、なお安定するでしょう。

まとめ

ここでは特別支援在籍児へのいじめ・嫌がらせを受けた生徒への対応1例（席次23）、友達関係の悩み克服例の1例（席次6）、希死念慮のある生徒3例（席次7、席次31、席次16）への対応、気分変調症の1例（席次28）、不登校児への対応1例（席次3）を示した（表4-1）。表4-1の最後の欄の「対応なしと仮定すれば」とは、担任が何も対応をしなかったときの起こりうるリスクを示している。この7例から、不登校3例（うち、うつ病2例）、自殺1例（うつ病を伴う）、非行1例、気分変調症1例、孤立1例に予防効果があり、生徒達が救われたと思われる。

個別の生徒への対応だけではクラス変化が判りにくい。そこで、クラス全体の指標変化もまとめた。図4-1、4-2はクラス全員のQU検査の結果の1回目と2回目の変化が判る。一見して、X軸指標が右方変位している。すなわち、クラスでのいじめられ感、他者からの被害感という侵害行為認知群が減っている。特に、上記7人だけを取り出せば、図4-2に示すように、明らかに改善している生徒が5人いることが判る。

数値で示せば、表4-2で示すように上記の被侵害得点の減少、クラスでの友達関係の改善、学級での関係、および健康症状合計得点の減少が、有意に改善した。個別に対応する結果が、生徒が感じるクラス全体への雰囲気の改善になっている。

クラス全体への担任の対応法がよかった例では子どもの変化が、表4-1で示したように、数字の上でもよく判った。クラス内での友達関係に配慮することで、

表4-1　7例のまとめ

席次	性別	背景		気になる問題点・出来事
		学校外	学校内	
23	女	ネグレクト疑	特別支援・カウンセリング希望、希死念慮	男子からのいじめ・排除
6	男	過保護	自己中心的、自己顕示的、被害的	集団からの孤立傾向 少数の友達はいる
7	女	反抗的、 厳しい躾	騒ぐ、明るく楽しい子、生意気、希死念慮	家族関係 個人病理（能力）
28	女	両親離婚した、 家庭での荒れ	学力高い、室長、しっかり者	リストカット
3	男	放任家庭、猫屋敷、盗み	学力低い、悪臭、希死念慮	不登校
31	女	弟双子を含め４人	面倒見の良い子、気のつく子、希死念慮、自傷行為、積極性ある	ベランダからの飛び降り
16	女	家族関係良好	クラブでのトラウマ、希死念慮、自傷行為、不機嫌、多訴	カウンセリング希望

	性別	自尊感情１回目→２回目（説明 pp. 36–46、pp. 273–274）		健康症状（説明 pp. 21–24、p. 274）
		合計得点	プロファイル（上:1回目，下:2回目）	点数（少ないほうがよい）
23	女	127 → 146	自己決定・改善 自己主張・低値	69 → 11
6	男	147 → 120	全体に平均値に 肥大化・改善	7 → 5
7	女	97 → 92	全体低値のまま ネガティブ思考強い	37 → 15
28	女	110 → 124	ネガティブ思考 混乱が解消した	19 → 7
3	男	103 → 103	ネガティブ思考 劣等感、持続	33 → 10
31	女	96 → 109	ネガティブ思考 気楽さ、改善	49 → 36
16	女	114 → 110	自信、劣等感、後悔が目立つ 変化なし	39 → 28

初回検討会指摘点	介入法 効果要因	結果 QU クラス （説明 pp. 267–273）	QU 学校意欲 1 回目→ 2 回目	QU5 軸（上 :1 回目下 :2 回目） 友、学、教、級、進
見逃し	クラス問題とした 特別支援担任協力	不満足⇒満足	77 → 91 教師＋ 8	15、15、12、17、15 18、15、20、19、19
自己肥大 担任への甘え	マラソン１位 リレー活躍	侵害認知⇒満足	65 → 96 教師＋ 2	20、18、16、4、7 20、20、18、18、20
感情調整低下 知的能力低い	母親支援 担任面接介入	満足⇒不満足	89 → 79 教師＋ 0	20、13、19、19、18 20、6、19、19、17
気分変調症	社会資源利用法 合唱指揮者をした	満足⇒満足	90 → 87 教師＋ 2	19、19、16、19、17 19、16、18、16、18
うつ状態 担任維持	学校で洗濯 保護的関わり	非承認⇒非承認	28 → 28 教師＋ 0	9、4、4、7、4 4、4、4、4、12
友人維持 担任維持	担任面接介入	不満足⇒満足	50 → 55 教師＋ 3	14、15、9、8、4 19、10、12、10、4
個人病理 うつ状態	クラブ退部 担任面接介入	不満足⇒不満足	80 → 86 教師－ 6	9、17、19、17、18 20、15、13、18、20

内 容	総合結果	経過の主要心理 メカニズム	対応なしと 仮定すれば
消失	◎ 集団効果	名誉回復 クラス対応	不登校
問題なし	◎ 自己解決	本人の克服感	孤立
程度 軽減	△	学習回避し、 うつ状態軽減	不登校 うつ病
軽減	◎ 集団効果	存在感獲得	気分変調症
程度 軽減	○ 保護	安堵感を持つ	非行
希死感持続も軽減	○ 支持的	担任支援効果	自殺 うつ病
希死感持続も軽減	△～－ 変化乏	友人関係改善	不登校 うつ病

表 4-2　クラス全体の指標変化

	N	1 回目			
		mean	SD	min	max
QU1 承認得点	31	35.903	8.276	17.0	48.0
QU1 非侵害得点	**31**	**23.613**	**12.074**	**10.0**	**48.0**
QU2 友人	**31**	**16.677**	**3.177**	**9.0**	**20.0**
QU2 学習	31	15.065	2.851	4.0	19.0
QU2 教師	31	14.419	4.113	4.0	20.0
QU2 学級	**31**	**13.742**	**5.170**	**4.0**	**19.0**
QU2 進路	31	14.129	5.025	4.0	20.0
QU2 計	31	74.032	15.724	28.0	93.0
Coopersmith 自尊感情検査合計点数	31	131.065	17.705	96.0	165.0
健康症状合計点数	**31**	**13.871**	**15.989**	**1.0**	**69.0**
睡眠	31	.548	.850	0.0	3.0
考え方	31	3.710	5.551	0.0	21.0
気持ち・意欲	31	4.516	5.943	0.0	25.0
行動	31	2.548	3.837	0.0	14.0
身体症状	31	1.194	.749	0.0	2.0
これからのこと	31	1.355	1.170	0.0	5.0

好ましい変化の出た子も何人かいた。先生が生徒を操作するというか、うまく扱う様子が示された。

一方、個人病理が重い例では、クラス全体への配慮だけではよい効果が出ない。個別対応や個別配慮が要る。しかし、希死念慮のあった生徒に担任が個人的に事情を聞いたことは、特筆すべきではないだろうか。これまでは、このような質問紙による聞き取りをしたことがないので、聞くに聞けなかったからである。こう考えると、先生の仕事はとても大変であることが判る。しかし、個人の一生を左右しかねない、とても大事なやりがいのある仕事でもある。

問題が持続する場合は、当然あるが、それとて友達関係を配慮した次年度のクラス編成などを考えることができ、生徒への温かいまなざしを感じる。このよう

2回目				符号検定	
mean	SD	min	max	Z	p
36.581	9.334	15.0	49.0	-0.743	0.458
17.484	**7.380**	**10.0**	**37.0**	**-2.600**	**0.009**
17.903	**3.177**	**4.0**	**20.0**		**0.003**
14.548	3.811	4.0	20.0		0.405
14.677	4.254	4.0	20.0		0.690
15.548	**3.982**	**4.0**	**20.0**	**-2.079**	**0.038**
15.452	4.342	4.0	20.0		0.690
78.129	15.752	28.0	98.0	-1.323	0.186
127.516	18.092	92.0	167.0	-1.114	0.265
10.097	**9.562**	**1.0**	**36.0**	**-2.008**	**0.045**
.710	.902	0.0	3.0		0.424
2.452	2.815	0.0	9.0		0.454
3.355	4.454	0.0	18.0		0.541
1.613	2.348	0.0	7.0		0.167
.968	.657	0.0	2.0		0.118
1.000	.730	0.0	3.0		0.143

なことを知れば、保護者の学校に対する思いはおそらく感謝に満ちたものになるだろう。

　さて、今後このような活動の有効性をどう評価すれば、エビデンスとして示されるかは、これからの我々の課題であろう。

図 4-1

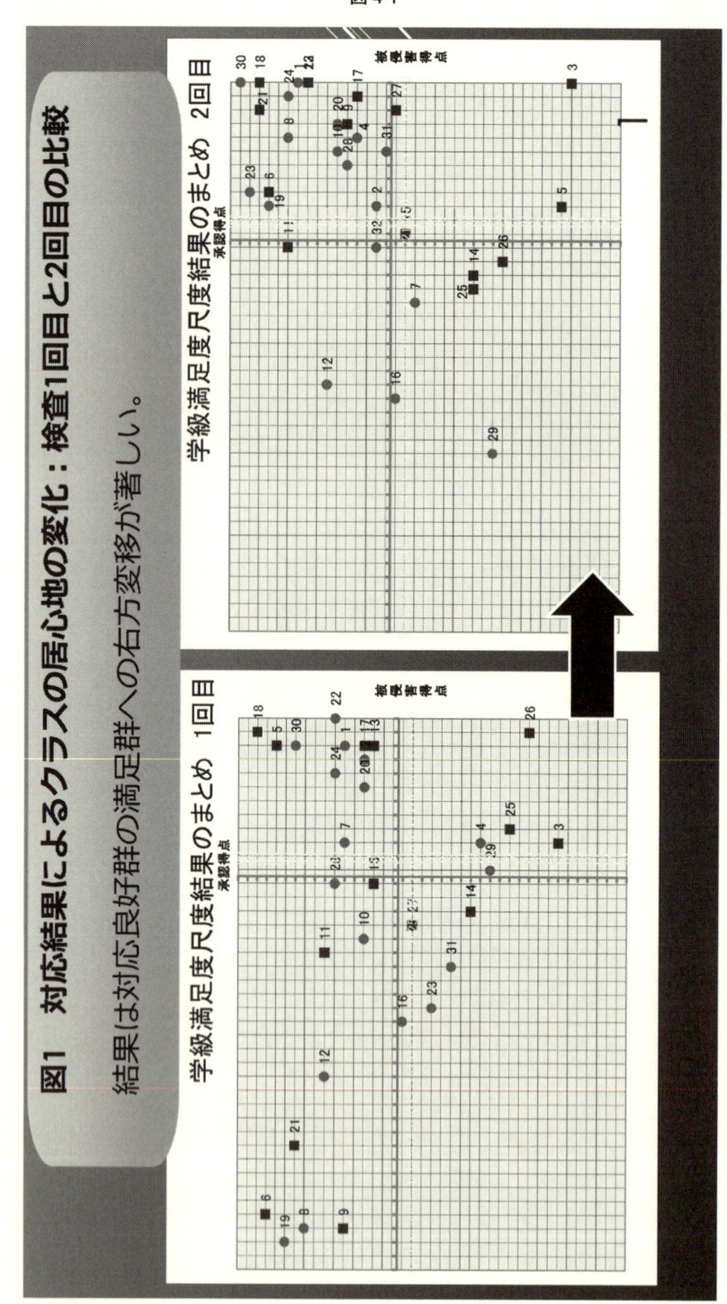

図1　対応結果によるクラスの居心地の変化：検査1回目と2回目の比較
結果は対応良好群の満足群への右方変移が著しい。
学級満足度尺度結果のまとめ　1回目
承認得点
被侵害得点
学級満足度尺度結果のまとめ　2回目
承認得点
被侵害得点

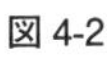
図 4-2

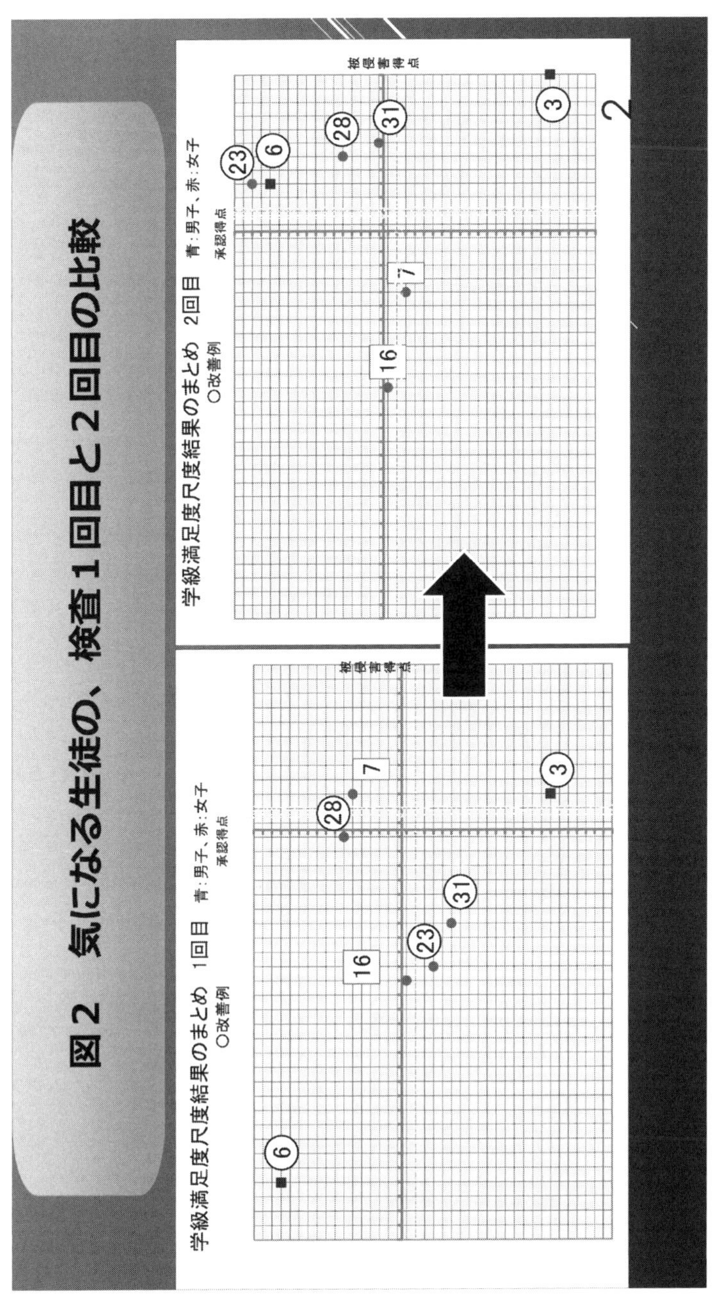
図２　気になる生徒の、検査１回目と２回目の比較
学級満足度尺度結果のまとめ　1回目　青：男子、赤：女子
○改善例
承認得点
被侵害得点
6
16
23
31
28
7
3
学級満足度尺度結果のまとめ　2回目　青：男子、赤：女子
○改善例
承認得点
被侵害得点
16
7
23
6
28
31
3
2

これからの予防対策

これまで、現在実施している活動を示してきたが、ここでは今後の予防対策の方向性を考えたい。

1．まず最初に望まれることは、この活動事実を保護者と教育関係者が知ることではないだろうか。それが子どもの本当の内面理解につながり、子どものメンタルヘルス対応につながる。小学生と中学生の場合、子どもにはこのアンケートは、その結果を担任だけしか知らないという条件で、実施している。

問題は、たとえ全体の結果のみを保護者に公表したとしても、両親は自分の子どもに、「どのように付けたか」と聞くであろう。そうすると、子どもは、本当のことを言わなくなる可能性がある。これでは、守秘義務は保たれず、活動の意味はなくなる。

担任は結果を知ると、「あの子はおとなしい子と思っていたが、そうではなく、意見も言えないほど、苦しい状態であったのか」などと言われることがよくあるので、児童生徒理解につながったと思われることが多い。また、このようなアプローチ自体が全体としての子ども理解につながったとする教師が80％を超えている。学校現場では、受け入れられるアプローチ法と思われた（長尾ら2010）。どこの学校でも、やろうと思えばできるだろう。

2．次に望まれることは、子ども自身が、自分の内面に関して、よく知ることである。今の自分の精神状態が、どのような状態にあるのかを知る態度を身につけることで、内面志向的で内省的な態度が身につく。

この傾向が実際にはどの程度であるかは、生徒に追加アンケートを行い調査してある（表4-3）。

実際、中学生では、「自分のことを考える機会になった」「自分のことがよく判った」とする生徒は、それぞれ62.7％、53.6％となったので、アンケートの実施自体が、内面志向への有効な手段と思われる（長尾ら2015 印刷中）。詳しく見ると、肯定的な回答をした生徒はハイリスクにないよい状態の生徒で、ハイリスク生徒は変わりないと否定的な回答をする傾向があった。ハイリスク状態では内面志向的に考えることさえ、難しいと思われる。このことは、アンケートを実施することにより、よい状態の生徒には内面探索に役立ち、そのゆとりのない生徒には、担任の先生がその生徒のハイリスクな内面状態がよく判るということになり、まさに全員に役立つ方策となっている。

3．さらに望ましいことは、中学生・高校生時期のメンタルヘルスに関する知識の獲得である。生徒がうつ状態に陥ることがあるということを知ることにより、またその対応法があること、いずれは症状が消失することを知ることで、生徒の安心感は増す。1 つの例として、高校生に対して行っているアンケート（中学生とは異なり、主に 6 つの領域からなる 55 項目の質問項目を用いている）がある。この結果を希望した生徒には、個人的に結果を返している。その際に添付した説明文を資料 4-3 に示す。

これにより、生徒はアンケートの意味と、6 領域での学年における自分の相対的な位置を知ることができている。これにより、生徒の保健室利用が、上手になったようで、問題があると思われる生徒の訪室率が、高い（長尾ら 2007）。学校としても、生徒の精神的側面の健康管理が行き届いたと言えよう。ある保護者が教室に張り出してある結果を見て、「この高校は進学校なのに、生徒の精神的な側面にまで配慮をしている」と感激していたと聞いた。保護者も本当はこうあるべきと願っているのであろう。

4．第 4 番目に大事なことは、児童生徒のアンケート結果を知った担任ないしは情報管理者（保健室の先生）が、うつ状態の強い気になる児童生徒に様子を聞くことである。児童生徒が示す症状を、教師が児童生徒に聞いてやることで、児童生徒は構われている、気にかけられていると思い、うれしくなる。

特に、アンケート結果で自殺念慮や自傷行為に「あり」とした生徒には、担任が声をかけるようにしているが、生徒から見れば、言うことをためらったり、言わないでおこうとしていたが、アンケートに回答することで、「事実を書いた、書けた」とする生徒が、これらの項目にチェックをした生徒の54.3％に達した（表4-4)。このことを考えると、自殺に対する積極的な予防アプローチとなっているのではないだろうか（長尾ら2015)。

5．アンケート結果と実際のクリニック受診との関係：ハイリスク児童生徒のクリニック受診がある。学校アンケートでハイリスク状態の児童生徒が、その後、クリニックを受診した例が3校920人中5例ある。学校でのアンケート結果の検討会では、このような児童生徒の状態をよく把握していたので、アンケートの意味と実際の学校生活や日常生活での困り具合がよく判る。このことから、学校現場でも、このアンケートの臨床的意味合いでの妥当性があることが、経験的に示せている（長尾2013)。

表 4-3　アンケートの感想についての内容とその結果［中学生版］

対象は 1,090 人（数字の単位は%）

1．アンケートをすることで、自分のことを考えることができた
（1．大いに 17.4 ／ 2．少し 45.3 ／ 3．変わりない 36.4 ／ 4．その他 0.8）
2．アンケートをしてみて、自分のことがよく判った
（1．大いに 14.3 ／ 2．少し 39.3 ／ 3．変わりない 44.8 ／ 4．その他 1.6）
3．このアンケートは、親が知らないので、答えやすい
（1．そう思う 25.0 ／ 2．どちらでもない 51.8 ／ 3．思わない 23.2）
4．アンケートの自分の結果を教えて欲しいと思う
（1．思う 18.5 ／ 2．どちらでもよい 55.4 ／ 3．いらない 25.9）w
5．このアンケート結果は担任の先生だけが知っているので、それで十分と思う
（1．思う 77.5 ／ 2．思わない 17.9 ／ 3．その他の意見 4.5）
6．クラスや学年など、全体の傾向も知りたいので、できる範囲で公表して欲しい
（1．そう思う 9.6 ／ 2．どちらでもよい 51.5 ／ 3．そう思わない 39.4）
7．みんなが全体のことを考える機会になるので、公表したほうがよい
（1．そう思う 8.5 ／ 2．どちらでもよい 54.7 ／ 3．そう思わない 36.8）

資料 4-3　高等学校での生徒への説明用（H18.8.30 用）

皆さんこんにちは。私は、この高校の保健室の相談役で、長尾圭造といいます。児童・生徒・学生の精神保健（メンタルヘルス）を専門にしている医師です。

今回は、保健室から皆さんになされた、皆さんの現在の高校生活の様子を把握する目的のアンケート調査がありましたが、その分析に、協力しています。

今回は、多くの皆さんから、コメントの希望がありましたので、このアンケートの概要を説明したいと思います。

このアンケートでは、現在の高校生活の様子を、学校生活での環境・友達との関係の持ち方・自己決定の仕方や態度・自身のセルフ・エスティーム（自尊感情）の評価・家庭背景などから、おおよそですが知ることができます。

ところで、今回の結果は、皆さんが自分で自己評価をした結果であり、主観的な結果です。しかし、高校生全員の結果がありますので、他の人との相対的な結果の違いを知ることができ、このため、表面的ではありますが、自分の「思い」のあり方を知ることができます。またこの結果から、自己を振り返り、内省するという機会とすることができると思われます。ただし、今回の結果は、あくまで、その当時の１学期の様子であるため、今は違っている可能性がありますし、将来はさらに違う可能性が高いです。そういった点を十分に踏まえ、結果を見てください。

今回お返しするアンケートの結果は、6 領域から説明しています。

１つ目は、内的自己確立と書いてあります。これは、自己目標や自己決定の指標です。高い場合は身の回りのことや将来を、自分で決定しようとする傾向を強く示すと同時に、他の意見を配慮しない可能性をも含みます。低い場合は意志・目標が弱いか、周りの状況に左右されやすい状態にある可能性があります。

２つ目は、他者・社会定位です。これは、友達や対人関係の指標です。高い場合は他人との強い結びつきを持つことや依存する可能性を示し、低い場合は孤立傾向ないしは自分で解決しようとする傾向が強い場合があります。

３つ目は、自尊感情です。これは高い場合はすべてを肯定的に捉える傾向や自信過剰傾向を示し、低い場合は自分を否定的に捉えたり、自信がなく判断・実行ができにくい傾向を示します。

４つ目は、クラスなどでの仲間関係です。これは、高い場合は積極的ないし互いに頼りにできる関係を示し、低い場合は孤立・孤高の態度や、凛として群れない傾向を示します。

５つ目は、家庭環境です。これは、高い場合は家族の人間関係が密であることを示し、低い場合は少ないことを示します。しかし関係の質の良し悪しは関係ありません。

６つ目は、学校生活・学校教師との関係です。この項目では、高い場合は学校生活で積極的態度や肯定的な受け止め方を示し、低い場合は今後の方向性をまだ見つけられていないか、先生との関係作りがこれからである可能性を示します。

結果は得点分布（20%ごとの分布）を基に作成しています。あなたの結果は、お渡ししたコメントのようになりました。このような限界（高ければよいというわけでもないし、低いと悪いというものでもない）を知ったうえで、参考にしてください。

ところで、この６領域で、今回のすべてのアンケートの回答が反映されているわけではありません。また、まだ、整理のできていない項目もあります。さらに個別に記入していただいた内容については、まだ分析ができていません。したがって、コメントに反映できていません。しかし、アンケート時より時間があまりたつと、その当時の、せっかくの意味も薄れてきますので、できるだけ早く、まとめました。

したがって今回の結果の限界を、誤解のないように、よく理解してください。

そのうえで、もし何らかの質問や疑問があれば、保健室までお越しください。

さてこの結果からの印象ですが、皆さんが、保健室を十分に利用しているかどうかという点から言えば、相談に来てもらうとよいなと思う生徒さんが、今の保健室利用者以上におられるだろうと思います。

ですから、気になることがあれば、あまり躊躇せずに、保健室まで相談に来ていただくとよいのではないでしょうか。

最後に、このような作業を通じて、自分自身に関することを知ること、すなわち自分を振り返る、内省の機会を持てば、自分のことがよく判り、安心につながります。諺に、幽霊の正体見たり枯れ尾花、という言葉があります。不安に感じていることも、その本態が判ってしまえば、安心できることのたとえです。このアンケートがたぶんそうなるでしょう。

高校生時期には、いろいろな考え・気持ち・体験があるでしょうが、それを、内面からも捉える機会となることを期待しています。

なお、皆さんの学年ごとの集計を、各項目ごとに単純集計した結果を、クラスに張っていただいております。これも参考に見てください。同じものは保健室の前にもあります。この結果は本高校の皆さんは、すばらしい高校生であり、本高校がすばらしい学校であることを物語っています。誇りを持って楽しみに見てください。

この結果が、皆さんの現在の生活を振り返るために、少しでもお役に立てばうれしいです。これからも、有意義な高校生活を期待しています。

表 4-4　希死念慮・自傷行為のある生徒用のアンケート

以下の項目は、健康症状チェックで、前回、もしくは今回に、「死にたくなる」「死んだほうが楽と思う」「実際、死のうとした」「自傷行為をした」に、チェックをした人だけ、回答してください。

対象は 109 人（数字の単位は%）

1．今まで、誰にも話していなかったので、言えてよかった
（1．はい 23.2 ／ 2．いいえ 35.4 ／ 3．判らない 41.5）
2．先生にだけ知っておいて欲しかったので言えてよかった
（1．はい 12.2 ／ 2．いいえ 41.5 ／ 3．判らない 46.3）
3．本当は秘密にしておきたかったが、書かないといけないので書いた
（1．はい 54.3 ／ 2．いいえ 45.7）

【文献】

長尾圭造，ら（2007）高校生のメンタルヘルス──医師会と保健室による全生徒の詳細把握とそのフォロー．第 38 回全国学校保健・学校医大会・報告集．pp. 178–187.

長尾圭造、加藤正彦（2010）学校におけるメンタルヘルスのかさ上げ活動に対する教師の意識調査．第 41 回学校保健大会・報告集．pp. 194–199.

長尾圭造、平井香（2013）学校訪問の精神保健活動を通じて、気分障害の早期発見を得る．モズレー病院／ロンドン大学児童青年精神医学専門研修　九州大学病院セミナー集 2013．九州大学病院子どものこころ診療部・編．pp. 185–227.

長尾圭造、高橋秀俊（2014）日本における思春期・青年期の自殺予防活動．モズレー病院／ロンドン大学児童青年精神医学専門研修　九州大学病院セミナー集 2014．九州大学病院子どものこころ診療部・編．pp. 217–247.

長尾圭造、高橋秀俊（2015）学校メンタルヘルス活動によるアンケート記入を、生徒はどう受け止めているか。第 46 回全国学校保健・学校医大会・愛媛・報告集．印刷中．

V まとめ

子どものうつ病の臨床的特徴

1．小学生の子どもにもうつ病は存在する。中学生、高校生になるとさらに多い（子どものうつ病は、診断基準以下を含めると、頻度が高いようである）。

2．うつ病時には、社会生活（子どもの場合は学校生活）においては、登校不能状態になる場合が多い。また、登校不能状態の場合、うつ病である可能性は高い。

3．子どものうつ病の理解は難しい。このため、周りの親や学校の先生などはうつ病を病気として扱うことができない。風邪ひきの場合は、すぐに病気として、理解してやれるにもかかわらずである。薬を飲ませる。学校を休ませる。勉強を無理にさせない。ダラーっとしていても、多少のことは許すなどなどが、風邪で37度台の熱があると親は簡単に、理解し認めるが、うつ病の場合は同じしんどさやつらさであっても、受け入れがたい。

4．子どものうつ病を理解しないで、日常生活をそのまま送らせる（学校に無理に行かせる、塾に無理に行かせる）と、悪化や長期化する。さらには、それがストレスになり、ストレス反応が加わることがある。これには、感情の爆発でかんしゃくを起こしたり、親への反発や家庭内暴力を起こすことがある。親子関係を悪化させないことも大事である。

5．症状が持続化し、しかも症状が動揺することは多いが、長期化する例や軽症慢性遷延化する例は、それほど多くはない。それは、これまでの周期性や、病期の症状の波を調べれば、およその見当がつくので、グラフィングという作業が大事である。

6．発病後、かなり改善したあとに、性格変化をきたしたように見えることがあるが、性格変化ではない。まだ完全に回復していない軽症慢性遷延化した状態が続いているだけである。

7．うつ病の経過中に、ふと軽度の躁状態が見られたり、うつ病相期の間に躁状態が出現し、躁うつ混合状態を招くことがある。これは、隠れた双極性障害である。いずれ改めて、医学的な診断学的意味づけがなされる必要がある。

8．うつ病の治療には、風邪ひきのときに薬物を使用するのと同様に、薬物が大事であるが、風邪ひきのとき以上に、精神療法が大事である。その理由は、本人が病気を理解すること、親や先生や友達などの周りが病気を理解すること、本人がうつ病に基づく認知の仕方をしていることを本人が理解することや、その認知の仕方を本人が修正する必要があるから。

9．子どもがうつ病であることを、両親が受け入れることは、時に非常につらい出来事である。このため、親のほうが、うつ状態に陥ることも多い。親に対するカウンセリグが必要となる理由である。

10．いずれにせよ、子どものうつ病の社会的認知が急がれる。学校などの教育機関でも、子どもを支える福祉機関でも、最も強調すべきは児童青年期精神医学においても、子どもを見れば、うつ病やうつ状態はないかどうかという視点で捉える“目”を養うことが肝要と思われた。

今後の子どものうつ病の行方

子どもの気分障害、特にうつ状態を見てきたが、実は子どものうつ状態に気づくだけでは、うつ病の臨床には程遠い。うつ病に伴うあるいはうつ状態を伴う登校不能状態、トラウマ、いじめ、発達障害などとの関連問題が臨床的課題としては大きい。躁では性行動や非行、犯罪行為といった行動上の問題との関連が大きい。子どもの精神的困難を支えるには、まだまだ精神医学がしなければならない課題が多いことを改めて肝に銘じる結果となった。

しかし、「うつ」があまりにもユビキタスな問題であれば、これが、1つの診断カテゴリーとして、将来まで残り続けるのだろうかという気もする。精神医学もかつてはその専門学会は精神神経学会1つであった。それが今や、各分野ごと（例：司法精神性医学、社会精神医学、精神病理学）、各年代（乳幼児医学・心理学会、思春期精神医学会、児童青年精神医学会、老年精神医学会）ごと、各疾患（統合失調症学会、うつ病学会など）ごと、各治療法やアプローチごと（認知・行動療法学会、家族研究・家族療法学会、精神分析学会など）に学会ができている。新たに生まれる必然があったからであろう。そうするとさらに将来は分化し続けるか、再編されることになるだろう。

分化なら、さらに子どものうつ病学会、子どもの双極性障害学会、子どものうつ病治療学会、子どものうつ病の薬物療法学会、子どものうつ病に対するSSRI学会というふうに、さらに細かくなるのだろうか。

再編なら分子生物学と脳科学の進歩により、神経回路ごとの疾患（例：黒質線条体疾患）や、神経細胞レベルでの分類（例：神経細胞内伝達経路代謝障害、神経間伝達物質機能障害）により病名が付けられる。あるいは、心理社会的なアプローチの進歩からは、生活環境リスク評価が進みメンタルヘルス指標としてオッズ比が判り、生活の逆境指数、遺伝負因指数、EE指数、受験ストレス指数、対人関係指数、社会性指数など、それぞれごとのリスク要因が示され、今の身体健診時のようにこれらの結果が書かれた紙をもらい、メタボならぬ、ソシオサイコバイオ指数という多次元メンタルヘルス指標が示される時代になるのかもしれない。その頃には昔はこれを子どものうつ病と呼んでいたな、という時代が来るかもしれない。その時代にはすでに雲散霧消していて、見ることができないのが残念だが。

いずれにせよ、1人ひとりの子どもの内面を大事にする時代が、いずれ来るであろうが、早く来ることを祈る。

今回は、うつ病の発生メカニズムに関するこれまでの仮説や業績を振り返り、臨床例を検討して述べることができなかった。しかし調べた、いずれの仮説にもその仮説がピッタリとくるような症例を見つけることは容易であった。してみれば、うつ病の発病には、いろいろな道筋があると言えそうである。いずれの道筋を通ってきた場合であっても、その対応は、改めて、その道筋を含めて考えなければならない。つまり、極めて個別性の強い仕事である。いくら人工知能が進んだとしても、残り続ける学問分野であろう。

附録1　ICD-10　気分（感情）障害の下位分類

F30　躁病エピソード

　F30.0　軽躁病

　F30.1　精神病症状を伴わない躁病

　F30.2　精神病症状を伴う躁病

　F30.8　他の躁病エピソード

　F30.9　躁病エピソード、特定不能のもの

F31　双極性感情障害（躁うつ病）

　F31.0　双極性感情障害、現在軽躁病エピソード

　F31.1　双極性感情障害、現在精神病症状を伴わない躁病エピソード

　F31.2　双極性感情障害、現在精神病症状を伴う躁病エピソード

　F31.3　双極性感情障害、減債軽症あるいは中等度うつ病エピソード

　　.30　身体性症候群を伴わないもの

　　.31　身体性症候群を伴うもの

　F31.4　双極性感情障害、現在精神病性症状を伴わない重症うつ病エピソード

　F31.5　双極性感情障害、現在精神病症状を伴う重症うつ病エピソード

　F31.6　双極性感情障害、現在混合性エピソード

　F31.7　双極性感情障害、現在寛解状態にあるもの

　F31.8　他の双極性感情障害

　F31.9　双極性感情障害、特定不能のもの

F32　うつ病エピソード

　F32.0　軽症うつ病エピソード

　　.00　身体性症候群を伴わないもの

　　.01　身体性症候群を伴うもの

　F32.1　中等症うつ病エピソード

　　.10　身体性症候群を伴わないもの

　　.11　身体性症候群を伴うもの

　F32.2　精神病症状を伴わない重症うつ病エピソード

　F32.3　精神病症状を伴う重症うつ病エピソード

　F32.8　他のうつ病エピソード

　F32.9　うつ病エピソード、特定不能のもの

F33　反復性うつ病性障害

F33.0　反復性うつ病性障害、現在軽症エピソード

.00　身体性症候群を伴わないもの

.01　身体性症候群を伴うもの

F33.1　反復性うつ病性障害、現在中等度エピソード

.10　身体性症候群を伴わないもの

.11　身体性症候群を伴うもの

F33.2　反復性うつ病性障害、現在精神病症状を伴わない重症エピソード

F33.3　反復性うつ病性障害、現在精神病症状を伴う重症エピソード

F33.4　反復性うつ病性障害、現在寛解状態にあるもの

F33.8　他の反復性うつ病性障害

F33.8　反復性うつ病性障害、特定不能のもの

F34　持続性気分（感情）障害

F34.0　気分循環症

F34.1　気分変調症

F34.8　他の持続性気分（感情）障害

F34.9　持続性気分（感情）障害、特定不能のもの

F38　他の気分（感情）障害

F38.0　他の単一性［単発性］気分（感情）障害

.00　混合性感情性エピソード

F38.1　他の反復性気分（感情）障害

.10　反復性短期うつ病性障害

F38.8　他の特定の気分（感情）障害

F39　特定不能の気分（感情）障害

注1：「身体性症候群」とは、紛らわしいが、いわゆる身体症状のことではない。メランコリー性、内因性、生物学的などと呼ばれているもののこと。典型的には、①普通は楽しいと感じる活動に喜びや興味を失うこと、②普通は楽しむことができる状況や出来事に対して情動的な反応を欠くこと、③朝の目覚めが普段より2時間以上早いこと、④午前中に抑うつが強いこと、⑤明らかな精神運動制止あるいは焦燥が客観的に認められること（他人から気づかれたり報告されたりすること）、⑥明らかな食欲の減退、⑦体重減少（過去1か月間で5%以上）、⑧明らかな性欲の減退、がある。このうち明らかに4項目が認められると身体性症候群という。

注2：この診断基準は、大人にも、子どもにも用いる。

出典：融道男他監訳『ICD-10精神および行動の障害――臨床記述と診断ガイドライン［新訂版］』医学書院、2005年

附録２　わが国で使われている主な抗うつ薬の一覧

（一般名の＊印は後発品が開発されているもの）

一般名（略語）	製品名（製薬会社名）
三環系抗うつ薬	
Clomipramine（CLO）　クロミプラミン	アナフラニール（アルフレッサファーマ）
Nortriptyline（NOR）　ノルトリプチリン	ノリトレン（大日本住友製薬）
Amitriptyline（AMI）　アミトリプチリン＊	トリプタノール（日医工）
Amoxapine　アモキサピン	アモキサン（ファイザー）
Imipramine（IMP）　イミプラミン＊	トフラニール（アルフレッサファーマ）
Trimipramine　トリミプラミン	スルモンチール（塩野義製薬）
Lofepramine　ロフェプラミン	アンプリット（第一三共）
Dosulepin　ドスレピン	プロチアデン（科研製薬、日医工）
四環系抗うつ剤	
Mianserin（MSR）　ミアンセリン	テトラミド（MSD、第一三共）
Maprotiline　マプロチリン＊	ルジオミール（ノバルティスファーマ）
Setiptiline　セチプチリン＊	テシプール（持田製薬）
選択的セロトニン再取り込み薬（SSRI）	
Paroxetine（PAR）　パロキセチン＊	パキシル（グラクソ・スミスクライン）
Sertraline（SER）　セルトラリン	ジェイゾロフト（ファイザー）
Escitalopram（ESC）　エスシタロプラム	レクサプロ（持田製薬、田辺三菱製薬、吉富薬品）
Fluvoxamine（FLU）　フルボキサミン＊	デプロメール（アッヴィ） ルボックス（Meiji Seika ファルマ）
セロトニン・ノルアドレナリン再取り込み阻害剤（SNRI）	
Duloxetine（DUL）　デュロキセチン	サインバルタ（塩野義製薬、日本イーライリリー）
Milnacipran（MLN）　ミルナシプラン＊	トレドミン（旭化成ファーマ、ヤンセンファーマ）
Venlafaxine（VEN）　ベンラファキシン	イフェクサー（ファイザー）

ノルアドレナリン作動性・特異的セロトニン作動性抗うつ薬（NaSSA）	
Mirtazapine（MIR）　ミルタザピン	リフレックス（Meiji Seika ファルマ） レメロン（MSD）

その他の抗うつ薬	
Sulpiride　スルピリド＊	ドグマチール（アステラス製薬） ミラドール（バイエル） アビリット（大日本住友製薬）
Trazodone（TZD）　トラゾドン＊	レスリン（MSD） デジレル（ファイザー）

わが国で使われている気分安定薬の一覧	
Lithium carbonate　炭酸リチウム＊	リーマス（大正製薬－大正富山医薬品）
Carbamazepine（CBZ）　カルバマゼピン＊	テグレトール（ノバルティスファーマ）
Sodium valproate（VPA） バルプロ酸ナトリウム＊	デパケン（協和発酵キリン）
Lamotrigine　ラモトリギン	ラミクタール（グラクソ・スミスクライン）

わが国で使われている双極性障害治療薬の一覧	
Olanzapine（OLZ）　オランザピン＊	ジプレキサ（日本イーライリリー）
Aripiprazole（ARP）　アリピプラゾール	エビリファイ（大塚製薬）

症状に応じてよく使用される抗精神病薬	
Risperidone（RIS）　リスペリドン＊	リスパダール（ヤンセンファーマ）
Quetiapine（QUE）　クエチアピン＊	セロクエル（アステラス製薬）

あとがき

これまでも臨床では多くの先輩や共同研究者や仲間に支えていただいた。特にこの本の作成に対しては、その方々との共同発表した一部も引用している。すべてのお名前を書けないが、常々、その教えと協力に感謝している。

一方、臨床研究は患者である子どもの協力が大きい。言い換えれば子どもから教えてもらったことばかりである。子どもたちはよい共同研究者でもある。ありがとう。

出版を勧めていただいた小倉清先生、本書に関しては丁寧な見直しや、私のできない図表の作成をしていただいた柿元真知先生、土岐祥子先生は共同作業者である。

これを基に、さらに幅の広い臨症活動が子どもに届けられればうれしい限りである。

長尾こころのクリニック
長尾 圭造

【著者紹介】

長尾 圭造（ながお　けいぞう）

1970年大阪市立大学医学部卒業。2010年長尾こころのクリニック 院長。
国立病院機構 榊原病院 名誉院長、日本児童青年精神科診療所 連絡協議会 会長、日本乳幼児医学・心理学会 編集委員長、近畿児童青年精神保健懇話会 会長、三重県医師会 学校メンタルヘルス分科会 会長、三重子どものこころネットワーク 代表 など。
主な著書に、『新版 児童青年精神医学』（監訳、明石書店、2015年）、『乳児健診で使える はじめてことばが出るまでのことばの発達検査マニュアル』（共著、明石書店、2009年）など。

子どものうつ病　その診断・治療・予防

2016年8月15日　初版第1刷発行
2016年9月15日　初版第2刷発行

著者　長　尾　圭　造
発行者　石　井　昭　男

発行所　株式会社　明石書店
〒101-0021　東京都千代田区外神田6-9-5
電話　03（5818）1171
FAX　03（5818）1174
振替　00100-7-24505
http://www.akashi.co.jp

装丁・組版　明石書店デザイン室
印刷　モリモト印刷株式会社
製本　モリモト印刷株式会社

（定価はカバーに表示してあります）　ISBN978-4-7503-4377-8